Julia Pabst | Ursula Pabst

Wer schlank sein will, muss essen

Julia Pabst | Ursula Pabst

wer schlank sein will, muss essen

Kopf und Bauch ticken bei jedem anders

GOLDEGG VERLAG

Bildrechte Autorenfoto: Wolfgang Zotter
Bildrechte Umschlag: Inge Prader/MADONNNA

Zur besseren Lesbarkeit wird die männliche und weibliche Person im Text abwechselnd verwendet. Sofern es im Text nicht ausdrücklich anders angeführt ist, beziehen sich diese Erwähnungen jeweils auf beide Geschlechter.

Der Verlag und seine Autoren sind für Reaktionen, Hinweise oder Meinungen dankbar. Bitte wenden Sie sich an: verlag@goldegg-verlag.at

ISBN Print: 978-3-902729-53-8
ISBN E-Book: 978-3-902729-54-5

Mommsengasse 4/2 • A-1040 Wien
Telefon: +43 (0) 1 5054376-0
E-Mail: office@goldegg-verlag.com
http://www.goldegg-verlag.com
Herstellung: Goldegg Verlag GmbH, Wien
Druck: CPI Moravia Books

Inhaltsverzeichnis

I. Einleitung

Guten Tag, mein Name ist Ursula Pabst.

Pabst, Julia. Ich freue mich, Sie kennenzulernen.

So oder so ähnlich würden wir uns bei Ihnen vorstellen, wenn Sie uns in unserem Ernährungsinstitut in Wien besuchen. Wie der Name schon vermuten lässt, sind wir Geschwister. Wir sind Schwestern mit Gemeinsamkeiten und Gegensätzen – und ergänzen einander ganz gut. Und wir schreiben nun auch gemeinsam ein Buch. Dazu ist zu sagen: Julia redet und kocht gerne, Ursula schreibt und isst gerne. Wie gesagt: Wir ergänzen einander recht gut.

Wir sind nicht nur Schwestern, sondern haben auch denselben Beruf. Zwar aus unterschiedlichen Motivationen heraus – die eine, die immer Köchin werden wollte, eher praktisch versiert, die andere eher aus der Naturwissenschaft und der Psychologie heraus –, aber wir haben zusammengefunden. Unser Beruf oder vielmehr auch unsere Berufung ist die Ernährungsberatung in unserem Ernährungsinstitut. Dabei haben wir laufend Kontakt mit vielen Menschen, und das bereichert unseren Erfahrungsschatz ungemein. Denn – wir müssen es zugeben – wir Ernährungswissenschaftler wissen viel über Ernährung, aber oft nur wenig über das Essen. Jeden Tag lernen wir mehr über Ernährungspsychologie; und das allein durch die tagtägliche Arbeit mit Menschen, die uns besuchen. Dies erscheint uns mindestens so wertvoll wie ein trockenes Studium der Materie im stillen

Kämmerlein. Jedenfalls beschäftigen wir uns den lieben langen Tag mit Essen – meistens damit, wie man anders essen könnte, weniger, sinnvoller, ausgewogener. Zu 99 Prozent der Zeit werden wir letztlich mit der Problematik Abnehmen konfrontiert.

1. Die Hintergründe zu diesem Buch

Wir berichten in diesem Buch über unsere langjährigen Erfahrungen, die wir selbst gemacht und begleitet haben, ob privat, beruflich oder durch gesellschaftliche Kontakte; und wir kreieren Geschichten, die auf wahren Begebenheiten basieren, die aber modifiziert oder ergänzt wurden. Wir haben somit jene Erfahrungen, die wir in der Beratung machen durften, in kurze, plakative Geschichten verpackt, um damit die graue Theorie der Ernährungslehre zu untermauern und um sie farbig leben zu lassen. Vielleicht passiert es auch, dass Sie sich das eine oder andere Mal wiedererkennen und, was wir uns wünschen, etwas daraus lernen können. Wichtig: Diskretion liegt uns am Herzen. Unsere Erfahrungen beruhen natürlich auf wahren Begebenheiten, die Geschichten in diesem Buch sind aber rein fiktiv, und sämtliche Ähnlichkeiten mit lebenden Personen sind nicht beabsichtigt (wenn auch durchaus gewollt ist, dass sich die Leserinnen und Leser in den Geschichten der Charaktere wiedererkennen können). Für uns ist es selbstverständlich, dass wir in unserem Buch keine Namen nennen und auch keine persönlichen Geschichten 1:1 wiedergeben.

2. Abnehmen könnte so einfach sein ...

Abnehmen könnte wirklich so einfach sein: Weniger essen und ein bisschen mehr Sport – fertig ist das Erfolgsrezept. Ganz nach dem alten Apothekerspruch: „Von allem ein bisschen, von nichts zu viel“. So einfach es klingt, so komplex ist dieses Vorhaben – und das ist all jenen bewusst, die es selbst ein oder mehrere Male probiert haben. Und während die Theorie dahinter so simpel und einleuchtend klingt, ist es gleichzeitig umso schwieriger, diese Theorie in die Praxis umzusetzen. Auf eine gewisse Art muss es schwierig sein, sonst gäbe es mittlerweile kein Übergewicht und keine Unzufriedenheit mit der eigenen Figur mehr. Oder ist das Abnehmen gar kein Problem – die Kilo kommen nur einfach ungefragt immer wieder? Auch das hören wir häufig. Da klappt das Abnehmen mit anstrengenden Methoden, aber der langfristige Erfolg bleibt aus. Warum nur? Gute Frage – denn an Wissen darüber, was gesund ist, mangelt es immer seltener.

Und weil Abnehmen nicht einfach ist und Sie anscheinend noch immer nicht genug darüber gelesen haben, überschwemmen wir den Markt mit einem weiteren Abnehmbuch! Sarkasmus beiseite: Ja, es gibt viele Ernährungsbücher, die sich auf die Fahnen heften, alles zu sein, nur kein Abnehmbuch. Wir behaupten jedoch, sie sind es trotzdem, zumindest fast alle. Und dieses Buch ist es letztlich auch – aber auf eine andere Art. Denn unsere Intention ist es, unsere Erfahrungen mit Ihnen zu teilen. Verstehen Sie dieses Werk also nicht als pauschale Abnehmanleitung, denn das kann es nicht bewerkstelligen. So etwas würde nicht funktionieren. Schauen Sie einmal in Ihr Bücherregal. Wenn es dort funktionierende Anleitungen gäbe, warum halten Sie dann dieses Buch in der Hand? Die eine Anleitung für die gesamte Menschheit muss erst erfunden werden – dieses Buch enthält sie nicht. Es enthält aber Erfahrungsberichte, Fakten und Zusammenhänge, die wir über Jahre in der Praxis beobachtet haben. Es sind mehrere verschiedene Punkte, von denen der eine für diesen Menschen, der andere für jenen Menschen relevanter sein wird. Verwenden Sie das Buch also dafür, um Ihr Bewusstsein zu schärfen; das Bewusstsein dafür, dass Abnehmen immer ein individueller Prozess ist, IHR individueller Prozess, der es zu 100 Prozent wert ist, durchlebt zu werden. Über einen derartig individuellen Prozess kann man keine Ratgeber schreiben, aber man kann von anderen lernen und Schlüsse daraus ziehen.

3. Diäten – wissenschaftlich betrachtet

Wir geben es zu: Wir sind Wissenschaftlerinnen, Ernährungswissenschaftlerinnen. Wir forschen gerne, ziehen Schlüsse, Umkehrschlüsse und beobachten. Und wir sind auch stolz darauf, wissenschaftlich zu sein. Wir denken naturwissenschaftlich, und das mag manchen gefallen, manchen ist das aber zu verbohrt, zu einseitig, zu schulmedizinisch. Vielleicht ist es das auf einer Seite auch, denn wir Ernährungswissenschaftler suchen eben für alles Erklärungen, die nachweisbar sind, die in irgendeiner Form beweisbar sind; meistens verwenden wir dafür Studien und Experimente. In einem Punkt unterscheiden wir uns aber doch von so manchem Wissenschaftler, denn für uns zählen auch Erfahrungen – eigentlich sind sie fast noch bedeutsamer als trockene Studien und Analysen. Jahr für Jahr kommen neue Diäten und Diätprodukte auf den Markt, die mit teils fadenscheinigen Erklärungen um die Gunst der Abnehmwilligen buhlen. Laut alter und aktueller Studien und Erhebungen – da haben wir sie wieder, die trockene Theorie, wir kommen ja doch nicht dran vorbei – werden immer mehr Menschen als übergewichtig eingeteilt. Und immer mehr Menschen werden auch der Adipositas zugeordnet, dem krankhaften Übergewicht. Die Klientel für derartige Diätprodukte wird also nicht weniger, im Gegenteil. Doch das Problem an der Diätindustrie ist, dass sie sich selten damit auseinandersetzt, weshalb eine Person an dem Punkt angelangt ist, wo sie ist; und warum es für diese Person so weit gekommen ist, dass sie jetzt abnehmen will. Auch wenn wir nicht alle Erfahrungen selbst durchleben konnten, haben wir viele Menschen begleitet, und zwar in einem sehr intensiven und natürlich auch intimen Kontakt.

Um einen Irrglauben gleich zu Beginn auszuräumen: Auch Ernährungsberaterinnen sind nur Menschen, daher liegt es uns fern, Ernährung nur wissenschaftlich zu sehen. Ginge es nur um Ernährungslehre und darum, den Körper mit Nährstoffen zu versorgen, wäre längst die visionäre Erfindung der Essenspillen am Markt. Eine grausame Vorstellung für Menschen, die gerne genießen! Denn Essen ist mehr als Ernährung. Essen ist eine komplizierte Formel aus Ernährung, Psyche, Gesellschaft und Individualität. Essen ist also mehr als Nahrungsaufnahme, die es ursprünglich war. Das ist gut so, solange man damit gesund, vital und fit leben kann, solange man sich wohlfühlt und ein „Wohlfühlgewicht“ hat.

Eine Klientin hat einmal gesagt: „Glauben Sie mir, ich war keine Dicke, die mit 140 Kilo noch gesagt hat, dass sie sich wohlfühlt. Das stimmt einfach nicht.“

Niemand ist freiwillig so, dass er sich unwohl fühlt. Denn manchmal gerät das eigene Konzept aus Genuss, Schlemmen und Nahrungszufuhr aus den Fugen. Und nachdem das Konstrukt so kompliziert ist, gibt es auch keine einfachen Lösungen, die man jeder Person gleichermaßen wie ein Mäntelchen umhängen kann. Die Diätindustrie suggeriert, es gäbe Wundermittel, einfache Strategien, die bei jedem wirken. Wer es glaubt, spürt es zuerst am Umfang – aber nicht am eigenen, sondern an dem der Geldbörse. Trotzdem ist es kein Zustand, mit dem man sich abfinden muss. Denn wer seine innersten Mechanismen besser einschätzen kann, lernt, dem Übergewicht bewusst gegenzusteuern.

Freuen Sie sich darauf, sich selbst besser kennenzulernen, wenn Sie wieder einmal beim Tisch sitzen und essen, ohne Hunger zu haben; oder wenn Sie das nächste Mal mit zu viel Hunger zum Kühlschrank pilgern, mit Gusto auf das „Falsche" zusteuern – oder wenn Sie vielleicht endlich dem inneren Schweinehund Lebewohl sagen.

II. „Ich wäre so gern schlank." Die Sache mit dem Willen

1. Ist alles reine Willenssache?

Es ist nicht genug zu wissen,
man muss es auch anwenden.
Es ist nicht genug zu wollen,
man muss es auch tun.
(GOETHE)

„Abnehmen ist doch nur reine Willenssache!"

„Wenn du nur willst, schaffst du das auch."

Sie kennen das? Ihnen wird das auch immer wieder gesagt? Wir hören diese Floskeln häufig, trotzdem treffen sie den Sachverhalt nicht genau. Meist kommen diese Aussagen von Personen, die selbst nie ein Problem mit dem Gewicht gehabt haben. Wer will denn bitte nicht ein bisschen dünner sein oder die Figur hier und da etwas optimieren? Wollen würde man ja schon – wenn man das so einfach über Nacht bestellen könnte, mit einem Wunsch ans Universum, dann wäre der „Wille" sicher da, etwas zu ändern. Nur: Am Willen alleine liegt es schließlich nicht. Vielmehr ist der mitunter lange Weg selbst etwas, was einen willensschwach werden lässt. Der Weg ist vollgepflastert mit Hürden, er ist manchmal unbequem, auf jeden Fall unbekannt und außerdem ganz schön lang. Im optimalen Fall hört er nämlich nie auf. Da überlegt man sich schon, ob es denn wirklich die Kraft wert ist, diesen Weg zu gehen oder überhaupt die ersten Schritte zu setzen. Vielleicht gibt man auch zwischendurch irgendwann auf. Wäre schließlich nicht das erste Mal – jedenfalls nicht für viele der Menschen, die uns um Rat fragen.

Ohne eine gewisse Grundmotivation ist jede Veränderung zum Scheitern verurteilt. Der Wille allein ist aber auch noch kein Garant dafür, dass das Abnehmvorhaben erfolgreich sein wird. Alle unsere Klientinnen und Klienten, die uns in unserem Ernährungsinstitut besuchen, zeigen erst einmal einen großen Willen, etwas zu ändern. Allein die Tatsache, dass sie sich selbst dazu motivieren, einen Termin für ein persönliches Gespräch zu vereinbaren, ist ein großer Schritt. Wir wissen, dass für viele Klienten viel Überwindung dazu gehört, bei uns anzurufen. Viele schreiben lieber ein E-Mail, oft mitten in der Nacht, was uns ebenfalls recht ist. Wir wissen auch, dass es nicht leicht ist, sich einzugestehen, dass man um Hilfe bitten muss. Und dann ist das Thema noch ein elementares Grundbedürfnis: Essen. Man muss essen, und selbst als gebildeter Mensch, vielleicht sogar als Akademiker oder Manager, muss man feststellen, gerade diese eine alltägliche Sache nicht gänzlich im Griff zu haben.

Nicht zuletzt ist es ein Ausdruck von Willen und Motivation – also es wirklich angehen zu wollen –, wenn man bereit ist, für professionelle Unterstützung Geld auszugeben. Ja, wir helfen gerne, doch im Großen und Ganzen ist es auch unser Job. Wir müssen Geld dafür verlangen, dass wir unsere Zeit für Beratungsgespräche einteilen und Ernährungspläne berechnen – und wir machen es gerne. Sehr gerne. Wir bieten unsere Unterstützung an, einerseits professionell und wissenschaftlich, andererseits durch verständnisvolle Gespräche und unsere vielseitigen Erfahrungen, die wir gerne weitergeben.

Was wir übrigens nicht anbieten, ist, unseren Klientinnen und Klienten die komplette Verantwortung abzunehmen. Sorry, die bleibt bei Ihnen. Das wäre ja noch schöner! Der Traum wäre perfekt: In einer surrealen Welt gehen Sie in ein Schlankheitsinstitut, zahlen und verlassen es schlank. Bereits an der Garderobe haben Sie nicht nur Ihre Jacke, sondern auch die restliche Portion Eigenverantwortung in Sachen Essen abgelegt. Nun lassen Sie einfach mit sich geschehen, was sein muss.

Der Traum hat einen Haken: Wer sein Geld nicht für einen Privat-Ernährungscoach ausgeben möchte, der einen von früh bis spät begleitet, bewacht und auch bekocht, der wird damit leben müssen, es selbst in die Hand zu nehmen.

Wir hören oft: „Ach, wenn Sie mir den ganzen Tag meine Mahlzeiten zubereiten würden, dann würde ich bestimmt auch abnehmen. Selbst habe ich leider nicht die Zeit dazu." Ja, es wäre furchtbar praktisch, wenn wir ein Catering mit den besten, komplett durchgerechneten Mahlzeiten anbieten würden, einen Lieferdienst den ganzen Tag über. Dann könnte jeder abnehmen, weil man quasi nichts mehr falsch machen könnte. Doch ist das wirklich so? Die Idee ist nämlich nicht neu. Es gibt bereits eine Reihe von Lieferdiensten, die wöchentliche Menüs zusammenstellen, alle kalorienreduziert im Sinne der Figur. Und so schmeckt es auch. Wo nicht an Fett gespart werden kann, wird an der Portionsgröße geschraubt. Logisch ergibt sich eine negative Kalorienbilanz, wenn man nur das isst, was geliefert wird. Doch hier sind Theorie und Wirklichkeit nicht dasselbe. In der Realität bleiben nämlich Eissalons immer noch Eissalons. Und Bäckereien backen weiterhin morgens ihr duftendes Brot. Diese Eindrücke können auch durch Lieferessen nicht abgestellt werden. Blöd gelaufen – da will man endlich etwas tun, zahlt ein Heidengeld dafür, und dann funkt der Kopf dazwischen, nur weil es auf dem Weg zur Arbeit so verdammt gut nach Topfengolatschen riecht. Klare Sache: Die Diätindustrie stützt sich zwar auf Fakten – weniger Kalorien, und man nimmt ab –, ignoriert dabei aber, was in Ihrem Kopf vorgeht. Oder in Ihrem Bauch, wenn Sie nicht satt werden. Schieben wir also auch geliefertes Einheitsessen als die einzig wahre Möglichkeit zum Abnehmen beiseite und halten wir fest: Wer abnehmen will und sich dessen bewusst ist, kann schon den ersten kleinen Punkt in Sachen Eigenmotivation abhaken. Ob Sie nun ein Buch gekauft haben, das Sie begleiten soll, oder einen Coach für Sport oder Ernährung an Ihrer Seite haben: Nun gilt es, erste Schritte zu setzen und diese Motivation auszuleben; denn ohne Veränderung geht es nicht.

2. Schön sein = schlank sein = glücklich sein?

Jede Frau ist leicht zufriedenzustellen.
Sie braucht nur fünf andere Frauen zu sehen,
die dicker sind als sie selbst.
(Jerry Lewis)

Ist Schlanksein wirklich immer schön? Sind schöne Menschen glücklicher? Oder sind glückliche Menschen schön? Tun sich glückliche Menschen leichter, schlank zu bleiben? Finden sich schlanke Menschen selbst schön? Fragen über Fragen.

Sie kennen bestimmt schöne Menschen, die nicht den typischen Schönheitskriterien entsprechen. Oder erfolgreiche Menschen, die nicht schlank sind. Oder glückliche Menschen, die nicht dünn, aber trainiert sind. Die Formel schön = schlank = glücklich stimmt einfach nicht immer, besser gesagt: Sie stimmt äußerst selten.

Frauen wird heutzutage das Gefühl vermittelt, dass es

normal ist, unzufrieden mit dem eigenen Körper zu sein. Das fängt erschreckenderweise schon in der Volksschule an und setzt sich über alle Altersstufen hinweg fort. Und selbst bei jungen Männern spielt die Optik eine immer wichtigere Rolle. Die Gesellschaft hat eine Ästhetikstruktur erschaffen, die so eng gestrickt ist, dass sie die meisten von uns ausschließt. Die Werbeindustrie arbeitet nicht mehr nur mit wunderschönen Models, männlich oder weiblich. Sie bearbeitet die Bilder auch nicht mehr nur ein oder zwei Mal, sondern 200 oder 1 000 Mal. Nicht einmal Models sind offensichtlich schön genug, um den Anforderungen der modernen Marketingabteilungen zu genügen. Ständig mit perfekten Bildern bombardiert zu werden kann das Denken und das Bewusstsein ganz schön verändern. Und das wird auch sehr gezielt genützt: Lebensmittelindustrie, Diätindustrie und Pharmaindustrie, sie alle brauchen Menschen, die sich unwohl fühlen. Sie sind schließlich ihre Kunden, die gutes Geld für die schnelle Veränderung in Richtung „jünger, straffer, fester, dünner" zahlen.

Schönheit liegt im Auge des Betrachters. Dieser Spruch mag schon stimmen – der Betrachter oder die Betrachterin kann aber auch beeinflusst sein. Eigene Erfahrungen prägen den Geschmack zuerst; wie die Erziehung, die jemand genießt, die Ausbildung, die einem zugutekommt, der Gesellschaftskreis, in dem man sich bewegt, die Medien, die jemand konsumiert. Uns Ernährungsexpertinnen geht es übrigens auch nicht anders, denn der Werbung ist jeder Mensch ausgesetzt, da kommt man kaum daran vorbei. Unser aller Leben ist mittlerweile von bildgebenden Medien wie Fernsehen, Internet, Zeitschriften oder Magazinen überflutet. Man entkommt ihnen kaum mehr, und meist will man es auch gar nicht. Wir alle leben einerseits in einer realen Welt mit Otto Normalverbrauchern und andererseits in einer Marketing-Scheinwelt mit Frau Hübsch und Herrn Smart. Ob man will oder nicht, man vergleicht sich mit den Hauptakteuren aus diesen bewusst oder unbewusst aufgenommenen Bildern und Videos. Doch selbst wenn man weiß, dass man nur die – wenn überhaupt – halbe Wahrheit sieht, wird man etwas unsicher. Unsicher, ob man selbst noch all dem entspricht, was von einem erwartet wird, zumindest hinsichtlich Optik, Figur oder Fitnessgrad.

Wir geben es zu: Auch wir reagieren wie andere Frauen auf schöne Werbung. Nehmen wir etwa Make-up-Werbung für Mascara. Als Frauen schenken auch wir diesen Werbeblöcken im Fernsehen besondere Aufmerksamkeit, denn schöne Augen sind schon etwas Begehrenswertes für ein weibliches Wesen (um wiederum den Männern zu gefallen, die vielleicht überhaupt keinen Wert auf schwarze Pampe auf den Wimpern legen). Sei es drum – jedes Vierteljahr gibt es jedenfalls neue, noch bessere Wimperntuschen, die längere und noch dichtere Wimpern versprechen, die sich batteriebetrieben drehen und besonders gebogene Bürstchen haben. Die neue Wundermascara sozusagen. Seit Jahrzehnten werden immer bessere Wimperntuschen entwickelt, und dennoch bleibt es doch immer dasselbe schwarze klebrige Zeug. Die Werbung verspricht zwar immer dasselbe, doch das Streben nach immer mehr Perfektion bleibt. So, und nun setzen Sie statt „Wimperntusche" das Wort „Diät" in den Text ein und statt „schöner Wimpern" die „perfekte Figur". Das Resultat ist dasselbe: Man möchte alles versuchen, was andere auch versuchen könnten, um mitzuhalten.

Jemand, der sich nicht schön genug für diese Welt fühlt, gleich ob Mann oder Frau, traut sich selbst vielleicht nicht all das zu, was er oder sie gerne täte. Darf jemand, der nicht im klassischen Sinne allen Schönheitskriterien entspricht, überhaupt glücklich sein?

Die Versprechungen, die mit Schönheit verknüpft sind, üben natürlich Druck auf uns aus. Schöne Menschen haben es leichter im Berufsleben, in der Liebe sowieso, und ihnen wird im Job und bei den Freizeitaktivitäten mehr zugetraut.

Schöne Menschen gelten als diszipliniert. Und im Gegenzug wird Menschen mit dem einen oder anderen Makel hinsichtlich Figur, Haut, Haar oder anderen Schönheitsmerkmalen unserer Zeit ein gewisses Maß an Disziplinlosigkeit vorgeworfen. Schließlich nutzt man die Mittel nicht, die es offensichtlich für jedes Problem gibt. Niemand muss Pickel haben, seit die Werbung das verspricht, gegen graue Haare gibt es Farbe, gegen Haarausfall Wunderlotionen, und um die perfekte Figur kümmert sich die Diätindustrie – sollte man glauben.

Schönheitsideale sind vergänglich. Zumindest über lange Zeit wandeln sie sich langsam, gleich ob Model-Figuren, gebräunte oder bleiche Haut, blonde oder schwarze Haare oder weite oder enge Mode. Manche Trends sind anpassbar und reversibel, andere dagegen weniger. Galten vor einem Jahrzehnt die typischen Tattoos am Steißbein als topmodern, quälen sich junge Erwachsene nun mit der Entfernung von etwas, das heute als nicht mehr zeitgemäß gilt. Zumindest die Sache mit der Figur sollte man solchen Trends nicht unterwerfen, da sie manchmal sehr extrem sind. Niemand muss extrem trainiert oder extrem dünn aussehen, nicht, wenn er es nicht selbst so will. Das Problem ist, dass man irgendwann nicht mehr weiß, was man selbst will und was einem das Gesellschaftsdiktat vorgibt und man es gezwungenermaßen selbst zu wollen glaubt. Ein gesundes Mittelmaß beinhaltet aber sicher auch ein gesundes Gewicht, ein Wohlfühlgewicht, das auch Schwankungen toleriert.

„Man will nicht nur glücklich sein, sondern glücklicher als die anderen. Das ist deshalb so schwer, weil wir die anderen für glücklicher halten, als sie sind“ (Charles de Montesquieu). Sowohl die Sache mit dem Schlanksein als auch die mit dem Schönsein liegt immer im Auge des Betrachters. Auch die Definition von Glück ist nicht für jeden dieselbe. Jemand, der mit Übergewicht kämpft, unterstellt dem Schlanksein den Schlüssel zum Glück. Jemand, der arm ist, unterstellt dagegen den Reichen das ultimative Glücklichsein – gleich, ob er selbst und der Reiche dick oder dünn sind.

Stellen Sie sich vor, Sie sind es gewohnt, mit wenig Geld zu leben – oder vielleicht müssen Sie es tatsächlich, dann kann es sein, dass diese Vorstellung nicht schwer für Sie ist. Denken Sie noch ein Stückchen weiter: Angenommen, Sie kommen mit 1 000 Euro irgendwie über die Runden, mehr schlecht als recht, aber es geht sich alles noch aus. Auch wenn so nicht alles drin ist, was andere haben, haben Sie sich mit der Situation arrangiert und müssen zumindest keine Schulden machen. Sie haben vielleicht eine günstige Wohnung, und ein Auto brauchen Sie nicht, weil Sie zu Fuß zur Arbeit gehen können. Sie haben gelernt, günstig einzukaufen und die Freizeitgestaltung nicht vom Geld abhängig zu machen. Sie haben eine Familie, die Sie bei der Kinderbetreuung unterstützt, und große Urlaube waren Sie noch nie gewohnt. Sie wissen, es ist nicht gerade ein Luxusleben, aber Sie sind gesund – und auch das ist eine Form von Luxus. Dennoch träumen Sie immer wieder davon, wie es wäre, mehr Geld zu haben. Mit 2 000 Euro wäre das Leben doch sicher einfacher, oder? Andere verdienen immerhin auch mehrere Tausend Euro im Monat, damit müsste man doch glücklich sein! Dann hätte man ein Auto und wäre unabhängig, und die Dachterrassenwohnung könnte man toll einrichten. Urlaub wäre so mindestens drei Mal im Jahr drin, das wäre doch schön, nicht? Das wäre Glück, oder? Man definiert also schnell einmal das als Glück, was man nicht hat. Und umgekehrt: Jemand, der gelernt hat, mit 5 000 Euro zu leben, wird die 2 000 Euro als Unglück empfinden, weil er Abstriche in Kauf nehmen muss, die er nicht gewohnt ist.

Nun stellen Sie sich vor, wie es wäre, plötzlich Geld im Überfluss zu haben. Ein Gewinn im Lotto würde Ihnen ein prall gefülltes Bankkonto bescheren und all die Sorgen wären weg. Ist man nun tatsächlich glücklich oder sucht man sich wieder einen neuen Mangel? Ist nun vielleicht der

Bauch, der zu rund ist, der Schranken, der das vollendete Glück unmöglich macht? Wer reich ist, müsste doch Geld genug haben, sich das Glück zu bescheren? Oder doch nicht? Glück ist nicht käuflich. Man sieht das auch an Lottogewinnern, die Studien zufolge etwa ein halbes Jahr lang glücklich sind; dann kommt der sogenannte Glücks-Kater, und die Gewinner sind weniger glücklich als vor dem plötzlichen Reichtum. Die Glücksforschung sagt, dass es nicht die objektiven Lebensbedingungen sind, die glücklich machen – etwa Status, Intelligenz oder Wohlstand. Wichtiger sind jene Verhaltensweisen, mit denen die Menschen auf ihre Erlebnisse reagieren: Wie sie mit Schwierigkeiten umzugehen pflegen, welche Erfolgserlebnisse sie dabei haben können, wenn derartige Situationen gemeistert werden. Schädlich für das Empfinden von Glück sind Verhaltensweisen wie sich ständig mit anderen zu vergleichen oder neidisch auf das zu sein, was andere mehr haben.

Unterstellen Sie dem Schlanksein nicht, die Quelle von Glück zu sein. Sie wären enttäuscht, wenn das alles ist, was Sie zu erwarten hätten. Das heißt aber nicht, dass nicht gerade jene neuen Situationen und Aktivitäten, die Ihr schlankes Leben bereichern werden, zum Glücklichsein beitragen können!

In unserer Beratungspraxis lernen wir Menschen mit Übergewicht kennen und begleiten sie zum Normalgewicht. Wir lernen sie mit ihren Wünschen und Hoffnungen an das Normalgewicht kennen. Einmal kamen unabhängig voneinander zwei Frauen zu uns, um mit unserer Unterstützung und dem >resize-Programm mithilfe von Ernährungsplänen und wöchentlichen persönlichen Terminen in unserem Institut ihr Wunschgewicht zu erreichen. Frau S. wollte ihre knapp über 100 Kilo deutlich reduzieren. Frau B. war mit 90 Kilo unglücklich. Beide verfolgten das Ziel, etwa 30 Kilo abzunehmen – laut ihrer Meinung ein Ziel, an dem sie glücklich und zufrieden sein könnten. Beide malten sich insgeheim aus, wie es wäre, genau diese 30 Kilo leichter zu sein. Nach nur neun Monaten war das Ziel in greifbarer Nähe. Für beide. Lediglich etwas Feinschliff fehlte noch. Doch die Zufriedenheit der zwei Damen mit sich selbst, der eigenen Leistung und dem Näherkommen ans Wunschgewicht konnte unterschiedlicher nicht sein. Während sich Frau S. schon nach 20 Kilo weniger sichtlich wohler fühlte, sich ansprechende Kleidung kaufte, unternehmungslustiger und sportlicher wurde, war Frau B. verschlossener denn je. Sie hatte Großartiges geschafft, 25 Kilo waren weg. Doch jetzt zweifelte sie, ob es das denn überhaupt wert war, die letzten fünf Kilo in Angriff zu nehmen. Frau B. hatte es nicht leicht. Ihr Mann stand nicht hinter ihr und wollte ständig Fastfood und Naschereien neben ihr essen. Auch von Arbeitskolleginnen hörte sie immer wieder, ob sie es nicht schön langsam übertrieben fände, wie streng sie die Sache immer noch sehe. Anstatt der erhofften Anerkennung der Umgebung gab es Kritik und Unverständnis, sie wurde sogar belächelt. Frau B. hatte so viel geschafft und konnte darüber einfach nicht glücklich sein. Frau S. dagegen machten die Bemerkungen des Umfelds nichts aus, denn sie stand (mittlerweile) darüber. Sie wusste, wie sie ihr Leben selbst arrangieren konnte, um glücklicher zu werden. Sie kannte ihre Bedürfnisse und wie sie diese eigenverantwortlich befriedigen konnte. Bei Frau S. hatten Kommentare von außen jedenfalls wenig Einfluss auf ihre Stimmung und ihr Handeln. Der Mann von Frau S. wollte zum Beispiel öfter einmal einen Schweinsbraten essen. Die Reaktion von Frau S.: „Er kriegt auch Schweinsbraten – im Gasthaus um die Ecke. Ich bin schließlich kein Restaurant." Frau S. war glücklich, weil sie allein geschafft hatte, was sie sich vorgenommen hatte. Und weil sie, abgesehen vom Gewichtsverlust, die vielen „Nebenwirkungen" genoss: stressfreier Kleidung einkaufen, Stufensteigen ohne Verschnaufpause, in der Straßenbahn sitzen, ohne zwei Sitze zu blockieren.

3. Was heißt Schlanksein?

Möchte man normalgewichtig, schlank oder dünn sein? Gibt es hier überhaupt Unterschiede? Ab wann ist jemand schlank? Schlank sein, das Traumgewicht finden – da trifft man manchmal empfindliche Nerven. Beispielsweise haben wir auf Facebook zu einer Schlank-Challenge aufgerufen, mit der Nachricht, dass wir Kandidatinnen suchen, die ihr Traumgewicht erreichen möchten. Flugs kam ein Kommentar, dass es ja nicht ums Schlanksein, sondern ums Gesundbleiben oder Gesundwerden geht. Der Leser hatte natürlich recht, doch auch wir hatten das niemals bestritten! Für uns steht fest, gleich, ob Traumgewicht, Wunschgewicht oder Wohlfühlgewicht: Die Hauptsache ist, es muss immer um eine gesundheitlich vertretbare Lösung gehen. Toll ist es, wenn dieses gesundheitlich vertretbare Gewicht auch mit einem persönlichen Wunsch oder Traum in Verbindung steht, denn umso erstrebenswerter ist es, dieses Gewicht später auch zu halten. Denn – wenn wir ehrlich sind – selten ist alleinig die Gesundheit der ausschlaggebende Grund fürs Abnehmen. Schließlich halten wir auch fest, dass das Wunschgewicht immer individuell ausgelegt werden muss. Und wenn man vom Traum spricht, sagt auch niemand, von welchem Gewicht man träumen darf und von welchem nicht.

Die Expertin sagt: Rein wissenschaftlich ist der Body-Mass-Index (BMI) derzeit stark in Gebrauch, um das Gewicht bestimmter Populationen einzuschätzen. Der BMI ist ein einfacher Maßstab, denn er setzt das Körpergewicht (in Kilogramm, kg) mit der Körpergröße (in Meter, m) in Relation. Wer jetzt genau nachrechnen will: $BMI = kg/m^2$.

Entwickelt von Adolphe Quetelet, dann erstmals breitenwirksam adaptiert und angewandt von einer Versicherung (um die Versicherungsprämien richtig einstufen zu können), hat schließlich auch die WHO diese Einteilung von Gewicht in Bezug zur Körpergröße Anfang der 1980er-Jahre übernommen. Recht allgemein gehalten, ist ein BMI zwischen 18,5 und 24,9 normal. Ab 25,0 gilt man als übergewichtig, ab 30,0 als adipös, also als krankhaft fettleibig. Manchmal werden die Grenzen zur Bewertung ab einem bestimmten Alter dezent nach oben verschoben. Nun, viele finden den BMI recht streng. Wenn man jedoch ehrlich nachrechnet, wie die Grenzen für einen selbst sind, lässt sich herausfinden, dass der Bereich des Normalgewichts doch recht breit ist. Nehmen wir beispielsweise eine Frau mit 1,70 m Körpergröße. Sie dürfte, um einen normalen BMI zu haben, zwischen 53,5 und 72,0 Kilo wiegen. Das macht eine Bandbreite von 18,5 Kilo aus. Gar nicht so wenig, oder? In dieser Bandbreite kann sich jede Frau, von androgyn-sportlich bis feminin-kurvig, wiederfinden. Laut BMI ist hier jedes Gewicht okay, und auch gesundheitlich spricht aus unserer Sicht nichts dagegen. Vielleicht mag die eine oder andere denken, dass sie mit knapp 54 Kilo zu knochig aussieht, eine andere fühlt sich mit 72 Kilo zu rund. Gesundheitlich ist diese Bandbreite aber in Ordnung. Und auch optisch dürfte nicht allzu viel dagegen sprechen. Wahrscheinlich gibt es zusätzlich eine gewisse genetische Neigung dafür, ob man sich eher im oberen, im mittleren oder im unteren Bereich bewegt. Jeder kann nun ein Gewicht anstreben, das als gesund gilt, mit dem man sich im optimalen Fall so richtig wohlfühlt und – ganz wichtig – das man auch langfristig halten kann. Schwierig ist es allerdings, dass man sich nicht von Medien und anderen Einflussfaktoren dazu verleiten lässt, ein Gewicht gegen die eigene Natur oder gegen die Vernunft zu erzwingen. Das klappt höchstens kurzfristig.

Wir beobachten in der Praxis bei der Einschätzung des eigenen Körpergewichts manchmal skurrile Eigenbetrugsmechanismen. Es gibt Frauen (ja, meist sind es unsere weiblichen Geschlechtsgenossinnen), die gerne einen bestimmten BMI hätten und daher nicht davor zurückschrecken, kleinere Tricks anzuwenden. Die eigene Körpergröße einfach zwei

Zentimeter nach oben gemogelt, und schon sinkt der BMI um 1,2 kg/m^2 nach unten. Praktisch, oder? Das ändert zwar rein gar nichts an der Optik, sehr wohl aber dürfte es einen Unterschied im Kopf ausmachen.

Der BMI ist für uns jedoch nicht das Maß aller Dinge, denn er berücksichtigt das Geschlecht nur recht ungenau und die Körperzusammensetzung überhaupt nicht. Aus diesem Grund werden sehr muskulöse Menschen und tendenziell Männer schnell mit dem Attribut „Übergewicht" versehen, wenn man nicht gleichzeitig eine Körperanalyse durchführt. Erst die Analyse kann offenlegen, ob das höhere Gewicht durch Muskeln oder Fett begründet ist. Erst kürzlich war ein junger Mann bei uns, der trotz eines BMI von knapp 27 einen sehr guten Körperfettanteil von nur 15 Prozent hatte. Selbst wir Ernährungsberaterinnen tun uns manchmal schwer, das Körpergewicht eines Menschen einzuschätzen, solange die Person nicht auf der Waage war. Das liegt an der unterschiedlichen Verteilung von Körperfett und Muskelmasse. Eine Person mit hoher Muskelmasse sieht immer schlanker aus, als man rein vom Gewicht her vermuten würde. Umgekehrt gibt es Personen, die trotz normalen Gewichts „wabbelig" aussehen, weder straff noch kompakt sind, da die Muskulatur weniger gut entwickelt ist.

So viel zur wissenschaftlichen Sicht darauf, was es heißt, schlank zu sein. Doch was heißt es für den Kopf? Was ist anders, wenn man schlank ist? Abgesehen davon, dass in einer Gesellschaft, in der Äußerlichkeiten viel bedeuten, das Aussehen das Kriterium ist, ob man dazugehört oder nicht, ob man etwas wert ist oder nicht. Das glauben wir zumindest oft. Das eigene Körpergewicht ist für viele nicht nur eine Zahl auf der Waage, es ist auch eine Botschaft an die Gesellschaft, die ausdrücken soll: Ich gehöre dazu. Steht Schlanksein für Unabhängigkeit, für sexuelle Befreiung, für Emanzipation? Steht es für Erfolg und Aktivität? Ja, schon, aber nur in unserer Kultur. In der Hälfte der weltweit vorhandenen Kulturen gelten dagegen Rundungen als attraktiv. Noch, denn: Auch in diesen Kulturen ändert sich die Wahrnehmung, je industrialisierter die Gesellschaft wird.

Die Wunschfigur dürfte also nicht nur vom BMI, sondern auch von der Kultur und dem Umfeld abhängen. Aber was bedeutet „Schlanksein“? Und was ist „Übergewicht“? Ein gesunder, schlanker Körper ist aus unserer Sicht einer, der aktiv gebraucht werden kann und der Fitness ausstrahlt. Aus diesem Grund achten wir in unserem Abnehmprogramm ganz explizit darauf, dass die Muskulatur bestmöglich geschont wird, um auch bei Erreichen des Zielgewichts eine optimale Silhouette zu erhalten. Die Ernährung ist dabei ein wichtiger, aber nicht der einzige Part. Ein Mindestmaß an Bewegung gehört beim „Feinschliff“ schon mit dazu! Übergewicht ist somit das Gegenteil dessen, was einen aktiven und fitten Körper ausmacht. Da kann dann jedes Gramm zu viel sein, wenn es einen davon abhält, sich zu bewegen, sich schmerzfrei zu fühlen, sich in seiner Haut wohlzufühlen.

4. Warum etwas ändern?

Sie lesen ein Buch, das vom Abnehmen handelt. Offensichtlich gibt es einen Grund dafür. Vielleicht gibt es mehrere Gründe, etwas zu verändern. Oder fragen Sie sich noch, warum Sie etwas ändern sollten?

Natürlich, Veränderungen sind manchmal auf den ersten Blick befremdlich. Man hat vielleicht sogar Angst davor, denn eigentlich läuft alles gerade ganz gut – alles, bis auf das Gewicht. Und wenn man ehrlich zu sich ist: Die gewohnte Routine ist bis jetzt ganz bequem. Möglicherweise ist jedoch das Ergebnis der letzten Gesundenuntersuchung nicht optimal ausgefallen; vielleicht hat Ihr Arzt erwähnt, dass der Cholesterinspiegel niedriger sein könnte, dass der

Blutzuckerspiegel grenzwertig ist, und auch der Blutdruck schießt mittlerweile über die Grenzen hinaus. Manchmal sind es solche Anstöße, die zum Nachdenken anregen. Die Gesundheit ist natürlich nur ein Grund dafür, etwas zu ändern. Gesundheitsmängel, die wir noch nicht spüren, beunruhigen uns kaum. Wenn wir allerdings über die gesundheitlichen Folgen aufgeklärt werden – was uns also blühen könnte, wenn diese Mängel längerfristig bestehen –, wollen wir eher etwas ändern. Ein hoher Blutzuckerspiegel tut nicht weh. Die Vorstellung, laufend Insulin spritzen zu müssen, beim Essen immer mitrechnen zu müssen und im schlimmsten Fall sogar Amputationen oder Erblindung hinnehmen zu müssen, weil die Langzeitwirkung bei schlecht eingestelltem oder ignoriertem Diabetes Typ II nun mal so aussieht, regt zum Denken an – und hoffentlich auch zu Veränderungen. Veränderungen brauchen aber Zeit. Die sollten Sie sich nehmen, denn sonst sind Sie bald wieder beim Altgewohnten. Legen Sie also nicht erst los, wenn es schon fast zu spät ist. An die langsamen Auswirkungen des ungesunden Lebensstils gewöhnt man sich, aber irgendwann ist es zu spät; Sie können sich nicht mehr richtig bewegen und nicht mehr vor den Auswirkungen fliehen.

Was aber, wenn Ihr Arzt Ihnen sagt, Sie sind den Werten nach zu urteilen weder krank noch gefährdet, und aus der Sicht des Arztes gibt es keinen Handlungsbedarf? Gibt es dann keinen Grund dafür, etwas zu ändern? Was, wenn Sie trotzdem glauben, es gibt noch etwas darüber hinaus, etwas über dem Nicht-krank-Sein? Möglicherweise spüren Sie, dass es nicht reicht, nicht nur nicht krank zu sein. Vielleicht möchten Sie pumperlgesund, fit und vital sein – und dahin fehlt noch ein gutes Stück. Noch schöner, als etwas für den Arzt oder die Gesundheit zu ändern, ist es doch, etwas nur für sich selbst zu tun!

Für viele mag es befremdlich wirken, wenn sich jemand in der Familie – womöglich sogar jemand jenseits der 20er oder 30er – intensiv für seine Figur zu interessieren beginnt und erste Schritte setzt, um etwas zu ändern. Da kommen dann schon einmal Sprüche wie: „Aber Mama, wir lieben dich doch so, wie du bist, und der Papa auch. Du warst doch immer schon ein bisschen runder, ich kann mir dich gar nicht dünn vorstellen. Willst du dir das jetzt wirklich noch antun?" Und dem Ehemann geht der Gedanke im Kopf herum: „Was hat sie denn jetzt wieder für einen Vogel? Letzte Woche wollte sie plötzlich eine andere Frisur, jetzt will sie auch abnehmen. Und dann kommt sie vielleicht auch noch auf die grandiose Idee, mich genauso ummodeln zu wollen, oder womöglich tauscht sie mich dann auch noch gegen einen anderen Mann aus, weil ich nicht mehr zu ihr passe?" Vielen unserer Klienten ergeht es so. Das Umfeld sieht gar keinen Grund dafür, dass man etwas an sich ändern müsste. Im Gegenteil, viele haben sogar Angst davor, es könnte sich zu viel verändern.

Eine unserer Schlank-Challenge-Teilnehmerinnen hat in ihrem Bewerbungsschreiben einen schönen Satz formuliert: „Ich bin ein sehr sozialer Mensch, ich war mein Leben lang immer für andere da, beruflich wie privat. Und das tue ich auch gerne. Aber bisher bin ich selbst zu kurz gekommen. Jetzt bin ich dran!" Und sie hat es uns allen und vor allem sich selbst gezeigt, dass sie es kann und sie es sich wert ist. Während der Challenge, und nachher erst recht.

5. Das Leben ist unfair

Wenn Jammern hilft,
werde ich jammern, so sehr ich kann.
Und wenn Jammern nicht hilft,
muss ich etwas anderes tun,
und das auch, so sehr ich kann.

Herr S. ist erfolgreicher Bankmanager. Er strahlt dies auch aus, ist sportlich schlank und stets adrett gekleidet. Bei Empfängen und Kongressen erstaunt er seine Gäste immer wieder. Wenn das Buffet eröffnet wird, schlägt er so richtig zu. Wie ein Schaufelbagger schlemmt er sich durch Fingerfood und Flying Buffets, Häppchen und Cateringangebote. Von der Vorspeise bis zum Dessert lässt er keinen Genuss aus. „Ein Mensch, der wirklich alles essen kann, ja, die Welt ist unfair", denken sich die Besucher der Veranstaltungen, wenn sie ihn beobachten.

Wer hat erzählt, dass das Leben gerecht ist? Fast jeder kennt diese Menschen, viele haben solche Glückspilze im Freundes- oder Bekanntenkreis und beneiden sie: Menschen, die offensichtlich alles essen können, ohne nur ansatzweise dicker zu werden. Sie schlemmen Eis im Sommer, Kekse im Winter (und natürlich auch einmal Eis im Winter und Kekse im Sommer), geben sich als schokosüchtig aus und kennen die Speisekarte von Fastfood-Lokalen von oben bis unten auswendig. Sport? Nebensache, wenn es Spaß macht, aber ohne Krampf, scheint die Devise zu sein. Das Leben ist so unfair, warum kann man selbst nicht so leben?

Kleiner Nachsatz zur Geschichte vom schlemmenden Bankmanager: Im Alltag isst Herr S. absolut strukturiert. Seine Frau kocht leicht und gemüsereich, und er genießt diese Kost, weil sie ihn leistungsfähig hält. Seine sportliche

Figur kommt übrigens auch nicht von ungefähr: Konsequente Besuche im Fitnessstudio und fünf Stunden Laufen pro Woche rechtfertigen sie durchaus. Die Einschätzung, die man an einem Kongress von ihm gewinnen könnte, wäre, dass er gerne schlemmt und immer viel isst. Dass sich dies nur in Einzelfällen so verhält, sieht man in diesem Moment schließlich nicht.

Wir können das Argument nicht entkräften: Ja, das Leben ist unfair. Und es wird unfair bleiben. Da hilft auch noch so viel Jammern nichts. Wir werden alle damit leben müssen. Manche damit, dass sie mehr für eine schlanke Linie kämpfen müssen als andere. Der Nächste muss mehr dafür tun, gesunde Zähne zu haben. Das Leben bleibt unfair. Blicken wir einmal vom Überflussproblem Übergewicht zu anderen Problemen. Ist es fair, dass ein Großteil der afrikanischen Bevölkerung in Armut lebt, keine Chance auf Bildung bekommt oder Hunger leidet? Das Problem ist: Man sieht meist nur, was andere haben, nicht das, was diejenigen nicht haben. Und umgekehrt verhält es sich genauso: Man sieht meist nur, was man selbst nicht hat und nicht das, was man hat. Es gibt Menschen, die müssen trotz allerbester Zahnhygiene, täglichem Gebrauch von Zahnseide und einem Dauer-Kalendereintrag beim Zahnarzt damit leben, von der Natur ein ungünstiges Zahnmaterial mitbekommen zu haben. Daran lässt sich so schnell nichts ändern, man kann nur präventiv darauf schauen, bestmöglich mit der Situation umzugehen. Genauso ist es mit der Figur. Mögen die Gene noch so suboptimal sein, daran lässt sich nichts ändern. Es lässt sich jedoch damit leben, man muss das Leben nur selbst in die Hand nehmen.

Ein Beispiel aus unserer eigenen Familie: Viele ziehen sofort den Schluss, dass zwei Ernährungsberaterinnen sicher aus einer besonders sportlichen, von Natur aus schlanken Familie kommen, die immer Spaß am Essen haben, ohne sich zu kasteien. Ohne unsere Gene jetzt mit Füßen treten zu wollen, dem ist leider nicht so. Wir haben zwar ganz viele tolle Attribute und Werte von unseren Eltern mitbekommen, deren wir uns auch absolut bewusst sind. Aber die schlanke Figur, ohne etwas dafür tun zu müssen, war leider nicht im Paket enthalten. Was wir durchaus von unserer Familie mitbekommen haben, ist das Interesse für das Kochen und für natürliches Essen. In unserer Familie wird gerne gegessen und auch gerne gekocht. Seit wir denken können, kommt Gesundes auf den Tisch, und wir erinnern uns jetzt noch an den Duft von frisch gebackenen Vollkornbrötchen, die unsere Mama nach einem Vollkorn-Kurs regelmäßig gebacken und uns in den Kindergarten mitgegeben hat. Aber wir erinnern uns auch an allerlei süße Leckereien (unsere Oma bäckt die weltbesten Weihnachtskekse!). Und eines hat immer zugetroffen – es hat sicher nie zu wenig gegeben.

Und natürlich gibt es auch bei uns die immer wieder zitierte gertenschlanke Freundin, die essen kann, was sie will, ohne zuzunehmen. Nachdem man die ganze Jugend damit verbracht hat, sich ihren Stoffwechsel zu wünschen, hat man im Laufe der Jahre Frieden mit seinen Genen geschlossen und macht das Beste daraus. Einerseits, weil das ungewollt Sehr-dünn-Sein auch nicht lustig ist (das verstehen jetzt wirklich nur ungewollt dünne Menschen und wir Ernährungswissenschaftlerinnen aus unserer Erfahrung in der Beratung solcher Menschen, aber es ist wirklich so) und weil man, auch wenn man es noch so sehr will, es sowieso nie ändern kann. Also ändert man besser das, was in der eigenen Macht steht: Etwa die Haarfarbe, vielleicht bräunt man sich sogar etwas im Solarium, oder man ändert den Kleidungsstil. Alles in allem macht das unter dem Strich glücklicher, als sich ewig darüber zu ärgern, was nicht zu ändern ist. Halten wir also fest: Übergewicht ist veränderbar. Die Tatsache, was und wie viel man dafür tun muss, leider nicht.

6. Dicke denken anders

Frau A. ist schlank. Nicht dünn, aber auch nicht mollig. Die eine oder andere Gewichtsschwankung hat sie zwar schon miterlebt, aber nichts, was über drei Kilo auf oder ab ging. So genau weiß sie das auch nicht, denn eine Waage besitzt sie nicht, sie schätzt Gewichtsänderungen eher anhand der Jeans ab, die sie gerne mag. Zwickt sie einmal, hungert sie nicht, sondern passt genauer bei den kleinen Extras zwischendurch auf. Eine richtige Diät hat Frau A. noch nie probiert, zumindest nicht langfristig. Mit einer Freundin hat sie einmal die Krautsuppendiät gemacht, allerdings war ihr das nach zwei Tagen zu langweilig.

Menschen, die sagen, sie haben keine Probleme mit dem Gewicht, haben quasi eine natürliche Steuerung von Hunger und Sättigung. Diese Steuerung läuft eher unbewusst ab, so wie das Herz unbewusst schlägt oder man regelmäßig atmet. „Natürlich Schlanke" werden immer wieder beneidet. Man sagt über sie, sie könnten essen, was sie wollen – was jedoch nur bedingt stimmt. Sie essen nämlich, was sie wollen, wollen aber nicht den ganzen Tag essen oder vergessen sogar hin und wieder darauf. Menschen, die abnehmen wollen, können das oft nicht mehr. Sie müssen bewusst gegensteuern. Das ist so, als wenn man einen Tausendfüßler fragen würde, wie er es denn schafft, all seine Beine zu koordinieren. Er weiß es wahrscheinlich nicht, und sobald er darüber nachdenkt, wird er stolpern.

Das Problem ist, dass der Instinkt gleich läuft wie vor 10000 Jahren auch: Vor 10000 Jahren waren wir mitten in der Steinzeit. Unsere Lebensumstände sind seit der Steinzeit aber nur ein wenig anders geworden. Statt Tiere zu erlegen, wenn der Hunger kommt, besteigen wir heutzutage das Auto und fahren zum Drive-in. Statt körperlich zu arbeiten, um den Lebensunterhalt zu verdienen, bedienen wir Maus und Tastatur. Um zu verstehen, was und wie viel man braucht, ist der gesamte Kontext heranzuziehen – nämlich, wie die Lebensumstände aussehen. Das ist auch ein wichtiger Teil, wenn wir unsere Klientinnen und Klienten betreuen. Die letzten hundert, ach, sogar Tausende Jahre haben die Menschen tagtäglich schwer gearbeitet, und so wurden auch tagtäglich um die 3 000 Kilokalorien verbrannt. Heutzutage schaut die Welt anders aus. Der Energiebedarf ist zurückgegangen, die Kalorienaufnahme hat sich jedoch nur unwesentlich verändert. Doch das Gehirn sendet auch jetzt noch Signale aus, dass Kohlenhydrate glücklich machen, dass Fett zufrieden und Eiweiß satt macht. Unser Gehirn muss mit dem Überfluss in unserer Zivilisationsgesellschaft erst einmal zurechtkommen und Programme für diese neue Situation entwickeln. Noch haben wir vorrangig Programme für das nackte Überleben, für das Bunkern für Notzeiten im Kopf. In unserem Gehirn gibt es kein Programm für „Fitnessstudio". Zumindest nicht von Natur aus. Und es gibt kein Programm für Diät-Cola. Es ist also ein Dilemma zwischen genetischer Ausstattung, Instinkt und Verstand. Sobald wir darüber nachdenken, was und wie wir essen sollen, stolpern wir wie der erwähnte Tausendfüßler. Und wenn wir es nicht tun, stolpern wir unwissentlich in die Fallen der Supermärkte und Lebensmittelproduzenten.

Es bleibt uns vorerst nichts anderes übrig, als mit unserem Bewusstsein gegenzusteuern. Erst durch längeres Trainieren wird ein natürliches Verhalten daraus, das auch unbewusst stattfinden kann. Dazu kommen wir ausführlicher in dem Kapitel, in dem wir über die Phasen einer Verhaltensänderung sprechen. Wenn man bewusst gegen etwas steuern will, gibt es Hindernisse. Hinderlich ist oft, dass man es sich in all seinen Lebensbereichen bequem gemacht hat. Man hat bequeme Rituale gefunden und sie langsam, aber sicher etabliert:

Frau S. frühstückt nicht. Sie hat zwei Kinder zu versorgen, die sie morgens in die Schule bringen muss. Erst danach nimmt sie sich Zeit für sich selbst. Da sie dann schon unterwegs ins Büro ist, geht sie schnell zum Bäcker. Natürlich riecht es dort verführerisch, und ein bis zwei süße Teilchen kommen mit; zum Caffè Latte, der „to go“ genossen wird. Das ist praktisch. Und fürs Mittagessen denkt sie auch gleich mit: Zwei belegte Brötchen sollten reichen. Der Job im Büro ist nicht sehr stressig. Vielmehr langweilt sie sich bereits am Nachmittag bei Tätigkeiten, die sie unterfordern. Regelmäßig sucht sie Ausgleich und besucht Kolleginnen, die ihr selbst gebackene Mehlspeisen anbieten oder Kaffee reichen. Da kann sie nicht Nein sagen. Schließlich unterhält sie sich gerade so gut. Abends ist es Zeit für ein Familienessen. Die Kinder sind heikel, also wird gekocht, was den Kleinen schmeckt. Niemand hat Lust, Experimente einzugehen, also sind es regelmäßig dieselben Speisen. Fischstäbchen, Pommes frites und Nudelgerichte stehen oft auf dem Familientisch. Auch das ist praktisch. Frau S. übersieht leider, dass praktisch nicht immer gut ist; dass ihre Figur in der letzten Zeit an Umfang zugenommen hat, obwohl sie vermeintlich kaum etwas anders macht als früher.

Es gibt Rituale, die stehen einer guten Figur im Weg. Und es gibt Rituale, die sind sogar erst durch die Figur begründet. Frau K. zum Beispiel betritt erst gar kein Café, wo es Stühle mit Armlehnen gibt. Eine peinliche Situation kommt da in ihr hoch, wenn sie daran denkt, wie sie einmal kaum mehr aus dem Sitzmöbel hochkam. Alle rundherum haben geschaut. Mitleidig oder leicht lächelnd, das weiß sie nicht mehr. Es war ihr so unangenehm, dass sie solche Situationen jetzt lieber meidet und Kaffee und Kuchen seither zu Hause genießt, wo ihr niemand zusieht. Dass es daheim zumeist ein Stückerl mehr wird, ist ihr egal – dass sie sich langfristig so aber noch mehr Grund gibt, nicht in Gesellschaft zu essen, wird ihr erst spät bewusst. Weil dieses Ritual keine bewusste Entscheidung war, sondern ein Ausweichverhalten.

Herr L. hat sein Leben auch rund um seine Bedürfnisse

als Übergewichtiger geplant. Essen ist natürlich ein Grundbedürfnis, das für ihn nie vergessen werden darf, schon gar nicht im Urlaub. Er selbst sieht es in seiner Verantwortung, für Urlaube vorzuplanen. Ein Hotel mit ausreichend Verpflegung, meist in Form von All-inclusive-Buffet, ist Standard. Und für Ausflüge hat er präventiv die besten Lokale herausgesucht und rechtzeitig reserviert – die besten Lokale hinsichtlich ihrer Portionsgrößen, versteht sich. Schließlich will er im Urlaub nicht Hunger leiden.

„Natürlich schlanke“ Personen haben hier andere Prioritäten, ganz unbewusst. Da geht es beim Kaffeehausbesuch mit der besten Freundin nicht in erster Linie um den Kuchen, sondern um die nette Atmosphäre und die Gesellschaft. Vor dem Urlaub werden Sehenswürdigkeiten und je nach Vorliebe auch coole Platten- oder Klamottenläden, Museen oder Ausstellungen recherchiert. Das Essen fällt nicht weg, aber es wird auch nicht zum Highlight hochstilisiert, geschweige denn zum Mittelpunkt des Urlaubs. Essen gibt es schließlich (zum Glück fast) überall, und nach dem Motto „Man wird schon nicht verhungern“ lebt es sich auch im Urlaub ganz entspannt.

7. Die Sache mit dem Selbstwertgefühl

Wenn es einen Glauben gibt, der Berge versetzen kann,
so ist es der Glaube an die eigene Kraft.
(Marie von Ebner-Eschenbach)

Das Selbstwertgefühl und das Selbstvertrauen sind wichtige soziale Ressourcen eines jeden Menschen. Der Selbstwert ist eine Einschätzung über sich selbst, wie man von anderen wertgeschätzt wird, das Feedback, das man durch andere bekommen könnte. Das Selbstvertrauen ist zusätzlich die eigene Einschätzung darüber, wie sehr man den unterschiedlichen Anforderungen im Leben gewachsen ist. Will man etwas, oder will man es nicht nur, sondern traut es sich auch wirklich zu? Solche Leistungseinschätzungen werden in Bezug auf unterschiedliche Aufgaben auch unterschiedlich getroffen. So gibt es Leute, die sagen, im Beruf – ja, da haben sie Selbstvertrauen! In Sachen Figur – nein. Genauso könnte ein Mensch in Sachen Sport ein riesiges Selbstvertrauen haben, aber er ist zaghaft, sobald er ein Musikinstrument in die Hand gedrückt bekommt.

Jedenfalls ist Selbstvertrauen wichtig, wenn Sie eine Ernährungsumstellung erfolgreich angehen möchten. Können Sie die Anforderungen, die eine solche Änderung der Lebensumstände bringt, bewerkstelligen? Wenn Sie jetzt sagen: „Na ja, nicht zu 100 Prozent", dann ist das eine wichtige Erkenntnis. Perfektion, also 100 Prozent, wird es nicht geben, und auch das ist wichtig zu erkennen. Perfektion ist eine Illusion, die auch negative Gefühle hervorrufen kann, weil sie eben nie erreicht wird. Perfektionisten hadern mit sich, weil sie die perfekte Ernährung nicht schaffen, es nur zu 99 Prozent richtig machen, und anstatt sich für die guten 99 Prozent zu lieben, hassen sie das eine Prozent, das alles kaputt macht. Frau G. zum Beispiel isst gerne gesunde Lebensmittel, sie kauft im Reformhaus und im Bioladen ein, schaut auf die Herkunft; sie schafft es aber nicht, ihre Essensmenge zu beachten, solange sie Cola light trinkt, das sie für sich selbst als No-Go bestimmt hat. Solange sie Cola light trinkt, meint sie, kann ihre Ernährungsweise nicht perfekt sein.

Herr L. denkt ähnlich, auch wenn es konkret um etwas anderes geht. Er musste erst zu rauchen aufhören, bevor er sich einen Termin bei uns ausmachen konnte. Für ihn war es zwecklos, eine gesunde Ernährung zu verfolgen, solange ihn das Laster Rauchen nicht losließ. Wenn schon, denn schon, also: Herr L. hat nun zu rauchen aufgehört, läuft zwei Mal pro Woche, und jetzt klappt es auch mit dem Selbstvertrauen in Sachen Ernährung. Er weiß nun, dass er auch das noch schaffen kann.

Es ist essenziell, dass Sie an sich glauben; dass Sie daran glauben, das Programm durchhalten zu können, zu dem Sie sich entscheiden. Der beste Speiseplan hilft nichts, wenn Sie nicht daran glauben, ihn einhalten zu können. Wir kennen das Phänomen von Klienten. Davon, wie sie reagieren, wenn sie den ersten Speiseplan erhalten, kann man ablesen, wie der Erfolg eine Woche darauf aussehen wird. Es gibt Klientinnen wie Frau B.: Sie hatte bereits viele Anläufe hinter sich, hat Abführtabletten genommen und Bittersalz verwendet; Kapseln aus der Apotheke, die Fett binden sollten, und dubiose Mittelchen von Postkastenfirmen, die den Magen füllen, weil sie aufquellen. Diese Methoden überlisteten den Körper, ohne dass sie selbst etwas hätte ändern müssen. Sie glaubte nicht einmal daran, dass das bei ihr helfen könnte, wollte aber nichts unversucht lassen. Nur der Erfolg war dementsprechend bescheiden. Das Ernährungsprogramm, das wir mit ihr erarbeiteten, war für sie erstaunlich „normal". Normale Lebensmittel, normale Mengen. Vielleicht etwas viel Gemüse für ihren Geschmack, aber dass sie nun endlich einmal etwas ändern musste, war ihr klar geworden. Sie war schließlich sehr offen dafür und auch äußerst wissbegierig. Frau B. fragte viel; wie sie starten könnte und was sie nun einkaufen sollte. Sie wurde immer sicherer in dem, was auf sie zukam, und verfolgte den Plan auch sehr konsequent. Mit Erfolg – nicht nur, weil die Waage nach zwei Wochen gleich drei Kilo weniger anzeigte, sondern auch, weil die Messung der Körperzusammensetzung ein optimales Bild zeigte. Körperfett war geschmolzen, ohne dass wertvolle Muskelsubstanz verloren gegangen war. Ihr Selbstvertrauen stieg noch weiter, denn sie hatte eine Sache einmal wirklich verfolgt und sich selbst vertraut. Selbstvertrauen entsteht, wenn Aufgaben schon einmal erfolgreich bewältigt wurden, und das lässt für unsere Psyche eine Abschätzung für die Zukunft zu, was man noch alles schaffen kann. Für Frau B. war das eine wichtige Erfahrung. Und schön für uns ist, dass sie sich selbst nun mehr traut als irgendwelchen Wundermitteln.

Freuen Sie sich über kleine Fortschritte, und lernen Sie daraus, dass Sie aufgrund dieser Fortschritte bereit sind, mehr zu schaffen. Notieren Sie regelmäßig Ihre Erfolge! Das klingt so leicht, und trotzdem machen es nur die wenigsten. Wir ermuntern Menschen, die abnehmen möchten, immer wieder dazu, vorher Fotos zu machen – und zwar nur für sich selbst. Die meisten weigern sich, weil sie das Gefühl haben, Fotos macht man doch erst, wenn man sich wohlfühlt und das Ziel erreicht hat. Zum Vergleich, wie deutlich die Unterschiede sein können, sind Bilder aber wirklich unschlagbar. Das heißt nicht, dass Sie das Vorher-Bild als Abschreckung an den Kühlschrank pinnen müssen oder rahmen lassen sollen. Es reicht, dass Sie wissen, wo Sie es finden, wenn Sie danach suchen, um Ihre Erfolge zu vergleichen. Und Bilder sind ehrlich! Für manche zu ehrlich. Wer sich selbst nicht ansehen mag, kann auch beginnen, seine Körpermaße zu dokumentieren, um schöne Auswertungen in Listen und Grafiken zu machen. Für unsere Klienten übernehmen wir das, indem wir Messungen und Analysen durchführen. Manchen Klienten ist das nicht genug, und sie finden daher individuelle Strategien, ihre Aufzeichnungen zu führen. Das finden wir großartig!

In diesem Zusammenhang fällt uns sofort Herr P. ein. Er ist so eine Art Teilzeit-Perfektionist. Während die Sache mit der Ernährung noch nicht so optimal klappt, ist er im Notieren ein Held. Wir sagen, er ist ein typischer Listen-Mensch. Er entwirft die kompliziertesten und schönsten Tabellen auf dem Computer, die wir je gesehen haben. Er bewertet darin anschaulich und mit farbigen Kennzeichnungen sein

Ernährungstagebuch, das er in diesen Tabellen führt. Herr P. notiert seine Erfolge, aber auch seine Misserfolge auf der Waage, seine Interpretation der Schlafqualität, seine Konsequenz in der Nahrungsmittelauswahl, und er bewertet seine Trinkmengen. Er hat seinen Weg, und durch diese Form der Dokumentation erkennt er seine Fortschritte.

Herr K. dagegen ist kein Listen-Mensch. Er ist sportlich motiviert und er möchte einen Sixpack haben. Dazu ist es wichtig zu wissen, dass jeder Bauchmuskeln hat, der eine mehr, der andere weniger. Durch Training werden sie zusätzlich größer und definierter. Nur: Damit sie in der schönen Form zur Geltung kommen, muss das Fett, das darüber ist, erst einmal weg. Zum Training muss daher auch eine Ernährungsoptimierung kommen, die die Fettverbrennung vorantreibt. Das Training arrangiert Herr K. selbst, bei der Ernährung helfen wir. Seinen Fortschritt dokumentiert er mit Fotos, die er jede Woche am Donnerstagabend macht. Zwischen den einzelnen Fotos ist vielleicht gar nicht so viel Unterschied, zwischen dem ersten und dem letzten erkennt man allerdings einen gewaltigen Sprung. Das Projekt vom Waschbär- zum Waschbrettbauch kann auch auf diese Weise eindrucksvoll veranschaulicht werden. Und das gibt Herrn K. ungemeine Selbstsicherheit.

III. Stolpersteine auf dem Weg zum Wunschgewicht

Wenn du etwas haben willst, was du noch nie hattest, musst du dafür etwas tun, was du noch nie getan hast.

„Ich weiß eigentlich schon alles über Ernährung."

„Ich bin schon ein richtiger Ernährungsexperte, was wollen Sie mir denn noch erzählen?"

Mit diesen Aussagen werden wir manchmal gleich im ersten Gespräch mit unseren Klientinnen und Klienten konfrontiert – und sie haben nicht einmal unrecht. Wir leben alle in einer Überflussgesellschaft, und selbst Information ist im Überfluss vorhanden. Quantität heißt dabei nicht immer Qualität, denn was im Internet als Ernährungsinformation angeboten wird, ist teilweise veraltet, schlichtweg falsch und manchmal einfach nur verwirrend.

Gesunde Ernährung ist kein Pauschalrezept. Fragen Sie hundert Expertinnen und Experten, was sie als gesunde Ernährung definieren, und Sie erhalten vermutlich hundert verschiedene Antworten. In Büchern, Fernsehbeiträgen, Magazinen und Internetbeiträgen gibt es unzählige Informationen, die die Lösung aller Probleme versprechen und die trotzdem nichts für den Einzelnen im Kampf gegen die Kilo bringen. Diätpillen, Trainingsgeräte, Applikationen für Handys – sie alle bieten das angebliche Wunderrezept. Oder doch nicht?

Viele Informationen führen nämlich leider nicht immer

zu mehr Information, sondern zu immer mehr Missverständnissen und Verwirrung. All das sind Hürden, die sich Ihnen in den Weg stellen.

Natürlich, eine Grundversorgung an Ernährungswissen ist wichtig und eine gute Basis dafür, wenn man etwas ändern möchte. Warum gibt es aber trotz des Überflusses an Ernährungsinformation so viele Menschen, die ein Buch nach dem anderen lesen, alle Diätsendungen im Fernsehen verfolgen, ein Fitnesscenter nach dem anderen und verschiedene Abnehmgruppen besuchen, und trotzdem tut sich nichts? Diese Menschen haben die gleichen Informationen (oder vielfach noch mehr) als so manche Schlanke, aber sie schaffen es nicht, ihr Wissen über Fitness, Gesundheit und gesunde Ernährung anzuwenden.

Ernährungsberater machen häufig den Fehler, die Beratung nur auf der Vermittlung von Wissen aufzubauen. In unserer Anfangszeit haben wir es ähnlich gemacht, bis wir zum Glück sehr schnell erkannt haben, dass es weniger um die Theorie als um die Praxis geht. Wenn Wissen das Problem wäre, würde das Lesen eines Buchs genügen, um etwas zu ändern. Verstehen Sie uns nicht falsch: Wissen ist die Basis – aber damit ist es noch nicht getan!

Wir haben immer wieder Klienten, die bei uns anrufen und verunsichert fragen, ob sie bei uns richtig wären, denn sie würden sich ohnehin schon sehr gut mit Ernährung auskennen. Trotzdem möchten sie abnehmen und brauchen Hilfe, die sie noch nirgends gefunden haben. Diese Hilfe kann daher nur in einem liegen: In der Unterstützung, um das vielfältige Wissen zu bündeln, zu bewerten und in eine Struktur zu bringen, in der es anwendbar wird.

1. Die typische Diätkarriere – Der Teufelskreis, der dick macht

Frau Z. ist mollig. Schon als Jugendliche fühlte sie sich wegen ihres Babyspecks ausgegrenzt. In den Ferien war sie mit anderen dicken Kindern in einem Ferienlager, wo sie viel über Ernährung erfahren hat; was sie nicht essen soll, weil es dick macht, zum Beispiel. Zu Hause war aber dann doch wieder alles anders. Als der Babyspeck nach dem zwanzigsten Geburtstag immer noch da war, wollte Frau Z. selbst etwas dagegen tun. „FdH" klang einleuchtend, und so wurde erst einmal gehungert. Das ging zwei Wochen lang gut, und der Erfolg konnte sich auch sehen lassen. Fünf Kilo waren weg, und man sah das Resultat auch an der Kleidung, die besser passte. Das musste gefeiert werden, und nach zwei harten Wochen gönnte sie sich wieder Kuchen und Schokolade; wohl etwas zu häufig, denn nur vier Wochen nach der Diät waren die Kilo wieder da. Frust machte sich breit. Mag denn so gar nichts funktionieren? Gleich, ob Punkte zählen, Fettrechnen oder Kalorienzählen: Das Abnehmen selbst funktionierte, aber das Gewichthalten war anschließend immer der Haken. Frau Z. hat innerhalb von zehn Jahren viel Unterschiedliches probiert, sie hat zusammengerechnet 100 Kilo ab-, aber 120 wieder zugenommen. Sie ist jetzt so dick wie nie zuvor – und das, obwohl sie schon ihr ganzes Leben lang Diät hält. Das Leben ist nicht fair.

In der Ernährungsanamnese hören wir persönliche Geschichten wie diese sehr oft. Immer wieder dreht sich das Leben nur um Gewicht, Abnehmen und Nicht-Essen. Ein Teufelskreis, aus dem es wirklich nur schwer auszubrechen gelingt.

Das Problem ist: Der menschliche Körper hat sich in der Vergangenheit besonders darauf spezialisiert, mit den wertvollen Energielieferanten aus der Nahrung zu haushalten, effektiv mit ihnen umzugehen und diese auch zu speichern.

Auch unser Gehirn gibt uns Signale, zu essen, was geht, und so wenig wie möglich durch Bewegung zu verschwenden, wenn dies nicht unbedingt nötig ist. Umgelegt auf die derzeitige gesellschaftliche Situation sagt uns unser Gehirn also genau das Falsche. Warum auch sollte es uns sagen, wir sollen am Stand auf einem Crosstrainer laufen, wenn dies so gar nichts bringt. Wir kommen nicht voran und spulen nur imaginäre Kilometer ab. Unser Gehirn weiß nur noch nicht intuitiv, dass das eine Form der Bewegung ist, die in unserer Gesellschaft angebracht ist. Der Fünf-Kilometer-Marsch zum nächsten Brunnen ist nämlich nicht mehr nötig.

Nun, dass es den berüchtigten Jo-Jo-Effekt nicht nur in Theorie gibt, haben viele unserer Klientinnen und Klienten am eigenen Leib erfahren. Nicht nur, dass das Gewicht immer wieder in die Höhe schnellt, ist demotivierend. Das Abnehmen gestaltet sich mit der Zeit auch immer schwieriger. Für denselben Effekt müssen immer drastischere Maßnahmen ergriffen werden, und das Durchhaltevermögen wird stark strapaziert.

Der Grund dafür ist, dass beim Abnehmen – besonders, wenn man es falsch angeht – nicht nur Körperfett schmilzt. Vor allem bei kurzfristigen Diäten werden zuerst die schneller verfügbaren Energiespeicher angegriffen. Und die bunkern Kohlenhydrate. Und diese Kohlenhydrate binden Wasser, viel Wasser. Und wenn die Kohlenhydrate verbrannt werden, wird dieses Wasser ausgeschieden – auf der Waage tut sich was. Und das sogar schnell. Doch das hat noch gar nichts mit Fettabbau zu tun.

Wenn eine der berüchtigten Frühlingsdiäten also wieder einmal vier Kilo in vier Tagen verspricht, dann wirkt sie bestenfalls entwässernd. Der große Anteil an gespeichertem Körperfett wird aber erst nach einiger Zeit so richtig angegriffen. Da ist die Diät aber meist schon wieder vorbei – und die Kilo sind meist gleich wieder auf den Hüften. Oder am Bauch, oder am Po, oder wo auch immer wir sie nicht haben möchten.

Die Expertin sagt: Energie wird im Körper auf verschiedene Arten gespeichert. Die effizienteste ist die in Form von Körperfett, weil es langfristig am ganzen Körper abgelagert wird und sehr energiedicht ist. In einem Kilogramm Fett stecken 9000 Kilokalorien. Da Körperfett aber eine ähnliche Zusammensetzung wie Butter hat und somit auch Wasser enthält, geht man von einem Wert von etwa 7000 Kilokalorien aus. So viel muss man also einsparen, damit die Badezimmerwaage ein Kilogramm weniger anzeigt. Aber auch Kohlenhydrate werden in unserem Körper gespeichert. Der Zucker lagert sich hierbei nicht in Form von Zuckerkristallen ein, sondern bildet lange Ketten, wie das auch bei Stärkekörnern der Fall ist. Diese Speicherform nennen wir Glykogen, und Glykogen wird in der Leber und in den Muskeln gespeichert. Je mehr Muskeln ein Mensch hat, desto mehr Glykogen kann gespeichert werden. Glykogen bindet zudem Wasser. Zehn Kilogramm Fett speichern dieselbe Energiemenge wie fast 24 Kilogramm Glykogen. Rein theoretisch, denn so viel Glykogen kann niemand speichern. Zehn Kilogramm Fett dagegen sind nicht so viel, das trägt schnell einmal jemand am Körper. Das Fett speichert nur ein bisschen Wasser. Das Glykogen würde aber so viel Wasser binden, dass die fast 24 Kilogramm Brennstoff knapp zwei Badewannen voll an Volumen ausmachen würden! Fazit ist: Fett ist nicht nur energiereich, sondern auch sehr effizient und platzsparend in der Speicherung.

Denken Sie einmal an die Diäten, die Sie selbst gemacht oder zumindest probiert haben. Und wenn Sie eine der wenigen glücklichen Personen sind, die noch nicht von Crash-Diäten geschädigt sind, überlegen Sie, welche Diäten Sie kennen. Die Krautsuppendiät vielleicht? Die soll ja magisch sein. Klar, sie hat magisch wenig Kalorien, beinhaltet wahnsinnig viel gesundes Gemüse – und eine Nebenwirkung, die einen früher oder später aufgeben lässt. Oder für die Süßmäuler: die Ananasdiät. Die Ananas enthält doch diese Fett verbrennenden Enzyme, oder? Erkennen Sie das Muster? Man neigt dazu, sich gezielt diese Diäten herauszusuchen, die etwas Wunderliches versprechen. Unabhängig davon, ob es heißt, das Fett werde gespalten, gebunden oder aufgelöst. Oder dass ein Lebensmittel mehr Energie verbrennt, als es enthält. All das sind Krücken, die wir verwenden wollen, um nichts an dem ändern zu müssen, was wir gewohnt sind. Wer nichts als Krautsuppe oder Ananas isst, wird abnehmen. Wem die etwas blähende Wirkung vom Kraut oder der aufgebrannte Mund von der Ananas (und irgendwann kommt der Punkt!) zu bunt wird, lässt die Sache früher oder später sein. Und wer nachher wieder das isst, was ihn vorher zu seinem Gewicht geführt hat, wird schneller wieder zunehmen, als die Jeans sich dehnen kann.

Gehören Sie zu den Menschen, die glauben, dass Diäten schlank machen können? Wir antworten hier mit Ja und Nein. Warum? Lesen Sie weiter!

2. Diäten machen schlank, oder?

Wenn's schnell geht,
macht's auch nix!

Bevor wir diese Frage beantworten können, müssen wir das Wort „Diät" definieren. Was verstehen Sie darunter? Hungern? Verzichten? Sport treiben? Fett sparen? Zucker sparen? FdH, also „Friss die Hälfte"? „Diät" kommt aus dem Griechischen und bedeutet so viel wie „Lebensweise". Die Diätetik beschäftigt sich auch heute noch mit der Ernährungs- und Lebensweise. Wer Diät macht, macht das aus verschiedenen Gründen. Entweder, man macht eine Diät zur Behandlung von Krankheiten (im Sinne einer Spezialkost) oder eine Diät zur Gewichtsabnahme (im Sinne einer Reduktionskost). Durch die Medien wurde der Diät-Begriff immer mehr mit Schlankheitskuren in Verbindung gebracht, weswegen er mittlerweile als Synonym dafür steht. Leider steht Diät auch als Synonym für eine kurzfristige Änderung des Lebensstils. Man sagt, man ist auf Diät. Und man bekommt die Frage gestellt: „Wie lange machst du denn noch Diät?" Beides suggeriert, dass die Änderungen im Rahmen der Diät irgendwann enden. Wer an Diät in diesem Sinne denkt, muss wissen, dass jede noch so schnelle Gewichtsabnahme auf diese Art und Weise nicht haltbar ist.

Wir Expertinnen verstehen unter Diät eine mehrschichtige und langfristige (auf die Dauer Ihres Lebens ausgelegte) Umstellung des Ernährungs-, Einkaufs-, Koch- und Bewegungsverhaltens. Das ist mittlerweile bekannt und klingt extrem demotivierend, weil man sofort glaubt, das ist zäh und langwierig. Dabei ist noch gar nicht gesagt, dass eine solche Umstellung extrem langsam stattfinden muss. Zumindest anfangs darf gerne etwas weitergehen. Wir verstehen schon, dass unsere Klienten nicht deswegen kommen, um zu hören, dass sie sich gedulden müssen. Hier haben wir im Laufe der Zeit auch umdenken müssen, denn wir haben erkannt, dass gerade am Anfang ein schneller Erfolg durchaus die Motivation steigern kann; aber nur, wenn man intelligent genug denkt und erkennt, dass es notwendig sein wird, über lange Sicht eine neue Lebensphilosophie zu verinnerlichen.

Um zur Frage aus der Überschrift zurückzukommen, hier eine Antwort: Diäten machen dann schlank, wenn man sich dessen bewusst ist, dass man die Diät nie wieder aufhören darf. Aus diesem Grund empfehlen wir nur „Diäten", die es uns möglich machen, sie dauerhaft ins Leben zu integrieren. Ein solches Abnehmkonzept darf anfangs zügig und motivierend sein; dabei darf man aber nicht vergessen, dass jeder Schritt eine Erfahrung mehr bringt, die dazu beitragen muss, das Gelernte beizubehalten und zu optimieren. Ein solches Konzept kann dabei eines nicht sein: starr. Ein starres Konstrukt passt einfach nicht für jeden. Mit flexiblen Richtlinien und eigenen Regeln ist es leicht, seine Diät (im Sinne einer Lebensweise) zu finden!

3. Von null auf hundert in 24 Stunden?

Das ist Typsache. Der eine beginnt mit Fasten. Der andere tut sich mit einer schleichenden Umstellung leichter.

Frau N. tat sich fürchterlich schwer mit dem Einstieg in ein neues Essverhalten. Sie startete gemeinsam mit ihrer Freundin, die sich dagegen leicht tat, was ihr noch mehr zu schaffen machte. Warum nur funktionierte bei ihr nie etwas auf Anhieb? Nach fünf Tagen war Frau N. bei ihrem zweiten Gespräch bei uns: „Ich weiß haargenau, ich habe nichts abgenommen. Ich habe mich nach dem ersten Tag auf die Waage gestellt. Nichts. Ich fühle mich schlapp und energielos, und das alles zu organisieren nervt mich.“ Frau N. war gereizt. Sie hatte sich so viel vorgenommen, und die Waage zeigte nach dem ersten Tag noch nicht einmal eine Belohnung an. Niemand sagt, dass der Anfang leicht ist. Frau N. verstand, dass sie sich schon davor schlapp und antriebslos fühlte. Sie verstand auch, dass sie das kurzfristige Wiegen sein lassen sollte, da es nicht zielführend ist. Zuletzt erkannte sie auch, dass der Vergleich mit ihrer Freundin unpassend war. Sie hatte keine Kinder, einen geregelten Job und einen anderen Tagesablauf. Da gehörte einfach vieles anders organisiert.

Soll nun plötzlich alles anders laufen, oder ist es besser, einen langsamen Einstieg zu wählen? Wir empfehlen, einen Cut mit der Vergangenheit zu machen, aber im positiven Sinn. Wir kennen niemanden, der es beispielsweise geschafft hat, zu rauchen aufzuhören, indem von zwei Packerl auf 39 Zigaretten reduziert wurde. Dann auf 38, 37, und so weiter. Die erfolgreichsten Nichtraucher sind die, die das Packerl von heute auf morgen beiseite gelegt und nicht wieder angerührt haben. Doch Ausnahmen bestätigen die Regel. Die meisten unserer Klienten tun sich aber mit einer ganzheitlichen Umstellung leichter. Es kann schon einmal vorkommen, dass die Umstellung nicht mit den erwarteten Glücksgefühlen einhergeht. Manche fühlen sich wie Überflieger, andere besonders elendiglich. Vergessen Sie nicht, dass es Ihnen nicht deshalb schlechter geht, weil Sie Ihrem Körper mit der neuen Ernährung schaden, sondern weil der Körper jetzt alle Hände voll damit zu tun hat, Giftstoffe loszuwerden, die sich im Laufe der Zeit angesammelt haben. Die Verdauung stellt sich auf die neue Kost ein. Ein paar unangenehme Tage sind der Preis für das neue Leben.

Der Psychologe Roy Baumeister erkannte, dass auch andere Verhaltensweisen unbewusst dadurch beeinflusst werden, wenn wir beginnen, auf eine Gewohnheit besonders zu achten. Wer also Nein zum Rauchen sagt, wird vielleicht auch mehr Bewegung in sein Leben integrieren. Wer den Spaß an Aerobic gefunden hat, wird dem Junkfood dankend absagen. Gleich, womit man beginnt, all das sind gute Schritte, um alte Verhaltensweisen zu übertrumpfen; denn die Gewohnheiten kann man nicht löschen, man kann sie nur durch mächtigere Gewohnheiten verdrängen.

4. Je mehr man abnimmt, desto besser?

Das ist ein Irrglaube. Es ist nicht optimal, sehr schnell abzunehmen. Und es ist nicht gesund, zu viel abzunehmen. Aus unserer Erfahrung ist eine durchschnittliche Gewichtsabnahme von einem halben bis einem Kilogramm pro Woche anzustreben, abhängig vom Ausgangsgewicht, vom Alter und vom Geschlecht. Viele halten das für recht wenig, schließlich merkt man bei einem halben Kilogramm pro Woche noch nicht besonders viel. Doch für uns ist das nicht wenig, schließlich sind auch zwei bis vier Kilogramm pro Monat und letztlich bis zu 50 Kilogramm in einem Jahr auf gesunde Art und Weise abzunehmen. Im Durchschnitt. Es geht immer einmal schneller, einmal langsamer. Was zählt ist, dass die Körperzusammensetzung nicht darunter leidet. Wer mehr als ein Kilo pro Woche abnimmt, riskiert, dass auch wertvolle Muskelsubstanz verloren geht. Das macht momentan natürlich auch weniger auf der Waage, langfristig schädigt es aber den Körper, weil er immer weniger aktive Körperzellen hat. Außerdem ist wenig Muskulatur der Garant dafür, dass der Jo-Jo-Effekt zuschlägt, denn wer in Ruhe wenig verbrennt, braucht nicht viel zu tun, um zu viel zu essen. In der ersten Zeit tut sich auf der Waage trotzdem oft mehr. Das ist anspornend, sollte aber nicht dazu verleiten, diesen Gewichtsverlust hochzurechnen, nach dem Motto: In der ersten Woche habe ich vier Kilo geschafft, also sind die 40 Kilo zu viel in zehn Wochen weg. Diese Rechnung wäre zu einfach. Wenn die Person viel Wasser gespeichert hat, geht anfangs viel Wasser verloren. Außerdem werden Kohlenhydratspeicher zu Beginn der Umstellung abgebaut, die ebenfalls viel Wasser binden können. Und Wasser wiegt pro Liter einen Kilogramm, enthält aber keine Energie. Reines Fett dagegen wiegt pro Liter 900 Gramm, enthält aber 9000 Kalorien! Ein gravierender Unterschied. Dazu muss man bemerken, dass Fettgewebe auch Wasser speichert, und selbst wenn man Körperfett abbaut, immer auch Wasser verloren geht.

Damit die Resultate optimal interpretiert werden können, ist eine regelmäßige Messung der Körperzusammensetzung sinnvoll. In unserem Ernährungsprogramm sind solche Messungen zu Beginn der Umstellung und anschließend alle zwei Wochen eingeplant. So verfolgen wir, ob die Effekte auf der Waage nicht nur Wasser oder sogar Muskulatur betreffen, sondern im Optimalfall das Körperfettgewebe schmilzt.

5. Kalorienzählen ist kein Dauerkonzept

Über Sinn und Unsinn des Kalorienzählens wird häufig diskutiert. Und wenn man abnehmen will, wird man immer unsicherer, was denn nun stimmt. Soll man jede einzelne Kalorie protokollieren und alles zusammenzählen, oder soll man die Kalorien lieber gleich links liegen lassen? Viele Menschen sind mehr oder weniger wandelnde Kalorien-Lexika. Auch wir haben eine ganze Kalorienfibel im Kopf gespeichert – aber bei uns ist das quasi eine Berufskrankheit. Kalorien sind lediglich eine Maßeinheit für Wärme. Als Bewertung eines Lebensmittels ist die Kalorie aber gänzlich ungeeignet; vor allem, wenn andere Dinge außer Acht gelassen werden, denn unser Körper lebt nicht von Kalorien allein, sondern braucht allerlei andere Nährstoffe. Vitamine, Spurenelemente, Mineralstoffe, Antioxidantien – die Liste könnte ewig weitergehen. Aus diesem Grund sagen wir: Die Kalorienwerte, die man kennt, sollten so weit wie möglich in die hintersten Gebiete des Gehirns geschoben werden. Es ist okay, sie zu wissen, aber sie sollen keine Angst machen, und sie sollen kein Freibrief für einzelne niederkalorische Lebensmittel sein.

Wenn wir in unserer Praxis Ernährungspläne zusammenstellen und bilanzieren, bedienen wir uns auch professioneller Nährwertsoftware. Damit berechnen wir natürlich auch die Kalorien. In erster Linie berechnen wir aber die Nährwerte, damit keine essenziellen Nährstoffe zu kurz kommen. Kalorien sind gut, um den Überblick zu behalten, aber sie bewerten keine Lebensmittel, keine Mahlzeiten und auch keinen Ernährungsplan. Ein 1000-kcal-Ernährungsplan ist nicht besser als ein 1500-kcal-Ernährungsplan oder ein 1800-kcal-Ernährungsplan. Denn wenn im 1000-kcal-Plan irgendetwas fehlt, wird Ihr Körper irgendwann Mängel aufweisen, Sie werden Heißhunger entwickeln und auf die Suche gehen. Die einfache Rechnung „Je weniger Kalorien ich esse, desto schneller nehme ich ab" funktioniert in der Praxis nur bedingt. Weil es andere Werte gibt, die wichtiger sind. Und weil der Körper keine Maschine ist. Ein Auto mit wenig Benzin fährt, aber ohne Kühlwasser und ohne Motoröl wird es nicht mehr fahren, auch nicht, wenn es plötzlich mehr Benzin gibt. Ein nicht zu vernachlässigender Wert ist der individuelle Verbrauch. Nicht nur beim Auto. So wie ein Smart weniger Treibstoff als ein Porsche braucht, wird eine zierliche Sekretärin weniger Energie als ein kräftiger Bauarbeiter brauchen. Pauschalaussagen hinsichtlich der Kalorienmenge führen uns also nicht weiter.

Das sagt die Expertin: Kalorien sind eine Maßeinheit, noch dazu eine etwas veraltete. Eigentlich sollte nur mehr in Joule gerechnet werden, aber da die Kalorien in unseren Köpfen schon so festgebrannt sind, tun wir uns schwer, umzudenken. Eine Kalorie ist eigentlich eine Wärmeeinheit – schließlich verbrennen wir Nahrung, und dabei entsteht Wärme. Mit einer Kalorie (cal) kann man ein Gramm Wasser von 14,5 auf 15,5 °C erwärmen. Also um 1 °C. Ein Gramm Wasser ist recht wenig, genauso ist eine Kalorie recht wenig, weshalb zwar in Kilokalorien (kcal) gerechnet wird, umgangssprachlich aber trotzdem nur von „Kalorien" die Rede ist. Oder haben Sie schon einmal gesagt: „Ich zähle jetzt die Kilokalorie"? Mit einer Kilokalorie kann man 1000 Gramm Wasser um 1 °C erwärmen, also einen Liter. Da wir aber in Joule rechnen sollten, müssen wir dazu sagen, dass eine Kilokalorie eigentlich 4,2 Kilojoule (kJ) sind. Blicken Sie noch durch, oder hat sich Ihr Gehirn aufgrund dieser Zahlenakrobatik schon verheddert? In der Praxis und im

Alltag sprechen auch wir von Kalorien, wir meinen dabei Kilokalorien und *ignorieren* die Kilojoule-Angaben, weil sich ohnehin keiner damit auskennt. Es ist paradox, aber niemand würde an eine Gewichtsreduktion glauben, wenn wir sagen, Sie dürfen nun 7 500 Kilojoule essen. Das klingt nach viel und keiner kann die Zahl einordnen.

Auch aus unserer Vergangenheit gibt es eine Geschichte zum Kalorienzählen. Es ist schließlich nicht so, dass wir selbst nicht einiges durchprobiert hätten. Anfang der 1990er-Jahre kamen Diäten, die auf Kalorienzählen basierten, so richtig in Mode. Und auch vor unserer Familie machte eine solche Diät nicht halt, denn wie Sie schon erfahren durften, ist das natürliche Schlanksein leider nicht Teil unseres Familienerbguts. Und weil Julias Lieblingsfach in der Schule Mathematik war, war diese Methode faszinierend für sie. Es wurde also für die ganze Familie aufgeschrieben und Protokoll geführt, es wurde gewogen und gerechnet. Durch Sport (oder eher Bewegung in unserem Fall) konnte man sich ein paar Extrakalorien erarbeiten. Das ließ man sich natürlich nicht entgehen, und so wurde der alte Fahrradergometer auch gleich von seinem Dasein als Kleiderständer befreit und ins Wohnzimmer vor den Fernseher geschoben, um ein paar Extrakalorien zu verbrennen. Die Methode funktionierte anfangs recht gut. Schließlich beschäftigten wir uns alle unverhältnismäßig intensiv mit Essen und Ernährung. Allerdings machte sich bald ein Phänomen breit, nämlich die Angst vor Lebensmitteln mit vielen Kalorien. Nüsse zum Beispiel wurden sofort und radikal vom Ernährungsplan gestrichen, egal, ob sie gesund waren oder nicht. Als Kinder wussten wir es damals nicht besser, aber unsere Eltern taten es uns gleich. Natürlich war es auch verblüffend, wie viel man von kalorienreduzierten Lebensmitteln essen durfte, wobei völlig außer Acht gelassen wurde, ob sie irgendeinen Sinn für den Körper hatten. Im Zuge der allgemeinen Kalorien-Phobie, der wir als Anhängerinnen lange Zeit treu waren, kamen immer mehr fettfreie und mit Süßstoff gesüßte Joghurts in den Handel, natürlich auch in unseren Kühlschrank und letztlich auf den Tisch. Gleich, ob man drei von diesen Joghurts isst – ein Becher hat ohnehin so wenige Kalorien. Kalorien sind seither nicht mehr aus unseren Köpfen gewichen. So viel zum Thema Berufskrankheit. Zum Glück hat sich aber die generelle Bewertung von Lebensmitteln und Speisen geändert. Wir denken jetzt nicht mehr: „Hm, statt dem Müsli in der Früh könnte man doch auch eine halbe Tafel Schokolade essen, hat doch gleich viel Kalorien." Ja, das kam auch bei uns vor! Auch wir brauchten einiges an Erfahrung, Fehltritten, Heißhungeranfällen und Versuchen, bis es uns klarer erschien, warum das Müsli trotz gleich vieler Kalorien doch die bessere Alternative ist, um aktiv in den Tag zu starten. Denn Lebensmittel sind mehr als nur Kalorien.

Jeder kennt diese 300-Gramm-Tafeln Schokolade. Sie sind riesig groß und wandern schon beim Anschauen direkt auf die Hüften. Wenn wir jetzt sagen, dass Sie damit (rein theoretisch mit einer Tafel am Tag im Gegenwert von etwa 1 500 Kilokalorien) abnehmen könnten, würden Sie uns glauben? Die meisten Menschen bekommen große Augen und auch ein gewisses Leuchten darin („Juhu, das Schlaraffenland kann kommen!"), weil es so unfassbar scheint. Aber ja, in der Theorie wäre es möglich. Denn nur wenige Menschen verbrauchen pro Tag weniger Energie, als in dieser großen Tafel Schokolade drinsteckt. Das Problem ist nur, dass die Rechnung in der Praxis nicht aufgeht. Haben Sie es schon einmal probiert? Vermutlich nicht. Experimente gab es bereits im Fernsehen, und sie mussten scheitern. Wer es probieren will, nur zu. Er wird feststellen, dass reine Schokolade von früh bis spät, vom Frühstück über das Mittagessen bis hin zum Abendessen selbst den größten Schokoholiker nicht satt und zufrieden machen kann. Schokolade ist bestenfalls ein kleines Stückchen Dessert, das man nach einem „richtigen" Essen genießt. Zusätzlich also, aber nicht statt der Nudeln zu Mittag. Das passt unserem Körper und unserem Kopf nicht, und er wird so lange keine Ruhe geben, bis er etwas anderes bekommt. Etwas mit Eiweiß, Ballaststoffen, Vitaminen – und vor allem etwas mit pikantem, salzigem oder saurem Geschmack.

Kalorienzählen ist eine tolle Methode – aber nur, wenn man im Kopfrechnen besser werden will, denn darin wird man auf Dauer Weltmeister. Ein natürliches Essverhalten lernt man damit aber nicht. Signale des Körpers werden ignoriert. Wer sich vornimmt, zu Mittag 500 kcal zu essen, ignoriert damit völlig, wie stark der Hunger ist oder was der Körper braucht. Genauso wird auch die Sättigung ignoriert, weil die 500 kcal gegessen werden, gleich, wie satt man schon ist; schließlich *darf* man diese Kalorienanzahl jetzt konsumieren ...

6. „Ich habe schon alles probiert, bis jetzt hat nichts funktioniert"

Folgendes E-Mail erreichte uns vor längerer Zeit mit der Bitte um Hilfestellung: „Liebes Pabst-Team. Ich melde mich wegen meiner Tochter. Sie ist übergewichtig, möchte 15 Kilo abnehmen und hat schon alles probiert. Medikamente, die ihr der Arzt verschrieben hat, haben nicht geholfen. Auch Cremes aus der Apotheke nicht. Letztes Jahr hat sie Fettabsaugen probiert, aber auch das hat nicht geholfen und sie hat wieder zugenommen. Ich möchte meiner Tochter helfen, soll ich sie zu Ihnen schicken?"

Unsere Klienten sind meist keine Neulinge auf dem Gebiet der Figuroptimierung. Ob Diäten oder andere Hilfsmittel, alle Mittel und Wege, die einfache Lösungen versprechen, sind verlockend. Die Tochter der schreibenden Dame macht einen klassischen Fehler. Sie versucht, das Symptom Übergewicht zu beseitigen, vergisst dabei aber, dass es dafür eine Ursache gibt, die weder mit Medikamenten noch mit Cremes oder Fettabsaugungen verschwindet. Solange die Ursache für das Übergewicht erhalten bleibt, wird nichts zum Erfolg führen, zumindest nicht langfristig. Und Ursachen gibt es viele, die zusammenspielen können. Typisch sind zu wenig Bewegung, zu viel Süßes und Fettiges am Speiseplan oder zu viel an Gesundem – ja, auch das kann ein Problem sein, wenn das Gewicht nicht runter will. Dazu kommen individuelle Unterschiede in den Ernährungsgewohnheiten, in den Ritualen und auch in den Genen (obwohl die allein selten die Entschuldigung und meist mit anderen Faktoren gekoppelt sind). Selbst wer sich alle Problemzonen mit einem chirurgischen Sauger entfernen lässt, ändert damit nicht automatisch etwas im Denken. Die Eigenverantwortung wird an den Chirurgen übergeben, der macht seine Arbeit vielleicht auch sehr gut; doch die Veränderung wird nicht nachhaltig sein können, wenn das aufgehübschte Erscheinungsbild nicht mit einem Umdenken verbunden wird.

Das Antwortmail an die Dame sah dann übrigens so aus: „Sehr geehrte Frau Z. Es freut uns, dass Sie sich um die Gesundheit Ihrer Tochter kümmern möchten. Bitte bedenken Sie: Menschen haben es naturgemäß nicht gerne, wenn sie gegen ihren Willen wohin geschickt werden. Bitte sprechen Sie Ihre Tochter daher vorab darauf an, dass Sie ihr helfen möchten. Fragen Sie sie, wie sehr es sie stört und wie dringend sie etwas ändern möchte. Wenn sie erkennt, dass sie die Lösung ihres Problems in ihren eigenen Händen hat, es an ihr liegt, etwas zu ändern und die Verantwortung nicht in Medikamenten oder Chirurgen liegt, würden wir uns freuen, sie kennenzulernen, um ihr unsere Unterstützungsmöglichkeiten zu zeigen. Mit unserem Ernährungsprogramm begleiten wir, indem wir die Ernährung strukturieren, den Tagesablauf organisieren und Regeln aufstellen. Wenn Ihre

Tochter erst einmal sieht und erkennt, dass sie selbst für eigene Erfolge verantwortlich sein kann, wird in ihr ein Umdenken stattfinden können. Mit herzlichen Grüßen."

Unsere Klientinnen haben Slimfast getrunken, Darmspülungen gemacht, Fastenwochen eingelegt. Sie haben sich kinesiologisch und mit Bioresonanz austesten lassen, ob sie eventuell irgendetwas nicht vertragen. Sie haben sich Diät-Boxen liefern lassen, die perfekt berechnet waren, und haben deren Inhalt verspeist (aber nicht nur diesen, sondern zwischendurch doch wieder Schokolade und Kuchen). Sie haben Akupunktur und Hypnose probiert, Schlank im Schlaf und Trennkost. Sie waren Fördermitglieder im Fitnessstudio, weil sie die letzten Jahre nur mehr gezahlt, aber nichts mehr genutzt haben. Wir wissen, dass viele Klienten bereits mehrere Diäten probiert haben, bis sie zu uns kommen. Wir hören immer wieder, diese Diät funktioniert und diese funktioniert nicht. Unsere Meinung ist: Eigentlich funktioniert jede Diät. Zumindest, wenn man das Funktionieren auf das Reduzieren von Körpergewicht beschränkt und die langfristigen Wirkungen außer Acht lässt. Das „eigentlich" relativiert die Aussage jedoch. Das hat damit zu tun, dass wir Ernährungswissenschaftlerinnen den Effekt einer Diät qualitativ beurteilen. Wir sagen, diese Diät ist ernährungsphysiologisch sinnvoll, weil sie eine ausgewogene Versorgung mit allen essenziellen Nährstoffen berücksichtigt, Nährstoffen wie Eiweiß oder Omega-3-Fetten. Außerdem bewerten wir den Nachhaltigkeitseffekt, also was man für später daraus lernt und wie man die Form der Diät für immer in den Alltag einbauen kann. Das katapultiert die meisten Diäten ins Aus. Nur: Für den, der abnehmen möchte, ist das meist im ersten Moment überhaupt nicht relevant. Hauptsache, schnell geht's. Und dann kriegen Diäten das Siegel „funktioniert", weil der Zeiger auf der Waage nach ein paar Tagen nach unten geht. Die Krautsuppendiät ist hier unser Paradebeispiel. Sie funktioniert, das haben wir schon festgestellt.

Sie ist zumindest nichts aus dem Chemiebaukasten und liefert sogar einige Vitamine. Eigentlich nichts Verwerfliches, würde sie wirklich funktionieren. Wer hat sie noch nicht probiert? So gut wie jeder hat sie gemacht, zumindest ein paar Tage lang. Und wer macht sie noch immer? Also! Diäten funktionieren nicht, wenn sie so einseitig sind, dass man irgendwann damit aufhören muss. Gleich, ob Ananasdiät, Eierdiät oder Krautsuppendiät: Niemand kann und will sein Leben lang so eintönig essen. Das soll er auch nicht. Der Erfolg der Krautsuppendiät liegt übrigens nicht in der Magie, die irgendwo im Kraut versteckt ist, die Diät würde mit Brokkolisuppe genauso gut funktionieren oder mit Selleriesuppe. Man könnte jedem Gemüse eine mystische Kraft andichten und es als Basis für eine Diät hernehmen. Es ist eine simple Methode, Essen so langweilig zu machen, dass man insgesamt nicht viel essen will. Dazu kommt, dass gerade die Krautsuppe an sich so leicht ist, dass man davon nie zu viel essen kann. Und wird es einmal zu viel, meldet sich ohnehin die Verdauung lautstark zu Wort.

Vor einiger Zeit meldete sich eine spätere Klientin telefonisch bei uns. Wir können uns noch genau an das Telefonat erinnern, weil wir zwischendurch beide schmunzeln mussten. „Grüß Gott, mein Name ist Elina K. Ich rufe an, weil ich abnehmen möchte. Können Sie mir helfen?“ – „Natürlich bieten wir unsere Hilfestellung an, am besten ist, Sie kommen ganz unverbindlich zu einem ersten Kennenlernen, dann besprechen wir Weiteres.“ Frau K. entgegnete: „Na ja, so einfach ist das nicht. Ich bin schon ein spezieller Fall. Irgendwie hat bei mir noch nie etwas geholfen, nur die Metabolic-Diät. Mit der habe ich 20 Kilo abgenommen.“ – „Mhm, verstehe. Und jetzt wollen Sie weiter abnehmen?“ – „Nein, ich habe jetzt wieder mein Ausgangsgewicht, eigentlich sogar um sieben Kilo mehr. Aber damals hat diese Diät super funktioniert, und daher will ich das wieder machen.“ – „Da sollten wir etwas klarstellen: Wir arbeiten

nicht mit diesem Konzept. Aber wir können sehen, dass wir einen neuen Einstieg für Sie finden, der dauerhaft umzusetzen ist. Offensichtlich gab es irgendeinen Knackpunkt. Wir begleiten Sie gerne, das ist kein Problem, da finden wir einen Weg." – „Wissen Sie, am liebsten würde ich einfach die Metabolic-Diät noch einmal machen. Eigentlich habe ich das die letzten Wochen schon probiert, doch ich denke, dass hier etwas nicht stimmt, weil es jetzt nicht mehr geht. Vielleicht vertrage ich jetzt gewisse Sachen nicht mehr. Meinen Sie, ich soll vielleicht einen neuen Bluttest machen lassen?"
Warum mussten wir schmunzeln, obwohl Frau K.s Fall sicherlich kein Einzelfall war und schon gar nicht lustig? Für uns war es eigenartig, wie Frau K.s Definition einer funktionierenden Diät aussah. Aber so sieht sie für viele Menschen aus – eine Diät funktioniert dann, wenn die Kilo purzeln. Ob sie dann wiederkommen, ist erst einmal egal. Auch Frau K. verfiel dem Glauben, eine einzelne Diät wirke immer wie auf Knopfdruck, auch beim zweiten oder dritten Mal. Doch es kommt auch immer auf die Ausgangssituation an, an die die Diät oder Ernährungsumstellung angepasst sein sollte, und nicht zuletzt auf die Anfangsmotivation. Es gibt zahlreiche Diäten, die am Anfang sehr teuer sind, weil verschiedene Tests gemacht werden müssen, die ordentlich Geld kosten. Geld steigert die Motivation: Wenn man viel Geld für einen Bluttest hingeblättert hat, dann will man die Diät auch durchziehen (zumindest eine gewisse Zeit lang). Wer dieselben Ergebnisse ein Jahr später aus der Schublade kramt, weil das Gewicht nun doch wieder nervt, hat diesen Druck nicht mehr. Und dann wird überlegt, dass der Test gar nicht mehr stimmen kann, weil er schon so alt ist, also muss man sich auch nicht mehr daran halten. Aber wie soll man dann weitermachen?

Doch was funktioniert wirklich? Langfristig funktioniert das, was für den Einzelnen praktisch und machbar ist. Dass dieses Konzept immer mit einer gewissen Einschränkung hinsichtlich der Energiezufuhr verbunden ist, ist klar. Doch wie es zu dieser Einschränkung kommt, kann ganz verschieden sein. Der eine hat kein Problem, auf Süßes zu verzichten, der andere braucht nicht allzu viel Fleisch. Der nächste braucht seinen Käse, andere haben kein Problem mit leichten Ausgleichsmahlzeiten. Unser Job bleibt immer spannend, weil wir zwar eine Grundidee über gesunde Ernährung haben, diese Konzepte aber für jeden Menschen weiter entwickeln können. Sorry – die EINE gesunde Ernährung können auch wir nicht beschreiben. Trotzdem finden Sie am Schluss des Buchs einige Anregungen, wie Sie Ihren Ernährungsplan selbst entwickeln können. Es geht auch nicht darum, sofort von null auf hundert zu beschleunigen. Wir sagen immer, es gibt bei der Ernährung keine Schwarz-Weiß-Einteilung. Es gibt nicht nur 100 Prozent schlecht und 100 Prozent gut. Dazwischen gibt es auch viele Grau-Abstufungen. Und diese Abstufungen machen das Ganze dann praxisnah, alltagstauglich und lebbar. Diese Grau-Abstufungen sind die kleinen Kompromisse, die man sonst als Ausrutscher oder Sünden bezeichnen würde. Langfristig gesehen gehören sie ebenso geplant oder zumindest in einem überschaubaren Rahmen gehalten – und die Übersicht über die eigene Ernährung zu bewahren ist gar nicht so leicht.

Frau K. wurde schließlich doch noch unsere Klientin. Im Erstgespräch wurde ihr klar, dass ihr einfach der rote Faden abhandengekommen war, den sie mit unseren persönlichen Speiseplänen wiedergefunden hatte. Nach neun Monaten waren knapp 23 Kilo weg, und nun wird an den letzten fünf Kilo gearbeitet. Wir hätten nicht zu träumen gewagt, dass nur ein Jahr später eine ganz neue Frau vor uns steht!

7. Die Hoffnung auf Wunder

Wenn es irgendwo auf der Welt ein Wundermittel gegen überschüssige Kilo gäbe – die Person, die es entdeckt hätte, wäre weltbekannt und steinreich. Das Problem bei all den „schwindeligen“ Angeboten aus Teleshops und TV-Zeitschriften ist, dass sich die Käuferschar in Grund und Boden schämt, überhaupt nur im Entferntesten an die Mittelchen geglaubt zu haben. Können Sie sich vorstellen, dass Ihre beste Freundin zu Ihnen kommt und sagt: „Ich habe mir kürzlich diesen stoffwechselanregenden Asia-Tee bestellt, den sie in der TV-Zeitschrift beworben haben. Du weißt schon, da waren ganz tolle Erfahrungsberichte und Vorher-Nachher-Fotos dabei. Jetzt trinke ich dieses grausliche Zeug schon seit Tagen, und es tut sich absolut nichts. Kannst du dir das vorstellen? So eine Frechheit! Und ich hab so viel Geld für den Blödsinn ausgegeben, obwohl ich doch für den nächsten Urlaub sparen wollte …“ Die Vermutung liegt nahe, dass die um ihr Geld betrogene Freundin den Mund hält und sich heimlich, still und leise ärgert, damit sie sich vom Ehemann und von lieben Freunden nicht die Standpauke anhören muss, doch endlich einmal wirklich etwas Sinnvolles für die Figur zu tun. Das ist in den Augen der anderen so einfach: Ein bisschen Sport zum Beispiel, oder weniger Schokolade am Abend. Und wer ein Mal an das Wunder glauben wollte, wird es vermutlich wieder tun, wenn das nächste Angebot lockt. Denn vielleicht ist es ja diesmal das Richtige. Dadurch lebt die Diätindustrie weiter!

Bei anderen Diäten, die zu Beginn immer sehr gut funktionieren, weil sie sehr streng sind, wird ein anderer Effekt ausgenutzt. Sobald man ein kleines bisschen Erfolg hat, steigt das Selbstbewusstsein ins Unermessliche (was ja ein toller Effekt ist), und man wird selbst zum Marktschreier für das Produkt. Man sieht den Gewichtsverlust vielleicht noch gar nicht deutlich, doch es wird schon geprahlt, wie leicht und effektiv man abgenommen hat und wie großartig die Methode ist. Stolz, endlich einmal etwas durchgehalten zu haben, wachsen einem sprichwörtlich Flügel, und man denkt, das geht jetzt das ganze Leben so weiter. Doch irgendwann kommt der erste Rückschlag. Der ewig gleiche Ernährungsplan wird langweilig, die Ausnahmen werden mehr, die Selbstbetrugsmechanismen schlagen zu – und die Kilo kommen wieder. Da für diese Situationen bei den meisten Diätprogrammen nicht vorgesorgt wird, ist das Scheitern vorprogrammiert. Und der Marktschreier in uns wird leiser, bis er irgendwann verstummt. Denn über den eigenen Rückfall möchte schließlich keiner gerne sprechen. Was aber in den Köpfen der anderen Menschen hängen bleibt, ist, dass diese Diät funktioniert, denn schließlich hat einmal jemand damit erfolgreich abgenommen. Und nichts geht in solchen Dingen über eine persönliche Empfehlung.

Frau V. hat eine längere Diätkarriere hinter sich, und eigentlich findet sie an jeder Methode etwas Gutes. Als sie bei uns sitzt, hat sie ein eigenartig gemischtes Essverhalten und pickt sich die Rosinen aus all ihren Erfahrungen heraus. Sie isst den Pudding, den die Weight-Watchers erlauben, sie hat zwei Lieblingsrezepte aus der Metabolic-Diät, sie trinkt nach wie vor den leckeren Kaffee-Vanille-Shake aus einer Flüssig-Kur, und dass Fett nicht so schlecht ist, hat sie von der Atkins-Diät beibehalten; somit verwendet sie weiterhin Olivenöl aus dem Handgelenk dosiert und isst gerne den „gschmackigen“ Camembert. Zwischendurch knabbert sie Nüsse, denn auch das hat sie aus einer früheren Umstellung mitgenommen. Doch Diäten funktionieren nicht, wenn Sie sich von allem das Beste, Leckerste und Trendigste herauspicken. Auch wenn die Freundin eine Obstsaft-Kur macht, heißt das nicht, dass das nun in Ihr Ernährungskonzept passen muss. Und auch, wenn die Müsliriegel im Bioladen noch so sehr mit den Prädikaten „vollwertig“ und „gesund“ werben – sie sind es nicht für jedermann.

8. Falsche Erwartungen und unrealistische Ziele

Das große Glück
ist die Summe der kleinen Freuden.
(Andreas Tenzer)

Kaum kommt der Frühling, kaum ist Weihnachten vorüber, boomen sie wieder, ganz nach dem Motto: Same Procedure as every Year. Die „4 Kilo in 4 Tagen"-Diäten, die „2 Kleidergrößen weniger in 2 Wochen"-Kuren. Verlockend, nicht? Die über Jahre langsam, aber stetig angefutterten Kilo könne man demnach ganz leicht in wenigen Tagen loswerden. Natürlich ohne Aufwand, ohne zu hungern. Und noch viel trauriger ist es, dass es viele Menschen gibt, die bereits wissen, dass sie nur belogen und betrogen werden und trotzdem mitmachen. Jahr für Jahr werden die gleichen Fehler gemacht, und bei mangelndem Erfolg macht sich Enttäuschung breit. 20 Kilo, die in 20 Jahren zusammengekommen sind, lassen sich eben nicht in 20 Tagen wieder langfristig loswerden. Jahr für Jahr tauchen natürlich auch die unvermeidlichen Neujahrsvorsätze auf. Mehr Sport, weniger Alkohol, nichts Süßes mehr. Mehr Zeit für die Kinder, Rauchen aufgeben und weniger fernsehen. Doch bereits wenige Tage nach dem Jahreswechsel steht Untersuchungen zufolge nur mehr jeder Dritte hinter seinem Vorsatz. Die meisten vergessen einfach darauf, was sie sich vorgenommen hatten. Besonders schwierig ist es, wenn man zu viel auf einmal möchte. Fünf Mal die Woche Sport, mehr Zeit für die Familie und nur mehr gesundes Essen sind schnell überfordernde Maßnahmen. Das sind tolle Ziele, die nach und nach durchaus umsetzbar sind, aber von einem Tag auf den anderen viele Veränderungen verlangen und teilweise auch gegeneinander konkurrieren;

wie der Vorsatz, mehr Zeit für die Familie zu haben, wenn auch noch fünf Mal die Woche Sport im Terminkalender steht. Wer jetzt nicht aufs Schlafen verzichten möchte, bekommt unweigerlich ein Problem.

Nie wieder Schokolade.
Nur mehr Vollkorn.
Kein fettiges Fastfood mehr.

Wie traurig das klingt! Klar war es in der Vergangenheit etwas zu viel Schokolade, es waren zu viele Produkte aus Weißmehl und zu häufig auch fettige Speisen. Aber sich in Zukunft alles zu verwehren, was man gewohnt war, macht den Beginn auch nicht leichter. Ignorieren Sie nicht, was in der Vergangenheit passiert ist, sondern integrieren Sie all Ihre positiven und negativen Erfahrungen in die Gestaltung Ihrer neuen Zukunft. Zu hohe Erwartungen und zu viele Zielsetzungen können also demotivierend wirken. Manchmal wird auch nur ein Ziel in den Fokus gestellt, gleichzeitig vergisst man alles andere. Wollen Sie nur dünn sein, oder erwarten Sie mehr davon als ein paar Kilo weniger? Stellen Sie sich vor, wie es wäre, wenn Sie morgens ausgeschlafen sind, putzmunter aufstehen und sich bei der Morgentoilette im Spiegel betrachten. Sie sind zufrieden mit sich und Ihrem Spiegelbild, Sie können sich selbst anlächeln und starten mit mentaler und körperlicher Energie in einen neuen Tag, weil Sie wissen, Sie schaffen das, was auf Sie zukommt. Sie können den Tag von früh bis spät auskosten, weil Sie jetzt pure Energie dazu haben. Wunschdenken? So unrealistisch ist das nicht. Es liegt aber in Ihrer Hand, etwas zu verändern; und dazu gehört nicht nur das Körpergewicht, das man primär sieht und erst einmal für alles verantwortlich macht, was nicht so gut läuft, wie es laufen könnte. Aber Änderungen im Essverhalten, im Bewegungsverhalten und in der Einstellung zu sich selbst können auch den kompletten Energiehaushalt Ihres Körpers beeinflussen. Es gibt schlanke Personen, die fühlen sich ohne Energie, sind ständig gestresst und unzufrieden. Auch solche Klientinnen besuchen uns in unserem Institut und werden von Kollegen oder Freundinnen manchmal schief beäugt: „Du bist doch schlank, was willst du bei einer Ernährungsberatung?“ Trotzdem können auch diese Menschen ganz entscheidende Verbesserungen erfahren, wenn sie an ihrer Lebensstruktur und an der Qualität ihrer Nahrung schrauben.

Das gesamte Verhalten des Menschen besteht aus vielen einzelnen Teilen, ähnlich wie bei einem Armaturenbrett, mit vielen verschieden großen, unterschiedlich gefärbten Rädchen. Mit all diesen Stellrädern können Sie Verhaltensweisen und damit auch Ihren Körper modifizieren. Es ist wie bei einem Flugzeug, es gibt viele Knöpfe, nur an welchem Sie zuerst drücken und drehen, bleibt Ihnen überlassen. Auch, wie viele Sie gleichzeitig drehen und welche Sie kombinieren, liegt an Ihnen. Wie Sie es angehen, wenn Sie ein Verhalten ändern möchten, ist gleichgültig. Lediglich den Start-Button und das Gas sollten Sie finden; das heißt, die Hauptsache ist, Sie ringen sich durch, trauen sich eines der Stellräder Ihres Lebens in die Hand zu nehmen, und fangen an. Jemand, der abnehmen möchte, kann zum Beispiel beginnen, zu frühstücken. Ein Frühstück ändert das gesamte Essverhalten. Das klingt wieder einmal sehr banal, aber es ist wirklich so, und auch Studien zeigen, dass das Frühstück und seine Zusammensetzung den restlichen Tag beeinflusst. Man kann aber auch an einer anderen Stelle ansetzen und beginnen, langsamer zu essen; auch das hat einen wesentlichen Einfluss auf die Verdauung und das Essverhalten. Wieder ein Punkt, bei dem jeder sagt, Das weiß ich doch! Aber kaum jemand macht es! Probieren Sie es einmal konsequent aus, und Sie werden feststellen, dass das nicht so leicht ist!

Wer mehr Energie haben möchte, muss den Mahlzeitenrhythmus und die Qualität der Nahrung beachten, Lebensmittel mit essenziellen Nährstoffen einbauen und ausreichend trinken, im optimalen Fall Wasser. Gut, auch andere Stellräder gibt es, die zum Thema Ernährungsumstellung gehören. Man kann anfangen, ganz bewusst einzukaufen, Nahrungsmittel mit Zucker zu meiden, Fertiggerichte links liegen zu lassen und Softdrinks gegen Wasser auszutauschen. Ein erster Schritt, den viele unserer Klientinnen bereits hinter sich haben. Da werden ausschließlich Bioprodukte eingekauft und Zuckerfallen sehr konsequent umgangen. Trotzdem klappt es nicht immer mit dem Gewicht. Wenn ein Rädchen am Armaturenbrett bis zur Perfektion eingerastet ist, hilft es nicht, es noch perfekter machen zu wollen, wenn andere Räder noch auf null stehen.

Wir halten es mit dem sogenannten Pareto-Prinzip, der bekannten 80:20-Regel von Vilfredo Pareto, die sehr allgemein im gesamten Leben passend eingesetzt werden kann. Diese Regel besagt unter anderem, dass man häufig mit 20 Prozent Einsatz ein 80-prozentiges Ergebnis erreichen kann. Das heißt, es ist zwar noch nicht perfekt, aber 80 Prozent sind schon einmal ganz gut. Jedenfalls wäre für die restlichen 20 Prozent auch der restliche 80-prozentige Einsatz nötig. Hier stellt sich die Frage, ob das Anstreben der Perfektion aus dieser Sicht nicht etwas unwirtschaftlich ist und man die Zeit und Energie nicht lieber in den Einsatz zum Erreichen weiterer Punkte steckt – also an neuen Rädchen schraubt. Aus der Praxis kennen wir einige Beispiele. Es gibt Menschen, die unbedingt den Süßstoff aus allen Lebensmitteln und Getränken streichen wollen, bevor sie überhaupt anfangen, die Menge des Gegessenen zu betrachten. Der Verzicht auf Süßstoff im Kaffee fällt dann jedoch schwer und veranlasst in weiterer Folge zum Beispiel zu Ausweichhandlungen, die der guten Figur noch viel abträglicher sind; jetzt wird etwa statt schwarzem Kaffee mit Süßstoff Caffè Latte getrunken, weil man ihn anders nicht herunterbringt. Und zwar drei Mal am Tag. Das kann einen Unterschied von 600 kcal am Tag ausmachen, dem Gegenwert von einer Tafel Schokolade übrigens. Oder es wird bio, fair, regional und saisonal eingekauft, was qualitativ optimal und garantiert nachhaltig ist. Trotzdem darf man nicht außer Acht lassen, dass es auch biologische, fair produzierte und regionale Süßigkeiten mit einem nicht ganz so fairen Effekt auf die Figur gibt, wenn sie entsprechend häufig konsumiert werden. Perfektion ist gut. Wenn man die Zeit dazu hat. Die wenigsten unserer Klienten haben sie jedoch. Auch wir mussten uns zuerst damit anfreunden, weniger Perfektion zuzulassen, etwa bei unseren Plänen. Es geht um Praktikabilität, um Zeit- und Kosteneffizienz und dabei um den größtmöglichen Nutzen für Gesundheit und Figur.

9. Nichts essen ist auch keine Lösung

Eine Klientin erzählte uns kürzlich von einem Bekannten, der durch eine Diät mit Shakes sehr schnell abgenommen hat. Warum funktionieren solche Diäten so gut, fragen Sie sich? Die Antwort ist ganz einfach. Vergleichen wir einmal das Abnehmen mit dem Rauchen-Aufhören. Kann der Mensch ohne Zigaretten leben? Klar, werden Sie denken. Kann der Mensch ohne Nahrung überleben? Hier haben wir den Unterschied. Wir werden nie aufhören können zu essen, auch wenn es vermutlich leichter wäre, als den richtigen Umgang mit dem Essen mühevoll neu zu erlernen. Deshalb gibt es diese Shake-Diäten. Sie stellen in unseren Augen einen Mittelweg dar. Man muss sich nicht mit echtem Essen beschäftigen, weder mit Einkaufen noch mit dem Kochen. Trotzdem muss man nicht verhungern, denn der Shake liefert quasi alles, was der Körper braucht. Sie schmecken okay (zumindest anfangs), aber nicht so gut, dass man mehr davon will. Mit der Zeit werden sie etwas eintönig, sodass man erst recht nicht mehr von ihnen will. Das Essen wird auf das Minimalste reduziert, wofür es gedacht ist: um unseren Körper zu ernähren, am Leben zu erhalten und uns Energie zu geben, zumindest ein bisschen. Der Akt des Essens wird zur Nebensache, er wird auf die Nährstoffzufuhr reduziert. Aber was passiert nach der „erfolgreichen“ Shake-Diät? Im Grunde steht man am selben Punkt wie Sie jetzt. Man sucht seine persönlichen Essensregeln, mit denen man sein Gewicht managen kann, und zwar ein ganzes Leben lang. In unseren Augen ist es feig, diese Abkürzung zu gehen. Schauen Sie also dem Lernprozess ins Auge und begeben Sie sich auf den Weg. Es ist wirklich ein spannender Weg. Sie werden es selber erleben. Und wenn Sie Ihr Wunschgewicht erreicht haben, werden Sie wissen, was zu tun ist, um nie wieder dick zu werden.

10. Die imaginäre Diätgrenze

Diäten haben es so an sich, Nahrung in Qualität oder Quantität einzuschränken. Egal ob Low Fat, Low Carb, Low Cal: Es wird weniger von irgendetwas gegessen. Wer auf eigene Faust loslegt, setzt sich vielleicht auch selbst seine Grenzen und zügelt sein Essverhalten. In der Ernährungspsychologie ist das gezügelte Essverhalten „eine andauernde willentliche Einschränkung der Nahrungsaufnahme entgegen der physiologischen Hunger- und Sättigungsmechanismen zum Zwecke der Gewichtsreduktion oder zum Halten des Gewichts“.

Es gibt Menschen, die mit ihrem gezügelten Essverhalten sehr gut zurechtkommen. Sie haben eigene Regeln entwickelt, mit denen sie sich wohlfühlen, die sie einhalten, nicht aufweichen und die im Alltag realistisch umzusetzen sind (weswegen es auch gar keinen Grund gibt, sie zu verändern).

Diese Menschen haben manchmal einen gewissen „Warenkorb“ im Kopf, gefüllt mit Lebensmitteln, derer sie sich ohne schlechtes Gewissen bedienen können. Wer schon viele Diäten gemacht hat, hat viele Regeln im Kopf, die sich mitunter gegenseitig ausschließen können, bei denen sich bestimmte Lebensmittel im Warenkorb sozusagen widersprechen. Low-Fat-Konzepte mit maximal 30 Energieprozent in Form von Fett zum Beispiel schließen sich mit einer Low-Carb-Regelung so gut wie aus. Eiweißdiäten zum Beispiel zielen nicht in erster Linie auf Kalorienreduktion, sondern sind im Endeffekt sogar häufig recht fettreich.

Je strenger man mit sich selbst ist – und das ist man häufig am Anfang, wenn die Motivation noch groß ist –, desto mehr oder desto strengere Regeln erlegt man sich auf. Das Problem dabei ist, dass diese strengen Regeln auf wackeligen Beinen stehen. Diese imaginäre Diätgrenze, die im Kopf existiert, hält der Realität nämlich nicht immer stand. Und wird sie einmal überschritten, kommt es schlagartig zu einem Zusammenbruch der kognitiven Kontrolle. Das „Eh schon wurscht“-Gefühl setzt ein. „Jetzt habe ich zu Mittag schon den Schweinsbraten mit Knödel gegessen, jetzt ist die Torte mit Schlag als Nachspeise auch schon egal.“ Oder: „Ich fange dann Montag mit dem Abnehmen an, diese Woche ist eh schon verhaut.“ Es ist aber nie egal. Das sagt uns die Logik. Schade nur, dass unser Verhalten nicht immer logisch begründbar ist. Das Überschreiten der persönlichen Diätgrenze hängt häufig mit speziellen Lebensmitteln zusammen. Jeder Mensch, der schon einmal eine Diät gemacht oder sich intensiv mit dem eigenen Essen auseinandergesetzt hat, wird festgestellt haben, dass er mit bestimmten Lebensmitteln einfach nicht angemessen umgehen kann. Ein Klassiker sind Schokolade oder Chips, für andere ist es möglicherweise Brot. Vielleicht auch nicht jedes Brot, sondern ein Walnusskornspitz im Speziellen? Mit solchen Lebensmitteln ist es dann umso schwieriger, die eigene Diätgrenze einzuhalten, weil es zu verlockend ist, davon mehr zu essen. Und schon ein Bissen zu viel lässt das sonst so stabile Kartenhaus einstürzen, und das „Eh schon wurscht"-Gefühl schlägt zu. Das mag jetzt furchtbar frustrierend klingen, aber in diesem Fall ist es wirklich klüger, das Gefahrenpotenzial klein zu halten und problematische Lebensmittel oder Speisen aus dem erlaubten „Warenkorb" zu entfernen (immer mit der Option, sie später wieder zu probieren).

Stellen Sie sich also vor, was in Ihrem Standard-Warenkorb alles drin sein könnte:

- Gemüse in jeder Art und jeder Menge
- Obst für etwa zwei Portionen am Tag
- Bestimmte Vollkornprodukte
- Magere Milchprodukte
- Mageres Fleisch
- Fisch

Bei kritischen Lebensmitteln müssen Sie aber weiter differenzieren, beispielsweise, welches Brot für Sie akzeptabel, aber nicht zu verlockend ist. Oder welche Süßigkeiten einen maßvollen Umgang erlauben. Ein Klient meinte auf unsere Frage, welche Brotsorten wir denn für ihn in seine Ernährungspläne nehmen sollten, einmal sehr plakativ: „Ich esse jetzt immer den Pumpernickel, den Sie mir empfohlen haben. Davon ist eine große Scheibe praktischerweise genau so schwer, wie es im Plan steht, er macht satt, hält sehr lange an, und er ist nicht gar so lecker, dass ich mehr davon will, als am Plan steht." Das bedeutet nicht, dass wir keine leckeren Sachen auf unsere Speisepläne schreiben. Es bedeutet aber, dass dieser Klient erkannt hat, dass andere Brotsorten etwas in ihm auslösen. Nussbrot zum Beispiel führt dazu, dass man sich im Gedanken daran, dass das Brot morgen nicht mehr so frisch und knusprig sein wird, verleiten lässt, ein halbes Kilo Brot auf einmal zu vernichten. Schlussfolgerung: Besser kein Nussbrot kaufen!

Spräche die Wissenschaftlerin in uns, würden wir sagen: „Ach geh, einmal ist keinmal. Eine gute Figur hängt nicht davon ab, ob man einmal Nussbrot/Schokolade/Chips isst. Es kommt auf die Gesamtbilanz an." Das ist das, was wir in der Theorie wissen. In der Praxis haben wir aber erfahren, dass genau diese Lebensmittel, die man sich selbst verbietet, einen Schalter im Gehirn umlegen, sobald man sie dann konsumiert. Egal, wie viel man dann davon nascht. Wir verwenden hier gerne das Bild vom Engelchen und dem Teufelchen. Auf der rechten Schulter sitzt das Engelchen und flüstert in das rechte Ohr. Und links sitzt das Teufelchen und schreit ins linke Ohr, um das schüchterne Engelchen zu übertrumpfen. Wenn die Argumente nicht reichen, muss man eben laut werden, nicht? Stellt man sich nun die Frage „Soll ich, oder soll ich nicht", dann passiert eines: Die zwei Geister auf ihren Schultern beginnen zu diskutieren. Während das Engelchen versucht, mit klaren und theoretischen Argumenten zu beschwichtigen, lässt das Teufelchen ganz klar den Hedonisten heraushängen: „Einmal nur genießen. Jeder andere darf das schließlich auch. Warum sollte das bei dir anders sein. Ist doch nicht so viel. Nur ein kleines Stück. Nachher machst du wieder brav mit deiner Diät weiter." In diesem kleinen Moment zwischen Ja oder Nein, zwischen Tun und Nichtstun, in dieser Tausendstelsekunde, in der Sie überlegen, ob Sie sollen oder nicht, liegt Ihre Entscheidung. Sobald die Diskussion angefangen hat, wird der Teufel alles tun, um zu siegen. Die „Soll ich oder soll ich nicht"-Frage wird immer so ausgehen, dass man es riskiert. Man wird zwangsweise irgendwann mehr Punkte auf der „Tu-es-Skala" als auf der „Lass-es-Skala" verzeichnen. Gründe und Anlässe, vom eigenen Plan abzuweichen, gibt es sicherlich genug.

Unser Kollege Oliver lässt diese Diskussion erst gar nicht zu. Oliver ist Teil unseres >resize-Programms, unser Experte für Struktur- und Verhaltenstraining. Und er weiß wirklich genau, wovon er spricht; nicht nur aus seiner jahrelangen Beratungserfahrung, sondern auch aus seiner persönlichen Geschichte heraus. Schließlich hat er den Weg selbst bestritten und sein Körpergewicht nahezu halbiert. Wenn man sich selbst nur ganz dezent die Frage „Darf ich das?“ stellt, sollte die prompte und eindeutige Antwort NEIN kommen. Es ist Ihre Entscheidung. Wir empfehlen fürs Erste: Nein auf alle Fragen! „Darf ich einen Kartoffelchip essen?“ Oliver sagt NEIN. Auch wenn ein Chip rein von den Kalorien her egal wäre, für den Kopf ist es nicht egal. Oder kennen Sie jemanden, der nach einem Chips-Blättchen aufhört?

11. Darf ich auf meinen Körper hören?

Frau Sch. ist natürlich schlank – was das bedeutet, haben wir schon erörtert. Sie isst, wenn sie Hunger hat, und isst nicht, wenn kein Hunger da ist. Sie bezeichnet sich selbst sogar als Schokoholikerin, weil sie schon einmal Berge an Pralinen verdrücken kann. Dass das aber nur alle heiligen Zeiten passiert, merkt sie nicht. Ihre Freundinnen beneiden Frau Sch., schließlich hat sie eine schlanke Figur, und das trotz völlig offenen Schokoladenkonsums, und noch dazu ganz ohne Sport. Auf die Frage nach ihrem Geheimnis werden die Freundinnen mit der Antwort enttäuscht: „Ich mache gar nichts Besonderes. Ich esse, was ich will und wann ich will.“ Sie kennen diesen Spruch? Bei genauerer Betrachtung fällt eines auf: Frau Sch. will einfach nicht ständig essen. Essen bildet nicht den Mittelpunkt ihres Tagesablaufs. Zwar wird abends durchaus einmal groß aufgekocht, auch mit Cremesuppen und Pastagerichten. Aber andere Mahlzeiten werden daraufhin unbewusst kleiner gestaltet, einfach deswegen, weil der Hunger das so vorgibt. Gewisse Vorgänge regelt der Körper ganz alleine. Das Herz schlägt. Man muss atmen.

Ab und zu schlucken. Das Essen wird ohne unser Zutun verdaut. Ab und zu kommt Hunger. Doch warum klappt das mit dem Essen bei so vielen Menschen nicht so natürlich wie bei Frau Sch.? Wenn man sich in neue Situationen begibt, muss man auch automatisierte Vorgänge, etwa Hunger und Sättigung, neu erlernen.

Wir bringen hier ein Beispiel, bei dem Ursula etwas neu gelernt hat. Tauchen. Haben Sie jemals probiert zu tauchen? So richtig, mit Sauerstoffflasche und Atemregler? Ursula erging es so, als sie Tauchen lernte: „Da dachte man immer, ans Atmen muss man nicht denken, das macht man einfach seit der Geburt ganz automatisch, und dann wird es plötzlich umstrukturiert. Wir alle wissen, dass man durch die Nase oder durch den Mund atmen kann. Üblicherweise denke ich darüber nicht nach und hole einfach tief Luft, womit auch immer. Unter Wasser sind diese Gesetze der ‚Atem-Logik' etwas anders. Auf einmal kommt der lebensnotwendige Sauerstoff durch ein Mundstück. Okay, könnte man jetzt sagen, atme ich doch einfach durch den Mund. Probieren Sie einmal, unter Wasser ohne Nasezuhalten durch einen Schnorchel oder ein Mundstück zu atmen. Das ist gar nicht leicht! Irgendwie atmet man doch immer ein bisschen mit der Nase mit, auch wenn einem das gar nicht auffällt. Gerade in dem Moment muss man den Instinkt ausschalten, jetzt die Nase zu benutzen. Das muss ganz bewusst stattfinden, man muss sich selbst klarmachen und immer wieder einreden, dass es hier einen neuen Mechanismus gibt, mit dem man wirklich genug atmen kann. In dieser neuen Situation ist es wahrlich ungünstig, seinem Instinkt zu vertrauen und tief durch die Nase atmen zu wollen (das wäre in zig Metern unter Wasser sogar lebensbedrohlich – wobei, ich habe es ausprobiert). Solange man brav durch das Mundstück einatmet und die Nase nicht benutzt, klappt alles. Meistens hat man dafür Taucherbrillen (sorry, meine Tauchlehrerin würde jetzt aufmucken, es heißt ja Masken), die auch die Nase bedecken.

Irrtümer sind aber auch hier nicht ausgeschlossen. Wie schon erwähnt, schaltete sich mein Instinkt weit unten am Meeresgrund wieder ein. Bei der Übung, die Taucherbrille abzunehmen, nahm ich einen kräftigen Zug Salzwasser durch die Nase direkt in die Lunge. Den Notaufstieg habe ich so schon relativ früh geübt. Aber aus Fehlern lernt man. Wichtig ist, dass man sie erkennt, was in diesem Beispiel wohl unübersehbar ist. Ich habe dieses *neue* Atmen nach diesem Erlebnis am Meeresgrund trainiert, mehrere Tage lang, sicherheitshalber jedoch im Pool. Ich konnte es dann auch, zwei Wochen lang. Doch ich glaube, wenn ich jetzt nach längerer Zeit wieder untertauche, würde ich es erneut lernen oder zumindest wieder gut trainieren müssen."

Auf ein „natürliches" Essverhalten umzuschalten geht leider auch nicht mit einem Klick, indem man einen Schalter im Gehirn umlegt, und los geht's. Genauso wie im Beispiel mit dem Tauchen muss zuerst eine Struktur gefunden werden, um den Körper wieder zu spüren, um neue Signale zuzulassen. Im ersten Schritt besteht unsere Arbeit in der Ernährungsberatung daher darin, derartige Strukturen zu fixieren, feste Mahlzeiten zu definieren und Portionsgrößen zu bestimmen, um ein Gefühl für „normal" entwickeln zu können.

Frau B. hatte jegliches Gefühl für normales Essen und normale Mengen verloren. Das Frühstück ließ sie aus, ein Kaffee reichte ihr auf dem Weg zur Arbeit. Zwischendurch musste das eine oder andere Kekserl oder etwas Schokolade herhalten, um schnelle Energie zu geben. Dass bis zum Mittagessen schon einmal eine Tafel Schokolade verschwand, war nichts Ungewöhnliches. Das Mittagessen zögerte sie bewusst sehr lange hinaus, überbrückte die Zeit mit Kaffee, oder, wenn sie ganz gesund entscheiden wollte, auch einmal mit Obst. Ihr Konzept ging jedoch nicht auf. Es führte dazu, dass es regelmäßig so weit kam, dass sie abends, wenn sie nach Hause kam, so richtig zuschlagen musste.

Da natürlich nichts vorbereitet war, griff sie zuerst in den Kühlschrank zum erstbesten Snack, den sie erwischen konnte. Zwei Weckerl mit Aufstrich und Wurst, ein paar Scheiben Käse pur ohne etwas dazu und ein süßer Riegel aus der Naschlade waren im Nu verschlungen. Nach und nach, ohne Teller, ohne sich hinzusetzen. Einfach so nebenbei, ohne all diese Speisen als Mahlzeit zu registrieren. Aus unserer Sicht kann in dieser Zeit der Gegenwert von zwei Hauptmahlzeiten verzehrt werden, ohne dass man nur annähernd das Gefühl bekommen muss, für zwei gegessen zu haben. „Schließlich habe ich den ganzen Tag noch nichts gegessen", dachte sich Frau B. Es stimmte auch, sie hatte den ganzen Tag noch nichts Ordentliches, Nährstoffreiches gegessen. Der Körper merkt aber, dass ihm etwas fehlt, und fordert dies später umso vehementer wieder ein. Nach dem Snack war das Bedürfnis nach einer warmen Mahlzeit noch nicht befriedigt. Üblicherweise bereitete Frau B. abends noch eine warme Hauptmahlzeit zu, auch deshalb, weil ihr Mann natürlich auch etwas essen wollte, wenn er nach Hause kam.

Wie, um Himmels willen, soll der Körper bei so einem Rhythmus ein verständliches Signal für Hunger und Sättigung abgeben? Während das Signal morgens konsequent ignoriert und mit Genussmitteln wie Kaffee und Schokolade im Keim erstickt wird, wird abends über das Maß der Sättigung hinaus geschlemmt. Es mag Menschen geben, die so gut über die Runden kommen. Solange sie sich dabei wohlfühlen und kein Problem mit zu vielen Kilo entwickeln, mag diese Ausnahme auch in Ordnung sein. Für viele von uns ist diese Struktur jedoch nicht passend.

12. Können Sie sich selbst trauen?

Wir wissen, dass unsere Klienten schummeln. Ob bewusst oder unbewusst, es passiert einfach. Wir alle schummeln uns durchs Leben. Früher hätte uns der Lehrer ermahnt. Doch wenn man sich selbst beschummelt, mahnt niemand, oder?

Als wir in den Beratungen noch mit schriftlichen Ernährungsprotokollen arbeiteten, waren regelmäßig welche dabei, auf denen kaum etwas stand. Auffällig war ein Protokoll, das wie folgt ausgefüllt war: Mittags: eine halbe Tiefkühlpizza. Abends: andere Hälfte der Tiefkühlpizza. Wenn das Protokoll auch nur annähernd einen typischen Tag beschreiben sollte, dann dürfte die Person kein Gewichtsproblem haben. Ein Nährstoffproblem war zwar garantiert, denn eine Tiefkühlpizza ist sicher nicht gesund; sie ist fettreich, aber sie sprengt auch nicht das Tagespensum an Kalorien. Wir bekamen Musterprotokolle, auf denen alles draufstand, was ein Ernährungsberater gerne lesen will. Es muss an ein Wunder grenzen, dass manche Personen dennoch übergewichtig sind. Wenn die Ernährungsprotokolle verfälscht sind, ist es für uns Ernährungsberaterinnen natürlich schwer, herauszufinden, was optimiert werden muss. Das ist zwar manchen Klientinnen durchaus bewusst, sie trauen sich jedoch nicht, ehrlich zuzugeben, dass sie diesen wichtigen Punkt im Leben nicht in den Griff bekommen. Das Phänomen des Schummelns ist durchaus bekannt, doch das Führen eines Protokolls beeinflusst häufig auch das Essverhalten. Oft ist es so, dass es zu einer Reduktion der gewohnten Nahrungsaufnahme kommt, was man *undereating* nennt: „Wenn ich die Rippe Schokolade nachher aufschreiben muss, dann esse ich sie lieber nicht." Manchmal werden aber auch mengenmäßig weniger Lebensmittel notiert, weil Snacks vergessen oder Portionsgrößen falsch eingeschätzt werden. Das nennen wir *underreporting*.

Mittlerweile arbeiten wir mit Ernährungsplänen, die bereits im Vorfeld beschreiben sollen, was in der kommenden Woche gegessen werden soll. Das Mitschreiben wird dadurch fast unnötig. Auf dem Plan steht alles, was wichtig ist (und auch einiges, was schon in die Richtung Genuss geht): Frühstück und Snacks, Rezepte und schnelle Mahlzeiten, Getränke, manchmal auch Vereinbarungen bezüglich Süßigkeiten oder Alkohol. Auch wenn sich der Zeiger der Waage wochenlang keinen Millimeter bewegt, beschwichtigen manche Klienten: „Alles super." Nun gut, es ist zwar toll, wenn es super läuft, motivationstechnisch wäre es aber für uns beide hilfreicher, wenn sich auch auf der Waage etwas tut. Und für uns Beraterinnen ist es hilfreich zu wissen, ob der Plan in der Umsetzung wirklich so optimal funktioniert oder ob wir ihn adaptieren müssen. Jeder mogelt einmal. Da brauchen Sie auch nicht gleich Gewissensbisse zu bekommen. Verschließen Sie aber bitte nicht die Augen, und tun Sie nicht so, als würde nichts geschehen. Sie müssen sich schon bewusst machen, dass man für jedes Extra den entsprechenden Preis zu bezahlen hat. Umsonst gibt es nichts, leider. Lügen Sie sich nicht selbst in die Tasche. Habe ich jetzt wirklich einen Schokoriegel verdrückt? War aber nur ein ganz kleiner, der zählt ja kaum, oder? Vielleicht kennen Sie das schon von früheren Versuchen. Oder von anderen Vorhaben, etwas umzustellen. Irgendwann kommt der Punkt, an dem man zu überlegen beginnt, das Ganze einfach hinzuschmeißen. Das Teuferl auf der Schulter schreit immer lauter, dass er sich doch gar nicht auszahlt, der ganze Aufwand. Und man belügt und betrügt sich selbst, indem man sich einredet: „Aber ich bin ja gar nicht so dick." Oder: „Ich halte das so nicht durch. Man soll das Leben ja auch genießen." Was passiert hier? Man macht sich etwas vor und zweifelt an der kürzlich getroffenen Entscheidung. Man sabotiert sein eigenes Vorhaben, weil es gerade etwas unbequem wird. Wenn Sie wirklich so glücklich wären, wie Sie in solchen Momenten glauben, dass Sie wären, warum beschäftigen Sie sich dann mit dem Thema Abnehmen? Sie wissen selbst, dass Sie es durchziehen möchten. Klar, irgendwann wird es auch etwas fordernd und unbequem. Das ist die Wahrheit, und die müssen wir auch unseren Klientinnen manchmal vorhalten. Denken Sie in dem Moment daran, was Sie bisher geschafft haben. Sie haben doch schon begonnen, Ihr Denken und Ihren Körper neu zu programmieren. Sie schaffen das auch weiterhin, trauen Sie sich das zu!

Eine Ernährungsumstellung dauert lange. Und auch, wenn wir bereits wissen, dass wir unserem Körper mit all seinen Signalen nicht immer trauen können beziehungsweise diese Fähigkeit erst wieder neu erlernen müssen, kommen Momente, in denen wir uns selbst nicht mehr trauen. Bestimmt ist es Ihnen schon einmal passiert: Sie nehmen sich etwas vor – und dann halten Sie sich nicht daran. Sie belügen sich selbst, indem Sie zwei Kekse aufeinanderlegen und sich einreden, das wäre nur einer, das Gehirn kennt den Unterschied schließlich nicht. Was wäre, wenn jemand anderer so mit Ihnen umginge, Ihnen etwas verspricht und sich nicht dran hält? Im Gegenteil, Sie sogar belügt und betrügt? Sie würden demjenigen wahrscheinlich nicht mehr so schnell trauen. Wenn Sie also feststellen, dass Sie nicht einmal sich selbst richtig Glauben schenken können, dann ist das eine verzwickte Lage. Halten Sie Ihr Versprechen sich selbst gegenüber, denn versprochen ist versprochen! Wenn Sie sich selbst hintergehen, sind auch Sie selbst der Verlierer, mit all dem Frust und der Aggression gegen sich selbst. Wollen Sie das? Viel motivierender ist doch die Selbstsicherheit, die Sie gewinnen, wenn Sie wissen, dass Sie Versprochenes einhalten. Wie gut fühlen Sie sich, wenn Sie ein Ziel erreicht haben? Dieses Gefühl müssen Sie sich merken!

Wir kennen dieses Gefühl zum Beispiel beim Laufen. Wir trainierten vor kurzem auf einen (ohnehin sehr kurzen) Fünf-Kilometer-Lauf hin, was aber für ewige Nichtläuferinnen nicht Nichts ist. Wenn wir uns vornehmen, diese fünf

Kilometer am Laufband zu laufen, dann beginnt ab Kilometer drei der Kampf und die Diskussion im Gehirn: Vielleicht reichen heute doch nur vier Kilometer? Immerhin ist das auch nicht schlecht und hat sicher auch einen Trainingseffekt. Überhaupt, man war vorher schon eine halbe Stunde am Stepper. Oder machen wir 4,5 Kilometer mit ein bisschen Walken am Schluss? Verdammt noch einmal, warum klappt es nicht, einfach die halbe Stunde zu laufen? Wir wissen zwar ganz genau, dass wir nachher positiv ausgepowert sind und richtig stolz auf uns sein können. Und so haben wir irgendwann erkannt, dass es leichter ist, diesen Schweinehund zu überwinden, wenn wir im Freien laufen; dort können wir nicht einfach aufhören, sondern müssen immer wieder zurück zum Anfang laufen.

Ein Versprechen sich selbst gegenüber zu halten ist nicht leicht. Viel zu leicht fängt man nach einiger Zeit zu diskutieren an, warum man es brechen könnte. Gründe gäbe es schließlich viele, egal, ob es um Sport oder ums Essen geht. Schluss damit. Sagen Sie sich das. Niemand gesteht sich gerne ein, dass er sein Wort gebrochen und sich selbst angelogen hat, und niemand fühlt sich wohl damit. Warum dann also? Versprechen Sie sich nur Vorhaben, die Sie auch einhalten können und die Sie stolz machen, wenn es Ihnen gelingt.

Wir lieben dieses Gefühl, das aufkommt, wenn wir die fünf Kilometer durchgelaufen sind. Fangen Sie an, das Gefühl zu lieben, wenn Sie spüren, was Sie alles schaffen können. Und Sie schaffen mehr, als Sie glauben!

Wie Sie kontrolliert mogeln, lernen Sie später.

13. Heißhunger und seine Auslöser

Für uns gibt es zwei Arten von Heißhunger. Heißhunger kann physiologischer Natur sein, also durch biologische Vorgänge im Körper bestimmt werden. Nicht weniger häufig resultiert der Heißhunger aber aus emotionalen Gründen wie Traurigkeit, Belohnung, Langeweile oder Stress.

Für Frau D. vergeht kein Tag, an dem sie nicht die Kontrolle über gewisse Essenssituationen verliert. Im Nachhinein ärgert sie sich über ihre Maßlosigkeit, aber in gewissen Situationen kann sie einfach nicht anders. Wenn im Büro der Stress zu viel wird, ist ihr einziges Ventil der Griff zur Süßigkeitenschale. Diese steht für alle Kollegen und Kolleginnen griffbereit, Frau D. ist aber diejenige, die regelmäßig zugreift. Kurzfristig ist das Zerkauen der Schokolade eine Ablenkung, der Zucker tut seine Wirkung, und für einen Moment scheint der Stress vergessen, quasi hinuntergeschluckt. Aber das hält nur für kurze Zeit an, und so wird immer wieder hingegriffen, bis die Schale leer ist. Ist der ersehnte Feierabend endlich gekommen und der Stresspegel langsam am Sinken, kommt der gemütliche Teil des Tages auf der Couch. Und da belohnt sich Frau D. gerne mit einer heißen Schokolade mit Schlagobers für den anstrengenden Tag. Mehr oder weniger nebenbei werden die Kekse mit dem warmen Getränk hinuntergespült. Am Wochenende hat sie dann endlich einmal Zeit für sich. Aber als Workaholic kann sie mit Freizeit nur schwer umgehen. Ohne Arbeit kehrt schnell Langeweile ein, und am Wochenende wird Essen daher zur Freizeitbeschäftigung.

Anders sieht es bei ihrer Kollegin Frau N. aus. Sie hat keine Zeit für ein Frühstück, tagsüber hält sie sich mit Kaffee und etwas Obst über Wasser, aber spätestens am frühen Abend schlägt der Heißhunger zu. Sobald Frau N. das Büro verlässt und den Supermarkt betritt, gibt es kein Zurück mehr. Impulsiv und schon leicht zittrig vor lauter Hunger, klaubt sie alles, was ihr in den Sinn kommt, in den Einkaufswagen. Ab zur Kassa, ab nach Hause, und das lang ersehnte Essen kann beginnen. Frau N. hat ganz deutlich biologischen Heißhunger. Heißhunger entsteht physiologisch nämlich dann, wenn unser Blutzuckerspiegel in den Keller rasselt. Das kann mitunter recht rasch gehen. Wenn der Blutzucker schnell abfällt, liegt das auch am Hormon Insulin, das im Körper die Aufgabe hat, Zucker aus dem Blut in unsere Zellen zu transportieren. Eine wichtige Aufgabe im Übrigen, weil sonst unser zuckriges Blut im Laufe der Zeit die Gefäße „verkleben" würde. Notwendig ist das auch deshalb, weil der Zucker nur in den Zellen sinnvoll wirkt, da er im Blut nicht verbrannt werden kann. Die Zuckerverbrennungskraftwerke sitzen in der Zelle und nicht im Blut. Was aber, wenn zu wenig Zucker in unserem Blut ist? Dadurch wird unser Gehirn mit Zucker unterversorgt, und das ist schlecht, denn unser Gehirn kann nur von Zucker leben – egal, wie groß die Fettspeicher an den Hüften sind. Unser Gehirn will Zucker. Und dazu greifen wir in der Regel dann, wenn der Heißhunger zuschlägt. Es wäre sinnlos, wenn unser Körper uns bei drohender Unterzuckerung das Signal schicken würde, in die Küche zu spazieren und gemütlich Vollkornnudeln mit Gemüsesauce zu kochen. Der Blutzuckerspiegel steigt besonders schnell an, wenn man viel einfachen Zucker und Weißmehlprodukte isst (daher gelüstet es einen auch danach, wenn man Heißhunger hat). Süßigkeiten gehören dazu, oder auch Weißbrot, zum Beispiel eine leere Semmel. Es sind also die „schlechten" Kohlenhydrate, die den Gehalt an Zucker im Blut stark ansteigen lassen. Für unseren Körper ist zu viel Zucker im Blut auf Dauer genauso schädlich wie zu wenig. Daher wird sofort Insulin ausgeschüttet, und der Blutzuckerspiegel sinkt wieder. Sinkt er zu rasch, machen sich Symptome wie Heißhunger oder Müdigkeit bemerkbar. Nun ist der Gegenspieler von Insulin, das Glukagon, gefordert, um den Blutzuckerspiegel wieder einzurenken; der braucht allerdings ein bisschen Zeit. Wer diese Zeit nicht abwartet, sondern durch das Essen von Süßigkeiten schon vorher bewusst gegenreguliert, schwächt die Funktion des körpereigenen, natürlichen Systems, den Blutzuckerspiegel zurück in den Wohlfühlbereich zu bringen. Ein Teufelskreis entsteht, den man nur durchbrechen kann, indem man das körpereigene System wieder zum Arbeiten bringt. Zumindest führt die ständige Zufuhr von Zucker nicht zur Besserung. Um dem Heißhunger ein Schnippchen zu schlagen, muss die Quelle allen Übels erst einmal entfernt werden. Zucker (genauer gesagt, raffinierten Zucker) muss man in dieser Phase so weit es geht meiden. Ebenso Alkohol. Der „Entzug" mag schwierig klingen, doch die „Sucht" nach Zucker ist schnell vorbei.

Oft werden wir in unseren Beratungen gefragt: „Was soll ich denn essen, wenn ich einen Heißhungeranfall habe?" Das ist relativ schwierig zu beantworten, weil der Körper im Moment des Heißhungers quasi auf Autopilot schaltet. Schließlich soll das Überleben gesichert werden. Der Vorschlag mit den Vollkornnudeln wäre zwar wissenschaftlich richtig, käme aber unpassend und würde auch nicht funktionieren. Wir antworten gerne: „Wenn Sie regelmäßig essen und Ihre Mahlzeiten richtig zusammenstellen, werden Sie keinen Heißhunger mehr haben." Das stimmt wirklich, schließlich bekommen wir dieses Feedback sehr häufig von unseren Klienten, die sich streng an ihren Ernährungsplan halten. Aber es kommt trotzdem vor, dass man an manchen Tagen nicht 100-prozentig nach Plan essen kann und ab und zu in die Heißhungerfalle tappt. Unser Tipp: Versuchen Sie den ersten Heißhunger mit Obst abzufangen. Obst bringt den Blutzuckerspiegel aus dem gröbsten Tief recht rasch wieder nach oben. Wichtig ist aber, zeitnah nach dem Obst eine vernünftige Mahlzeit zu planen, die den Blutzuckerspiegel länger stabilisiert; oder zum Obst etwas Eiweißhaltiges zu essen, etwa Topfen, Joghurt oder ein paar Nüsse.

14. „So schaffst du das nicht"

Es gibt Freunde und „Freunde", zumindest, wenn wir sie im Zusammenhang mit dem Abnehmvorhaben betrachten.

Frau V. erzählte Julia im ersten Beratungsgespräch, dass sie bei ihrer letzten Diät sehr offenherzig damit umgegangen war, dass sie nun Diät machte. Sie hatte jedem erzählt, dass sie die Metabolic-Diät machte, auch ohne gefragt zu werden und auch, wenn ihr Gegenüber gar kein Interesse an Ernährung hatte. Sie hatte jedem erzählt, was sie jetzt essen darf und was nicht. „Die Diät ist super, da nimmst du ganz schnell ab", erfuhren Freundinnen und Kolleginnen, die Schwester und die Schwägerin. Und sie alle probierten es später selbst aus. Als Frau V. dann die abgenommenen 15 Kilo wieder auf den Rippen hatte, war sie nicht mehr so offen unterwegs. Sie schämte sich, nicht nur, weil sie es nicht geschafft hatte, die Diät durchzuhalten, sondern weil sie für etwas plädiert hatte, was nicht einmal bei ihr funktioniert hatte. „Dieses Mal sage ich niemandem, dass ich zu einer Ernährungsberaterin gehe", war sich Frau V. sicher. Früher oder später wird Frau V. aber die Früchte ihres Erfolgs ernten, denn irgendwann wird man ihr die schlankere Figur ansehen. Möglicherweise kann es ihr Gegenüber anfangs noch nicht einordnen und bemerkt nur, dass sie „irgendwie besser aussieht", aber irgendwann kommen die Sprüche: „Mein Gott, hast du abgenommen?" Aus manchen Mündern klingen diese Bemerkungen wie eine Bedrohung – als wären 75 Kilo lebendige Masse bereits am Rande der Magersucht. Lassen Sie sich nicht verunsichern. Ihr Ziel definieren immer noch Sie selbst, und solange es im gesunden Bereich liegt, gibt es daran auch nichts auszusetzen.

Eine junge Klientin war todbeleidigt, als ihre Großmutter meinte: „Mädchen, du musst doch nicht abnehmen. Du warst doch immer schon so und wir kennen dich gar nicht anders." Reaktionen von nahestehenden Personen können entweder bekräftigen oder verunsichern. Toll ist es natürlich, wenn sich Freundinnen und Familienmitglieder für einen freuen, wenn man abgenommen hat. Oft tun sie das aber nur bis zu einem bestimmten Punkt. Eine unserer Klientinnen wurde von einer Bekannten gefragt, wie weit sie denn noch abnehmen will. „Wenn Sie weitermachen, grenzt das ja an Magersucht." Und das bei sage und schreibe 80 Kilo. Das soll nicht heißen, dass es schlecht ist, wenn das Umfeld kritisch reagiert, sobald jemand eigenartige Essgewohnheiten an den Tag legt. Das soll vorkommen, wir sind uns aber sicher, dass gerade diese Klientin einfach nur sehr konsequent und bewusst darauf geachtet hat, was sie in den Mund steckt. Wahrscheinlicher ist es, dass besagte Bekannte nicht ertragen wollte, dass andere Menschen ein Problem anpacken und zu lösen versuchen. Möglicherweise bekommt ein Mensch auch von seinem Umfeld ein bestimmtes Etikett verpasst, „die gemütliche Dicke" zum Beispiel. Diese Person sollte man in deren Augen dann auch bleiben. Unser Rat klingt daher oft befremdlich für unsere Klienten, denn wir sagen ihnen, dass sie nicht unbedingt jedem aufs Auge drücken müssen, dass sie derzeit abnehmen. Sobald sie andere in ihr Vorhaben einweihen, machen sie es nicht mehr nur für sich allein, sondern sind auch deren Reaktionen ausgesetzt; egal, ob und wie gut es klappt. Und solche Reaktionen können verwirrend sein. Warum also nicht einfach nur für sich abnehmen, so sind sie nicht den Erwartungen der anderen ausgesetzt. Keiner übt Druck aus, dass es schneller oder langsamer doch viel gesünder wäre.

Eine junge Klientin erzählte uns von der letzten Familienfeier bei sich zu Hause: „Ich habe nur gesagt, für mich bitte ein kleines Schnitzel, schon wurde über mich diskutiert. Mein Bruder meinte, ich wäre bekloppt, dass ich zu Beratern gehe, und was das kostet, und überhaupt, mit ein bisschen mehr Sport wäre die Sache sowieso vernünftiger. Er hat keine Ahnung und versteht mich auch nicht. Es ist ja nicht so, dass ich es nicht selbst schon versucht hätte, auch mit dem Sport."

Letzten Endes ist es einfach: Sie entscheiden, was Sie essen, egal, was auf dem Teller ist. Sie sind dafür verantwortlich, was Sie in den Mund stecken und ob und wie viel Sie abnehmen. Die kontrollierenden Blicke aus dem Umfeld machen eine komplizierte Sache wie eine Ernährungsumstellung wirklich nicht gerade leichter. Es mögen lieb gemeinte Hinweise sein, aber es hilft wenig, wenn von zehn Seiten zehn unterschiedliche Philosophien propagiert werden, die man angeblich alle nicht vergessen darf. „Du weißt aber schon, dass Light-Produkte schlecht sind. Sie enthalten alle Süßstoff, und der wird bekanntlich in der Schweinemast verwendet. Denk darüber nach!" Oder: „Aber Weizen solltest du wirklich nicht essen. Der ist ganz schlecht für den Darm", sagt die Kritikerin, während sie Dinkelkekse futtert. Auch nicht besser: „Du hast viele Milchprodukte auf deinem Plan. Der Mensch ist doch gar nicht dafür gemacht, so viel Milch zu essen." (Kommentar zeitgleich, als besagte Freundin einen Halbliter-Caffè Latte in sich hineinschüttet.) Noch einer: „Ist das nicht sehr teuer, so viel Gemüse und Obst einkaufen zu müssen? Ich würde mir das nicht antun." Oder zu guter Letzt: „Also dieses häufige Essen ist doch total überholt, du musst lange Pausen machen zwischen den Mahlzeiten." (Dabei vergisst die „Freundin", dass sie selbst zwischendurch zwar nicht isst, dafür einen Dreiviertelliter Fruchtsaft trinkt.)

Das Schöne an Ernährungsphilosophien ist, dass jeder seine eigene entwickeln kann. Das Mühsame daran ist, dass man von vielen Menschen die höchstpersönliche Philosophie aufgedrückt bekommt, ohne dass man sie will. Nicht einmal wir Ernährungsberaterinnen drücken jedem unsere Philosophie auf. Wir haben eine für uns selbst, aber für die Beratung haben wir lediglich Rahmenbedingungen, die wir für jeden Klienten individuell anpassen, um ihm dabei zu helfen, seine eigene Philosophie zu finden. Ob mit oder ohne Zwischenmahlzeiten, mit mehr oder weniger Obst, mit Weizen oder Dinkel (oder Roggen oder anderem Getreide), ob mit Milch oder Sojamilch, wird dabei mit dem Klienten vereinbart. Noch eine gute Nachricht ist: Es gibt nicht nur einen Weg zur gesunden Ernährung. Die schlechte Nachricht: Sie müssen Ihren Weg noch finden, wenn Sie derzeit an Ihrem Übergewicht etwas ändern wollen. Freunde helfen dabei manchmal, aber nicht immer.

IV. 1001 Ausreden pflastern den Weg

Wo die Ausreden aufhören,
fängt die Abnahme an.

1. Wozu der Schlankheitswahn? Dick ist schick!

Es spricht überhaupt nichts dagegen, als dicke Person schick zu sein. Aber Dicksein ist unserer Ansicht nach keine Grundvoraussetzung, um schick zu sein. Es gibt Frauen, die haben eine Ausstrahlung bis zur Sonne und zurück. Beth Ditto zum Beispiel, die Sängerin, die es sogar zur Muse von Karl Lagerfeld, dem Begründer der Cola light-Diät, dem Magerfetischisten schlechthin, geschafft hat. Beth Ditto ist alles andere als dünn, sie ist auch nicht nur etwas mollig, sie ist dick. Aus medizinischer Sicht sogar stark adipös. Aber sie weiß sich (oft auch gewagt) zu kleiden, (extrem) zu schminken, (auffällig und laut) zu präsentieren, und sie setzt sich (zügellos) in Szene. Sie strahlt etwas aus, *obwohl* sie dick ist. Sicherlich nicht, *weil* sie dick ist. Genauso ist aber auch Dünnsein keine Grundvoraussetzung dafür, um schön zu sein. Schauen Sie sich einmal in der U-Bahn um oder in einer Einkaufsstraße. Wie viele Menschen sind hier zwar schlank, aber trotzdem nicht wirklich attraktiv, weil die Mundwinkel bis zu den Knien hängen und der Blick gelangweilt ins Narrenkastl schaut? Na eben! Schick ist, wer sich in seinem Körper wohlfühlt. Ob nun mit 50 Kilo zu viel, mit fünf darüber oder mit fünf unter dem Sollgewicht, ist dabei egal.

Man muss nur so ehrlich zu sich selbst sein, sich zu fragen, ob man sich selbst nicht ausreichend wohlfühlt oder ob man glaubt, sich nach allgemeinen Richtlinien nicht wohlfühlen zu dürfen. Überlegen Sie jetzt gar nicht weiter; wenn Sie sicher sind, mit ein paar Kilo weniger glücklicher und ausgeglichener zu sein, dann legen Sie los!

„Aber mein Mann liebt doch meinen Busen!“, war das Argument von Frau C., warum sie bisher noch nicht abgenommen hatte. Ein runder, weiblicher Busen ist ohne Zweifel etwas Schönes und Begehrenswertes, dagegen sagen wir gar nichts. Es gibt aber auch Frauen, die haben ihre liebe Not, wenn der Rücken, drückende BH-Träger auf der Schulter und wunde Stellen unter der Brust schmerzen. Rein physiologisch betrachtet ist der Busen der Frau ein recht fettreiches Gewebe. Kein Wunder, der Busen wächst mit dem Körpergewicht, und man nimmt daher auch am Busen ab. Bestimmt gibt es genetische Voraussetzungen, die wiederum die hormonelle Ausstattung einer Frau bestimmen, ob sie tendenziell mehr oder weniger Busen hat.

Eine andere Klientin war hingegen erstaunt, trotz schwindender Körbchengröße: „Ich hatte solche Angst, was passiert, wenn ich am Busen abnehme. Und ich habe definitiv auch an der Brust abgenommen. Meine ganzen BHs musste ich neu kaufen! Doch so eine Strafe war das auch nicht, wenn ich als Frau shoppen gehen *muss*. Ich habe aber trotzdem das Gefühl, dass es obenrum jetzt sogar mehr wirkt, weil ich nicht mehr diesen dicken Wulst am Bauch habe. Früher war ich insgesamt rundlicher, aber mehr so, dass alles ineinander überging, ohne Anfang und Ende. Jetzt wirkt die Brust im Verhältnis zum Bauch ganz anders, das finde ich cool.“

Fast jede Frau, egal ob zwei, zehn oder 50 Kilo zu viel, hat ihre Methoden, um ihre sogenannten Problemzonen zu kaschieren (manchmal sieht sie die auch nur selbst). Schwarz macht schlank? Gute Schnitte, Miederhöschen, Minimizer-BHs oder Push-ups? Die richtige Frisur, die streckt? Ein

Make-up mit den passenden Schattierungen, um Konturen ins Gesicht zu zaubern? Mit jeder Figur kann man sich schick machen. Denn nur die Frau, die sich wohlfühlt, gleich, wie aufgemotzt oder natürlich sie ist, strahlt etwas aus.

2. „Ich esse wie immer, und trotzdem nehme ich zu!"

Dieses Argument hören wir wirklich oft. „Jetzt bin ich 30 geworden und kann nicht mehr so essen wie mit 17", klagte eine Klientin. Und sie war damit nicht allein. Denn kaum jemand hält seine Figur gleichbleibend, während der Pubertät, in den 20ern und 30ern oder jenseits der 50, ohne etwas zu ändern. Sind Sie wirklich sicher, dass sich in all diesen Jahren nichts in Ihrem Leben verändert hat? Keine anderen Gewohnheiten? Allein schon der Umstieg von Schule zu Beruf oder Universität und dem damit verbundenen eigenen Haushalt stellt eine große Umstellung der Ernährungsgewohnheiten dar. Eine Klientin hatte die Einsicht: „Klar, dass ich als Teenager nie Gewichtsprobleme hatte. Ich hatte eine Zahnspange, und immer wenn die nachgezogen wurde, konnte ich eine Woche lang kaum etwas essen. So habe ich anscheinend das ganze Junkfood ausgeglichen, das ich an den Wochenenden in mich hineingefuttert habe." Mit dem ersten Job, einem Jobwechsel, dem Zusammenziehen mit einem Partner oder dem ersten Kind – es wird sich immer etwas am Lebensrhythmus und damit am Essensrhythmus verändern. Alte Gewohnheiten fallen weg und neue Gewohnheiten kommen hinzu. Selbst die kleinsten Veränderungen bleiben auf Dauer von der Waage nicht unbemerkt. Dazu kommen die physiologischen Veränderungen im Körper, denn der Kalorienverbrauch pro Tag ist nicht bis ins hohe Alter stabil. Leider wird er mit dem Alter nicht mehr, sondern weniger.

In Kombination sind diese beiden Veränderungen natürlich spürbar und sichtbar, in den engen Jeans, auf der Waage und schließlich auch im Spiegel.

Eine Klientin drückte es in einem unserer Gespräche einmal schön aus: „Ich glaube, ich habe erst jetzt vieles erkannt. Ich habe mich immer gefragt, warum ich zunehme, mein Mann aber nicht. Wo wir doch eigentlich dasselbe essen. Doch dann habe ich ganz banal angefangen, jeden Bissen aufzuschreiben, und da fiel mir etwas auf. Die eigentliche Mahlzeit war immer dieselbe wie bei meinem Mann. Das Frühstück zum Beispiel. Wir essen Brot mit Schinken. Ja, vielleicht kommen bei mir ein paar Tomaten oder Gurken dazu. Aber darin sollte mein Gewicht ja nicht begründet liegen. Die Kinder essen Cornflakes und Pudding, doch eigentlich rühren sie darin mehr herum, stochern im Essen und kosten vielleicht ein bisschen davon. Wenn mein Mann aufbricht und die Kinder zur Schule bringt, fange ich nicht etwa an aufzuräumen, zumindest nicht wirklich; sondern ich räume alles, was übrig ist, in meinen Mund. So nebenbei, während ich die Teller in den Geschirrspüler stelle und die Butter in den Kühlschrank wandert. Ich war schockiert, denn das heißt, ich frühstücke zwar wie mein Mann, dazu etwas Gemüse (das ist okay); zusätzlich aber noch einen zerrührten Pudding vom ersten Junior und eine halbe Schale aufgeweichter Cornflakes von Junior Nummer zwei. Das ging übrigens zu Mittag genauso, denn die Augen meiner Kinder waren und sind immer hungriger als ihr Bauch. Und dann wunderte ich mich noch, warum mein Mann nicht dick wurde, obwohl er doch abends genauso Chips futtert wie ich. Dabei war mein Kalorienkonto schon mittags überzogen. Ich wurde also im Laufe der Zeit (unsere Kinder sind jetzt sechs und acht) immer rundlicher, schön langsam, aber unaufhaltsam. Ich weiß, ich bin nicht hässlich, ich hübsche mich auch gerne auf. Aber so weitergehen sollte es nicht. Ich sage Ihnen aber auch, ich will keine Figur wie eine Claudia

Schiffer oder so (solche Frauen kann ich nicht leiden). Aber dass es zwischen Moppel und Klappergestell noch etwas gibt, wurde mir erst jetzt klar."

3. „Mein Stoffwechsel ist ruiniert, da kann ja nichts gehen!"

Vorausgesetzt, Sie sind gesund und haben keine Stoffwechselkrankheiten, ist der Stoffwechsel kein unabänderliches Schicksal, sondern in gewissen Bandbreiten durchaus beeinflussbar, und das in alle Richtungen. Wer bereits mehrere Abnehmversuche hinter sich hat, wird es kennen: Anfangs flutschen die ersten Kilo mit geringer Anstrengung, später geht nichts mehr, selbst bei ganz wenig Essen. Der Körper ist nämlich keine Maschine, sondern passt sich den Umständen sehr gut an. Das war evolutionsbiologisch durchaus sinnvoll. Schließlich passt sich der Körper auch an die reduzierte Energiezufuhr mit einem ebenso reduzierten Energieverbrauch und einem langsameren Stoffwechsel an, um in schwierigen Zeiten das Überleben zu sichern. Doch in unserer Gesellschaft gibt es selten Notzeiten, zumindest nicht bei der Quantität des Essens. Eher ist das Gegenteil der Fall. Nun ist es denkbar ungünstig, dem Körper eine solche Zeit zu signalisieren, wenn der Kopf ständig im Überfluss lebt. In der Körperzusammensetzung lässt sich der gefühlte „ruinierte Stoffwechsel" jedoch durchaus erkennen. Wer eine Crash-Diät nach der anderen macht, lässt auch Muskelmasse schwinden. Die gilt aber als besonders wertvolle Körpermasse, da sie am effektivsten Energie verbrennen kann. Resultat der herunter gehungerten Muskelmasse ist nicht selten der allseits bekannte Jo-Jo-Effekt. Denn wer nach der Crash-Diät wieder isst wie vorher, wird alles und mehr wieder zunehmen, weil der durch die Hungerszeit „geschwächte" Körper nicht sofort wieder so viel wie früher verbrennen kann. Wir haben immer wieder Klientinnen, die glauben, durch ihre früheren Diätversuche einen vermeintlich schlechten Stoffwechsel zu haben. Es ist schwer einzuschätzen, inwiefern das wirklich zutrifft. In unseren Beratungen untersuchen wir die Körperzusammensetzung mittels Bioimpedanzanalyse. Dadurch erhalten wir relativ schnell und schmerzlos die Auskunft darüber, wie viel aktive Körperzellmasse und welchen Grundumsatz eine Person hat. Nur zur Beruhigung: Bisher ist uns ein „ruinierter Stoffwechsel", mit dem das Abnehmen unmöglich gewesen wäre, noch nie untergekommen. Die Empfindung dafür, wie der eigene Stoffwechsel geartet ist, ist oft sehr subjektiv. Eine 45-Jährige, die sich mit sich selbst vor zwanzig Jahren vergleicht, wird natürlich feststellen, dass sie nicht mehr so essen kann wie in früheren Zeiten. Der Stoffwechsel verändert sich so, wie sich auch die Körperzusammensetzung verändert. Dieselbe 45-jährige Frau wird es ebenso unfair finden, dass ihr gleichaltriger Freund viel mehr und öfter essen kann als sie, ohne zuzunehmen.

Die Energiemenge, die eine Person verbrennt, hängt nun einmal von mehreren Faktoren ab, wovon man einige gar nicht und einige nur sehr langsam beeinflussen kann. Diese Faktoren umfassen Geschlecht, Alter, Körpergröße, Körperkonstitution und Hormonsystem (Bauchspeicheldrüse, Schilddrüse, Hypophyse, Nebennieren). Doch wie kann man nun den Stoffwechsel anregen, den Grundumsatz steigern? Einzig die Körperkonstitution ist willentlich beeinflussbar, und zwar durch ausreichende körperliche Betätigung und Bewegung. Der Grundumsatz ist zwar die Energiemenge, die der Körper in Ruhe verbraucht, unabhängig von der körperlichen Aktivität. Ganz so unabhängig von der Aktivität ist er aber auch nicht, denn sportlich aktive Menschen haben durch die höhere Muskelmasse auch einen höheren Grundumsatz als Couch-Potatoes. Selbst wenn man abnehmen möchte, ist es also sinnvoll, Muskelmasse aufzubauen oder zumindest zu erhalten. Das geht nur durch Sport und nicht durch Wundermittel, spezielle Lebensmittel oder eigenartige Diätkonzepte. Der Stoffwechsel lässt sich nicht austricksen. Ernährungstechnisch bleibt Ihnen nichts anderes übrig, als Ihren Körper endlich einmal richtig zu ernähren. Ihm alle Nährstoffe zu geben, die er braucht, um nicht ständig das Gefühl einer Notzeit zu haben. Hier geht es nicht nur um eine kalorienmäßige Notzeit, sondern auch um Mangel im Überfluss. Es gibt Menschen, die nehmen den eineinhalbfachen oder gar doppelten Tagesbedarf an Kalorien zu sich. Trotzdem decken sie nur mit Müh und Not ihren Bedarf an Nährstoffen. Und zwar deshalb, weil sie nur nährstoffarme Lebensmittel wie Fertiggerichte, Fastfood und Süßigkeiten konsumieren. Würden diese Menschen eine FdH-Diät machen („Friss die Hälfte"), würden sie nie im Leben alle Vitamine und Mineralstoffe abdecken können, die der Körper braucht, um richtig funktionieren zu können. Also gerade wenn man eine kalorienreduzierte Ernährung zum Abnehmen plant, ist es besonders wichtig, das Richtige am Speiseplan zu haben; denn rein rechnerisch würden Sie auch von 200 Gramm Keksen pro Tag abnehmen. Schließlich bringen diese 200 Gramm zu wenig Energie, um das Gewicht zu halten. Die Nährstoffbilanz dürften wir in diesem Fall allerdings nicht ansehen. Man muss kein Experte sein, um zu wissen, dass sich das hinten und vorne nicht ausgeht.

4. „Wegen meiner Unverträglichkeit und meinen Allergien nehme ich nicht ab!"

Unverträglichkeiten begegnen uns im Beratungsalltag immer öfter. Ob sie wirklich häufiger auftreten (Vermutungen gibt es viele, woran das liegen mag, von Umweltverschmutzung über Stress) oder häufiger diagnostiziert werden, ist nicht geklärt. Vielleicht treten sie heute vermehrt auf, weil das Bewusstsein gestiegen ist oder weil es skurrilerweise schon fast modern geworden ist, zumindest eine Laktoseintoleranz vorweisen zu können.

Ja, es ist unangenehm. Der Bauch ist aufgebläht, Durchfall ist an der Tagesordnung, ungeplant wie immer. Dazu kommen Magenschmerzen, Kopfweh und schlechte Laune. Wer an einer Unverträglichkeit wie Laktoseintoleranz oder Fruktosemalabsorption, Histaminintoleranz oder Histaminabbaustörung leidet, hat oftmals keine andere Wahl, als bestimmte Lebensmittel zu meiden. Dazu gehören sehr oft auch allgemein bekannte gesunde Lebensmittel wie Obst bei einer Fruchtzuckerunverträglichkeit, Milchprodukte bei Laktoseintoleranz oder Tomaten und Spinat bei Histaminintoleranz. Noch schwieriger wird es, wenn mehrere Unverträglichkeiten zusammenkommen. Einen Ernährungsplan ohne Obst, mit wenig Gemüse und dazu vielleicht noch ohne Milchprodukte zu erstellen ist nicht einmal für eine Ernährungsberaterin leicht. Dass die Patientinnen diverser Allergielabors mit den dort erhaltenen dürftigen Informationen eher im Regen stehen gelassen werden und sich mangels Alternative vorrangig auf das Meiden der symptomauslösenden Substanzen, weniger aber um ein ausgeklügeltes Ernährungskonzept kümmern, ist naheliegend. Doch der Glaube, allein aufgrund von Unverträglichkeiten dicker zu werden oder nicht abnehmen zu können, entspricht nicht der Wahrheit. Möglicherweise haben Unverträglichkeiten mit Heißhunger zu tun. Dick wird man dann aber von den während der Heißhungerattacke verzehrten Lebensmitteln. Fruktoseunverträglichkeit ist beispielsweise mit Stimmungstiefs verbunden; das ist kein unwesentlicher Faktor, wenn jemand ohnehin zum Frustessen neigt. Zusätzlich trifft es sehr häufig zu, dass durch eine die Unverträglichkeit begründete eingeschränkte Nahrungsmittelauswahl unausgewogen gegessen wird; zu viel von zwar verträglichen, aber nicht in diesen Mengen als gesund geltenden Lebensmitteln konsumiert und in weiterer Folge zu wenige Nährstoffe zugeführt werden. Das Problem wird daher nicht dadurch gelöst, die entsprechenden Lebensmittel wegzulassen, ohne die Qualität der Ernährung zu berücksichtigen. Man kann nicht außer Acht lassen, dass auch der Darm Nährstoffe braucht, um effizient arbeiten zu können. In der Beratung haben wir erkannt, dass die Symptome in einigen Fällen allein durch eine strukturiertere Ernährung weniger wurden. Zum Glück lassen sich diese häufigen Unverträglichkeiten im Labor testen. Ob ein Atemtest zur Bestimmung einer Laktose- oder Fruktoseunverträglichkeit oder ein Bluttest, die Untersuchung wird immer häufiger angeboten, etwa von Allergiezentren, Allergieambulatorien, Krankenhäusern und Magen-Darm-Spezialisten. Wer Beschwerden hat, sollte sich unbedingt testen lassen. So wissen Sie zumindest Bescheid und können im Falle eines positiven Testergebnisses aktiv etwas gegen Ihre Beschwerden tun. Ganz modern sind im Zusammenhang mit dem Glauben an Unverträglichkeiten aber auch diverse Tests aus dem Internet, manchmal werden sie auch von renommierten Labors angeboten. Da werden dann Hunderte Lebensmittel auf Verträglichkeit getestet. An der Funktion der Tests wollen wir erst einmal nicht zweifeln. Besonders wenn es um Beschwerden geht, die durch keine klassische Allergie oder oben genannte Intoleranzen erklärt werden können, können sie möglicherweise eine Berechtigung haben.

Ganz empört rief uns einmal eine Klientin an und bat um Rat: „Wissen Sie, ich habe jetzt so einen Unverträglichkeitstest machen lassen. Ich weiß, Sie haben mir abgeraten, aber ich wollte es einfach wissen. Da wurden 300 Lebensmittel durchgetestet, und was glauben Sie, was rausgekommen ist? Hefe. Ja, genau. Nur Hefe. Für ein einziges Lebensmittel aus diesem Test zahle ich so viel Geld. Dass nur das als Ergebnis rauskommt? Echt, Abzocke ist das!“ Anders verhielt es sich bei Frau C. Sie brachte zur Ernährungsanamnese ihr Ergebnis eines ähnlichen Tests mit und meinte: „Ich weiß nicht mehr, was ich essen darf und was nicht. Laut Test darf ich gar nichts mehr essen. Bedeutet das wirklich, dass ich kein Gluten essen darf? Und bei den Milchprodukten ist auch nichts dabei, was ich noch essen darf. Und beim Ei dürfte ich das Eiweiß essen, den Dotter aber nicht, wie lässt sich das denn bitte trennen? Ich habe mich bis jetzt nicht an den Test gehalten, weil ich nicht weiß, was ich noch essen kann."

Wenn wir solche Tests kritisieren, geht es vielmehr darum, was die Testergebnisse übergewichtigen Personen suggerieren. Im Glauben, von einzelnen, ganz bestimmten Lebensmitteln zuzunehmen, investieren manche Menschen reichlich Geld in Tests, die ihnen beim Abnehmen aber nur bedingt helfen; nämlich nur dann, wenn die gesamte Ernährung umgestellt wird und nicht nur einzelne Lebensmittel ersetzt werden. Bei solchen Tests kommt beispielsweise heraus, dass jemand keinen Brokkoli und keinen Weizen essen darf. Als ob der Grund für das Übergewicht nun nur in diesen zwei Lebensmitteln liegen würde. Wird nun in der ersten Zeit alles gestrichen, was Weizen und Brokkoli enthält, dann wird vor allem an einem gespart – an typischen Beilagen und Speisen, die Kohlenhydrate enthalten: Brot, Weckerl, Nudeln und vor allem Mehlspeisen und Süßigkeiten. Der Verzicht auf Brokkoli mag manchen Personen gar nicht auffallen. Und bis für die gewohnten Weizenprodukte Alternativen gefunden sind, stellt das „neue Ernährungskonzept" erst einmal eine Reduktion von Kalorien dar – und schwupps, nimmt man auch ab. Irgendwann findet man dann aber Alternativen, und viele davon sind auch gut. Wer Roggenbrot statt Weizenbrot isst, tut sich immerhin etwas Gutes. Wer Dinkel-Vollkornweckerl für sich entdeckt, macht ebenso einen Schritt in die richtige Richtung. Nicht immer aber führt der Vermeidungszwang einzelner Lebensmittel zu positiven Entwicklungen, nämlich dann, wenn von den Ausweichprodukten mehr gegessen wird als früher vom eigentlichen Produkt. Frau L. sollte alle glutenhaltigen Getreide meiden. Sie hat früher eigentlich nie Kekse gegessen, doch aufgrund der Allergie sind das die einzigen Leckerli, die sie sich gönnen kann. Bald hat sie glutenfreie Reiskekse für sich entdeckt, nichts anderes als Zucker-Mehl-Pampe mit Fett, aber laut Test für sie okay. Ernährungsphysiologisch sinnvoll? Nein! Frau F. sollte Kuhmilch meiden. Im ersten Schritt hat sie das Naturjoghurt durch Sojapudding ersetzt. Der hohe Zuckergehalt ist ihr dabei nicht aufgefallen, auch nicht, dass der kleine Pudding weit mehr Kalorien hat als das früher gegessene Joghurt.

Zum Glück für Allergiker (und damit fassen wir auch alle Intoleranzen zusammen) gibt es mittlerweile eine Palette gut gekennzeichneter Produkte für verschiedenste Bedürfnisse im Handel. Glutenfrei, hefefrei, laktosefrei, eifrei. Dass diese Produkte so reißenden Absatz finden, liegt sicherlich auch daran, dass gesunde beziehungsweise gesundheitsbewusste Personen hier genauso zulangen: Frau A. kauft laktosefreie Milch, einfach deshalb, weil sie süßer schmeckt. Frau K. erliegt dem Trugschluss, laktosefreies Joghurt würde keinen Zucker enthalten (der Zucker ist aber nur gespalten, nicht ganz verschwunden). Frau C. kauft hefefreies Brot, weil sie glaubt, damit etwas zu meiden, was sonst schlecht ist; schließlich wäre es sonst nicht gekennzeichnet, und wenn das Brot schon nicht in Vollkornqualität zu haben ist, ist es wenigstens hefefrei, denkt sie. Was ebenfalls auffällig ist: Wem die Ausweichprodukte irgendwann zu teuer, zu langweilig oder zu mühsam zu erstehen werden, wird langfristig wieder wie früher essen. Und damit wäre die Grundlage wieder da, um das gleiche Gewicht wie früher zu entwickeln. Es ist einfach: Je mehr Produkte wegfallen, desto schwieriger ist die ausgewogene Zusammenstellung der Kost. Aber gerade dann, wenn man die Kost umstellt, um seinem Körper etwas Gutes zu tun, hat die Umstellung nur Sinn, wenn sie dem Körper alles liefert, was er braucht, und weglässt, was er nicht braucht.

5. „Schmeckt das überhaupt?"

Wer abnehmen will,
muss mit vielen mündlichen Prüfungen rechnen.
(Klaus Klages)

Sie werden es vielleicht (noch) nicht glauben, aber man kann mit ganz normalen Lebensmitteln aus dem ganz normalen Supermarkt und mit seinen bisherigen Geschmackspräferenzen wunderbar abnehmen. Sie glauben das nicht? Dachten Sie wirklich, Tofu und Hirse sind eine Grundvoraussetzung für einen gesunden Ernährungsplan? Es ist ja nicht so, dass wir Tofu nicht lieben würden und all die ganzen liebevoll als Grünzeug und Ökofutter bezeichneten Lebensmittel. Aber zu glauben, sie allein wären der Schlüssel zu einer schlankeren Linie, ist naiv. Schön wäre es, aber es ist nun einmal nicht so. Die gute Nachricht ist aber, dass Sie gar nicht so viel ändern müssen, um ein Gewichtsziel zu erreichen. Okay, ganz ohne Gemüse wird es nicht klappen, davon brauchen wir sogar eine ganze Menge. Aber wer keinen Stangensellerie mag, muss ihn auch nicht essen! Im Gemüseregal gibt es schließlich genug Auswahl, und es muss auch nicht immer Okra oder Artischocke sein. Viele unserer Klienten sind überrascht, welche Speisen sie in unseren Ernährungsplänen finden. Da ist auch einmal Hausmannskost vertreten, deftig, im Sinne von Gewürzen und Zutaten, nicht aber im Sinne einer fettreichen Zubereitung. Hier müssen wir erkennen, dass Geschmäcker tief verankert sind und viel mit Erfahrungen zu tun haben.

Unser Papa beispielsweise ist Förster und Revierleiter. Früher ging er gerne jagen, und war er erfolgreich, gab es schon einmal Wild zum Mittagessen. Für uns Kinder war das ganz normal. Dabei kam nicht nur das Fleisch auf den Tisch, auch die Innereien wurden aufgetischt. Mit einer Selbstverständlichkeit haben wir also im Kindergartenalter Beuschel gegessen und fanden es sogar extrem lecker. Das ging so weit, dass wir unseren Papa irgendwann aufgefordert haben: „Papa, wann schießt du uns wieder ein Beuschel?" Mit der Zeit kam die Ernüchterung, als wir herausfinden mussten, dass das, was als Beuschel serviert wurde, einfach die Lungen von Rehen und Hirschen waren. Für uns Kinder waren jene Lebensmittel normal, die uns zu Hause angeboten wurden; die unsere Eltern aßen, daher waren sie für uns Kinder auch als „sicher" einzustufen.

Es ist ganz klar, dass nicht jedem Kind alles schmeckt, was zu Hause auf den Tisch kommt. Aber all die Speisen, die ein Kind nie probieren konnte, weil es nicht die Chance dazu bekam, wird es mit größerer Wahrscheinlichkeit auch in Zukunft ablehnen. Frei nach dem Motto „Was der Bauer nicht kennt, isst er nicht" werden jene Lebensmittel bevorzugt, die man mit positiven Erfahrungen (gutem Geschmack, praktischer Verarbeitung, sozialer Anerkennung) verbindet. Doch die „Bauern" sind in jedem Land, sogar in jeder Region, anders und haben ihre eigenen Vorstellungen. Das bemerken wir gerade dann, wenn wir in unseren Beratungen mit Menschen arbeiten, die aus anderen Ländern der Welt kommen und Lebensmittel oder Speisenkombinationen als schmackhaft empfinden, die sich Europäer nur schwer vorstellen können oder die sie möglicherweise sogar als abartig empfinden. Hätte man uns vor 30 Jahren rohen Fisch aufgetischt, wären wir wohl ähnlich entsetzt gewesen; mittlerweile gilt Sushi auch bei uns als vornehm und leicht, als gesundes Fastfood.

Lebensmittel, die man kennt, isst man immer wieder. Und was man nicht kennt, ist fremd. Dazu gibt es interessante Studien mit Kindern, deren Geschmack – zumindest, solange sie nicht in die Schule gehen – repräsentativ dafür ist, was zu Hause auf den Tisch kommt. In einer TV-Sendung wurden Kinder als Probeesser eingeteilt. Sie durften mit verbundenen Augen zwei gleiche Speisen kosten, allerdings war eine frisch von einem Spitzenkoch zubereitet, die andere war ein nach der Packungsanleitung zubereitetes Fertigprodukt. Von Fruchtjoghurt über Ketchup bis hin zur Gemüsesuppe wurde alles Mögliche aufgetischt. Der Spitzenkoch hat sich wahnsinnig ins Zeug gelegt, hat besonders feines Ketchup gezaubert und eine cremige Gemüsesuppe kreiert. Doch die Kids waren sich einig: Die Fertiggerichte hatten die Nase vorn. Weit vorn! Wie kann so etwas sein, fragt man sich als Zuseher. Wir überlegten, wie die familiären Hintergründe der Kinder sein könnten. Wird zu Hause noch frisch gekocht? Welche Speisen bekommen sie im Kindergarten oder in der Schule vorgesetzt? Warum identifizieren sie ausgerechnet mit Geschmacksverstärkern und Aromen angereicherte Speisen als Leckereien? Vermutlich deshalb, weil es bekannt und erfahrungsgemäß „sicher" ist, diese Speisen zu essen. Zum Glück ist der Geschmack nicht starr, sondern lässt sich schulen. Das ist alles reine Konditionierung, würde der Psychologe sagen. Und Geschmäcker ändern sich dementsprechend auch im Laufe des Lebens. Man gewöhnt sich an bestimmte Lebensmittel, je öfter man sie probiert. Oder haben Sie als Kind schon Kaffee getrunken, Oliven gegessen oder Schimmelkäse genossen? Wahrscheinlich nicht. Das Interesse an diesen intensiv schmeckenden, teils bitteren oder scharfen Lebensmitteln kommt mit der Zeit, mit der Erfahrung und nicht zuletzt damit, was in einer Gesellschaft als normal, angesehen oder hip gilt. Wir Menschen unterscheiden uns in diesem Punkt stark vom Pandabären. Die mögen nur Bambus. Sonst nichts. Egal, wo sie wohnen. Wir Menschen haben uns jedoch den jeweiligen Regionen angepasst. In manchen Regionen isst man rohen Fisch, anderswo Heuschrecken, in der nächsten Region werden schwarze Eier gegessen. Nun, so weit wollen wir aber nicht gehen ...

Ob nun mit Sushi am Speiseplan oder mit gefüllten Krautrouladen: Die Hauptsache für uns ist, dass wir uns bei der Erstellung von Wochenspeiseplänen für unsere Klienten und Klientinnen vom gewohnten Geschmack nicht so weit entfernen, dass Skepsis aufkommt. Dennoch möchten wir auch zu Neuem anregen – doch das liegt nicht allein in der Verwendung exotischer Produkte, sondern auch in der Zubereitungsart und der Würzung. Unsere Ambitionen, uns nach dem Geschmack unserer Kunden zu richten, werden entgegen unserer Einschätzung kurioserweise aber nicht immer nur positiv aufgenommen. Frau W. beispielsweise konnte mit dem augenscheinlich „normalen" Essen in ihrem Ernährungsplan anfangs gar nicht umgehen. Auf den ersten Blick erschienen ihr die Speisen fast zu gewohnt, die Mengen sogar verhältnismäßig groß zu dem was sie glaubte, essen zu dürfen, um abzunehmen. Allein diese Tatsache löste in ihr eine richtige Blockade aus, die so weit ging, dass sie dem Ernährungsplan nicht vertrauen und nicht so recht ins Programm finden konnte. Daraufhin entwickelten wir für Frau W. einen Spezialplan. Dieser enthielt ebenfalls normale Lebensmittel aus normalen Supermärkten, aber insgesamt mit weniger Variation und mit mehr an „Diät" erinnernden Speisen wie Pumpernickel, Cottage-Cheese oder einem Shake als Mahlzeitenersatz. An der Nährstoffbilanzierung hat sich im Grunde nichts geändert, schließlich mussten wir die Versorgung mit allen Vitaminen und Mineralstoffen gewährleisten. Frau W.s Blockaden lösten sich zum Glück mit der Zeit. Für sie war es wichtig, etwas wirklich anders zu machen als zuvor. Nur die bewusste Zusammenstellung der Mahlzeiten und die genauen Mengenangaben reichten für ihren Kopf nicht. Das genaue Gegenteil kann aber ebenso passieren. Vor allem Männer reagieren auf bekannte Speisen in den Ernährungsplänen sehr positiv. Sie sind allerdings verwundert, warum sie mit einem Chili con Carne abnehmen können. Schließlich macht das Chili beim Mexikaner ihrer Meinung nach alles andere als schlank (dabei vergessen sie häufig, dass sie nicht von einer Portion Chili zunehmen, sondern dass die drei großen Bier das Problem sind). Dass bei der heimischen Zubereitung des Chilis der Unterschied zusätzlich in der Fettmenge bei der Zubereitung, in der Wahl der Fleischqualität und Fleischmenge und im hohen Gemüseanteil liegt, ist für viele Herren der Schöpfung noch extra faszinierend. Das einfache Fazit lautet: Sie freuen sich, dass sie weiterhin ihre Lieblingsspeisen essen dürfen, und wir freuen uns, dass das Abnehmen so schnell und einfach funktioniert.

Nun, da wir gelernt haben, dass Geschmack kein starres Konstrukt ist, zu dem wir für unser restliches Leben verdonnert werden, können wir daran arbeiten. Wir haben eine sehr gute Freundin, die genau das gemacht hat. Sie hasste Kichererbsen wirklich abgrundtief. Vor vier Jahren wurde sie erstmals von uns damit konfrontiert, und schon der erste Bissen war eine Qual für sie. Doch anstatt zu sagen, das ist ekelig, das isst sie nun nie wieder, war es für sie eine spannende Herausforderung, sich mit den beigefarbigen Kugerln anzufreunden. Eine Herausforderung, der sie sich selbst stellen wollte – wir zwangen sie keineswegs dazu (uns kann es schließlich egal sein, ob sie Kichererbsen isst oder nicht). Jedenfalls hatte sie einmal gehört, dass man ein Lebensmittel 17-mal kosten müsse, bis man weiß, ob es einem schmeckt. Das klingt viel, aber sie wollte es riskieren und sich durchkosten: durch Hummus, einen Kichererbsen-Aufstrich, durch Kichererbsen in Curry-Gerichten, durch Kichererbsen im Salat. Langsam, aber sicher wandelte sich die Abscheu zu einem neutralen Gefühlszustand. Nachdem sie auch selbst mit Kichererbsen zu kochen begann, änderte sich ihre Meinung sehr schnell. Sie hatte herausgefunden, welche Gewürze sie in Kombination mit Kichererbsen mag und welche nicht. Seither darf Hummus bei keinem Brunch und keiner Party mehr fehlen!

Was verlieren Sie, wenn Sie neue Lebensmittel probieren? Keiner verbietet Ihnen, die geliebten und gewohnten Speisen, nicht einmal wir Ernährungsberaterinnen. Jede Woche drei Mal Burger und Pommes finden wir allerdings nicht besonders vielfältig. Es kann schön sein, mehr Vielfalt hineinzubringen! Angenommen, Sie probieren nur ein Mal im Monat ein neues Lebensmittel aus, das Sie im Supermarkt mitnehmen, ohne es zu kennen. Sie werden sich mit der Zubereitung auseinandersetzen, es kosten und bewerten. Wenn es okay ist, kriegt es vielleicht noch eine Chance, und noch eine und noch eine. Das eine oder andere Aha-Erlebnis werden Sie so sicherlich haben dürfen. Und zusätzlich kriegen Sie auf diese Weise jedes Jahr zwölf neue Lebensmittel auf Ihren Speiseplan.

6. „Ich habe doch keine Zeit!"

Eines Tages ereilte uns die Frage eines Interessenten am Telefon: „Ich möchte 20 Kilo abnehmen, aber ich habe keine Zeit, um zu trainieren und zu kochen. Werde ich es trotzdem schaffen können?" Unsere gedachte Antwort in solchen Fällen könnte nun sein: „Wenn Sie für nichts Zeit haben, haben Sie doch auch zum Essen keine Zeit, oder?" Schieben wir den Sarkasmus beiseite, dennoch müssen wir ehrlich sein: Der Tag hat 24 Stunden. Punkt. Daran zweifelt niemand. Und mehr als diese 24 Stunden können auch wir nicht aus dem Tag rausholen. Auch wir haben eigentlich keine Zeit zum Trainieren. Es gibt immer etwas anderes zu tun, das auch wichtig ist; das geht jedem so, der Supermarktverkäuferin oder dem Supermodel, dem Spitzensportler oder dem Schauspieler. Job, Kinder, Haushalt, Erledigungen. All diese Dinge fressen enorm viel Zeit. Ja, wer sich Personal leisten kann, hat es vielleicht ein klein wenig besser, aber ist das die einzige oder optimale Lösung? Nanny, Haushaltshilfe und Personal Assistant? Für uns gibt es das nicht, und die meisten unserer Klientinnen und Klienten haben diese Art von Unterstützung leider auch nicht an ihrer Seite.

Bisher gab es noch keinen Klienten, der zu uns gekommen ist und gesagt hat: „Frau Pabst, ich komme jetzt zu Ihnen, weil mir langweilig ist und ich ohnehin nichts Besseres zu tun habe." Aber warum hat man keine Zeit? Vielleicht ist Ihr Terminkalender berstend voll, und von Montag bis Freitag ist das Essen nur ein Krampf? Unser Tipp für diesen Fall: Sehen Sie es technisch. Essen muss man. Sie haben früher gegessen (vielleicht eher nebenbei und nicht besonders ausgewählt), und Sie werden in Zukunft essen müssen. Erstaunlicherweise sehen wir in der Praxis, dass die Umsetzung eines Ernährungsplans in einem engen Terminraster fast immer besser funktioniert als bei Personen ohne vorgegebenen Tagesrhythmus. Ebenso gibt es Unterschiede zwischen Werktagen und freien Tagen oder Wochenenden. Da denkt man, dass man gesund kochen könnte, wenn man nur die Zeit dazu hätte. Doch an der Menge ändert das nichts. Wer eine Mahlzeit mangels Zeit einfach technisch sieht, isst eine simple schnelle Brotmahlzeit aus unserem Plan. Ein Kornweckerl, eine bestimmte Menge Käse oder Schinken, eine Packung Cocktailtomaten. Fertig. Das mag nicht besonders kreativ sein und ist auf Dauer nicht abwechslungsreich, aber in Stresszeiten reicht es aus. Wer Zeit hat, kann sich diese Mahlzeit auch zu kreativen Weckerl-Variationen mit Hühnchen oder Tofu, Senfcreme oder Kräutertopping, Karottenraffelstreifen oder Kohlrabi abwandeln.

Beim Sport ist es ähnlich. Niemand sagt von sich aus, dass er Zeit für das Training hat. Die Statistiken zeigen es, und man spürt es ehrlich gesagt auch selbst: Genauso, wie die Zeit für Lebensmitteleinkauf und Zubereitung immer weniger wird, ist die Menschheit auch immer weniger in Bewegung. Doch ist es wirklich so, dass keine Zeit verfügbar ist? Denken Sie einmal nach, es stimmt doch meist nicht. Wir haben viele Klientinnen, die es geschafft haben, abzunehmen. Sie hatten auch nur 24 Stunden pro Tag zur Verfügung, sie hatten oftmals Kind und Kegel zu managen und einen oder mehrere Jobs zu erledigen. Was machen sie anders? Sie haben gelernt, ihre Zeit effektiv zu nutzen, sie zu planen und zu organisieren, und das schon im Voraus. Das muss man lernen, denn sonst kommen die alten Gewohnheiten und halten uns davon ab. Dann landet man nach der Arbeit auf der Couch und zwei Stunden verrinnen im Nu. Zwei Stunden, die effektiv für Laufen, Duschen und sogar Kochen genutzt werden könnten. Aber das ist doch keine Erholung nach dem anstrengenden Tag, mögen Sie jetzt sagen. Stimmt nicht, sagen wir. Denn so bauen Sie Stress ab, sogar noch besser und effektiver als bei einer reinen Couch-Session; so haben Sie mehr Energie, auch für die Freizeit, und langfristig können Sie diese Freizeit intensiver genießen. Probieren Sie es aus. Sie fragen, wie? Planen Sie es! Das ist produktiv und Sie halten Ihre Regeln auch gleich schriftlich fest.

Und das mit dem Kochen ist einfach erklärt: Kochen ist Übungssache. Bei gesunder Ernährung geht es nicht darum, ein Spitzenkoch zu werden, nach Nouvelle Cuisine zu kochen und mit der Molekularküche zu experimentieren. Nur, wer nie kocht, braucht vermutlich ewig, um Zwiebeln zu schnippeln und Karotten zu schälen. Man hat keine antrainierten Abläufe und organisiert die einzelnen Handgriffe falsch. Schon beim Einkauf entscheidet sich, ob die benötigten Zutaten zu Hause verfügbar sind oder nicht. Unsere Klienten berichten, dass sie schon nach zwei Wochen wissen, welche Zutaten sie immer zu Hause haben können, und das erleichtert die Einkaufsplanung ungemein. Außerdem entwickelt man mit der Zeit eine Routine und automatisiert die Vorgänge in der Küche.

Ursula sagt: „Ich zum Beispiel bin jemand, der – noch bevor feststeht, was gekocht werden soll – schon einmal die Zwiebel schält. Die kommt sowieso überall dazu." Man fängt mit dem an, was als Erstes gebraucht wird oder was am längsten dauert, nicht mit dem, was man am liebsten macht (oder wogegen man die wenigsten Abneigungen hat, denn Kartoffelschälen ganz am Schluss bringt schließlich wenig, wenn alles andere schon fertig ist). Nudelgerichte sind so in zehn Minuten fertig – und diese zehn Minuten geben nur die Nudeln vor, denn dann sind sie durch, und zeitgleich auch die Sauce. Auch Suppen brauchen nicht lange, schließlich empfehlen wir nicht, das Gemüse totzukochen. Und selbst mit ausgewogen zusammengestellten Brotmahlzeiten kommt man an hektischen Tagen locker über die Runden. Diese Ausrede lassen wir also nur mehr ungern gelten. Ein bisschen Zeit muss man sich nehmen – und der Rest ist Organisation und Planung, wie man dieses bisschen Zeit am effektivsten nutzt. Verstehen Sie uns nicht falsch, wir sagen nicht, dass Sie faul sind. In der Praxis bekommen wir oft Erfahrungen unserer Klientinnen mit, die zum Beispiel so aussehen: „Ein Wahnsinn, was eine Woche ändern kann. Ich war so tatenlos, so antriebslos. Erschreckend, wie wenig ich auf die Reihe bekam. Ich hatte keine Energie, und die, die ich hatte, verwendete ich, um hinter meinen Kindern her zu sein. Ich bin der festen Überzeugung, dass ich deswegen so wenig Energie hatte, weil ich nur träge machende Sachen in mich hineinstopfte. Wirklich! Ich habe gegessen, und vom Essen war ich schon wieder müde. Zum Glück bin ich jetzt diesem Teufelskreis entkommen." Von derartigen Erfahrungen können wir erzählen; viel besser ist es allerdings, wenn Sie solche oder ähnliche Erfahrungen selbst machen. Wenn Sie erkennen, dass alles leichter läuft, wenn Ihre Maschine „Körper" mit allen Schmierstoffen und Treibstoffen gefüttert wird!

Immer wieder hören wir: „Wenn ich nur die Zeit hätte, dann würde auch ich gesund kochen und abnehmen können." Nur, an der Zeit liegt es meist nicht. Denn wir stellen bei einer längerfristigen Beratung oftmals fest, dass unsere Klienten und Klientinnen sich an Tagen, an denen sie wenig Zeit haben, um einiges leichter tun, einen Ernährungsplan umzusetzen, als zum Beispiel an Wochenenden oder Tagen, an denen sie frei haben. Das klingt eigenartig, doch in den etwas starren Vorgaben der Alltagsstrukturen (Aufstehen, Arbeitsbeginn, Mittagspause, Kaffeepause, nach Hause fahren, Einkaufen, Abendgestaltung) wird das neue Essen routinemäßig integriert. Das Essen wird geplant und vorgekocht. Der Plan wird hierbei oft als Hilfestellung empfunden, nicht als Einschränkung. Er gibt vor, was man einkaufen muss, liefert die Ideen und bringt Vielfalt (häufig mehr Vielfalt, als es bisher beim Mittagessen im Büro gab). An freien Tagen dagegen ist auf einmal viel mehr Zeit vorhanden, und man könnte alles machen, was man will. Nur allzu selten wird diese Zeit genutzt, um zu kochen – gesund zu kochen, nicht einmal extra aufwendig. Es ist verständlich, dass es in der Freizeit interessanter ist, spontan etwas zu unternehmen. Spontaneität in allen Ehren, aber spontanes Verhalten und klare Essensregeln passen nicht zusammen.

Zurück in unserem hektischen Alltag: Essen müssen wir. Ob Sie zum Supermarkt gehen und eine Leberkäsesemmel holen oder dort einen Salat einpacken, dauert gleich lange. Daran liegt es also nicht. Essen bestellen? Eine Pizza kommt frühestens nach 30 Minuten geliefert. Klar, in der Wartezeit kann man weiterarbeiten. Aber unsere Pizzatoasts sind in fünf Minuten belegt, der Rest ist auch hier nur Wartezeit, bis sie goldbraun gebacken sind. Und die fünf Minuten sind so wenig Zeit, sie sollten es Ihnen wirklich wert sein. Das Rezept für unsere Pizzatoasts finden Sie übrigens im Anhang bei den Rezeptideen.

7. „Ich bin nicht zum Dünnsein bestimmt!“

Es kommt nicht darauf an, wie der Wind weht,
sondern darauf, wie wir die Segel setzen.

„Das sind die Gene.“

„Das liegt an den Drüsen, also an den Hormonen.“

Das sind nur zwei der beliebtesten Ausreden; und die werden nicht nur anderen gegenüber verwendet, sondern auch für den eigenen Kopf. Natürlich gibt es viele Faktoren, die das Dünnsein nicht erleichtern. Aber wer will schon „dünn“ sein? Wohl proportioniert und gesund ist angebrachter. Nur, lügen Sie sich nicht selbst an! Sie haben wirklich Angst, es liegt an Ihrer Schilddrüse? Dann lassen Sie sich bitte untersuchen und sprechen Sie mit Ihrem Arzt über eine gute Einstellung. Die Schilddrüsenunterfunktion gibt es, und sie ist sicherlich nicht förderlich beim Abnehmen; aber wer ein Ziel hat, kann trotzdem loslegen. Übrigens: Das Leben ist nicht fair. Wir hatten das schon in einem anderen Kapitel. Natürlich ist es schwieriger, mit Rahmenbedingungen wie einer Schilddrüsenunterfunktion oder Diabetes abzunehmen. Dennoch klappt es, wir sehen es an unseren Klienten immer wieder. Und was noch viel schöner ist: Die Ärzte sind bei den Kontrolluntersuchungen begeistert. Denn fast immer werden die Werte besser, und der Einsatz von Medikamenten kann oft reduziert oder gänzlich überdacht werden.

Bleiben die Gene. Sind sie an allem Schuld? Es ist schwierig, die Gene als alleinigen Faktor zu identifizieren, denn immer spielen die persönlichen Erfahrungen, Erziehung und Vorbilder eine Rolle. Der eine ist willensstärker und disziplinierter als der andere – ist das angeborene Persönlichkeit oder erlerntes Verhalten? Sportlich oder Couch-Potato – erlernt oder in der DNA verankert? Wir werden es nicht klären können. Und es bringt uns letztlich nichts. Denn was würden Sie tun, wenn Sie wissen, Sie haben mehrere Dick-Gene in sich, möchten aber schlanker werden? Wir sagen es Ihnen: Entweder Sie starten los – oder eben nicht. Das Jammern über die Gene hat nämlich noch niemanden schlank gemacht. Erinnern Sie sich: Wenn wir unseren Stammbaum durchsehen, müssen wir feststellen, dass auch wir die Gene nicht so recht auf unserer Seite haben. Doch es klappt trotzdem, sie in Schach zu halten! Irgendwann wird es Gentests für vieles geben, so einiges gibt es bereits. Da fällt uns ein Beispiel aus einem bekannten TV-Format im deutschen Fernsehen ein. Der Moderator Günther Jauch hatte in seiner Sendung Gentests durchführen lassen, die angeblich etwas über die Gesundheit aussagen sollten. So ein Test-Kit aus dem Internet ist schnell bestellt, und um einige hundert Euro erleichtert kann es losgehen. Nur zum Spaß hat Günther Jauch selbst Blut eingeschickt und auf seine genetische Veranlagung, bestimmte Krankheiten zu bekommen, untersuchen lassen. Tatsächlich erhielt er als Resultat, eine hohe Neigung für eine Unverträglichkeit zu haben: Laktoseintoleranz. Der Moderator fand es daraufhin wahnsinnig lustig, seine Assistenten um ein großes Glas Milch zu schicken, um es in einem Zug zu leeren. Seiner Meinung nach verträgt er Milch nämlich ohne Probleme. Ist der Test nun falsch? Oder Herr Jauch einfach unempfindlich? Gentests können das Vorhandensein bestimmter Gene aufzeigen, die mit der Häufigkeit bestimmter Krankheiten in Verbindung stehen. Sie zeigen also lediglich eine vorprogrammierte Neigung, eine Krankheit oder eine Unverträglichkeit zu bekommen. Ob der Fall wirklich eintritt, hängt mitunter ebenso von anderen Faktoren ab. Wenn der Test nun gezeigt hätte, Herr Jauch hätte eine genetische Neigung zur Adipositas, also zu Übergewicht, wäre dieses Beispiel bei Herrn Jauch – der sehr schlank ist – ähnlich skurril gewesen. Im Hinblick darauf, dass wir unsere Gene ohnehin nicht modifizieren können, müssen wir lernen, damit zu leben.

8. „Und was ist, wenn die Kinder streiken?"

Eine Ernährungsumstellung ist etwas Großes, denn sie betrifft nicht nur die Nahrung, die Sie in Ihren Mund schieben. Sie betrifft auch das soziale Leben, allem voran die eigene Familie. Sorry, wir werfen Männer und Kinder hier oft in einen Topf, auch wenn wir den Männern später noch ein eigenes Kapitel widmen. Doch meist sind es die Frauen, die die Ernährung umstellen, und der Rest der Familie wird (mehr oder weniger freiwillig) integriert oder wehrt sich. Wenn Sie nun ein Mann sind, haben Sie es auch nicht automatisch leichter, denn auch Frauen können stur sein und auf ihrem eigenen Weg beharren, sodass Sie mit Ihren Verbesserungen allein sind. Die Regeln gelten dann für Sie genauso. Wie oft hören wir, dass Diäten bisher nicht funktioniert haben, weil die Kinder oder Angehörigen nicht mitgemacht haben. Zur Lösung dieses Problems gibt es zwei Ansätze, die man verfolgen kann, wobei sie nicht als Einzelmaßnahmen, sondern als sich ergänzende Faktoren gesehen werden sollten, denn sie gehören zusammen.

In erster Linie sollten Sie eine Ernährungsumstellung zum Zweck des Abnehmens für sich selbst machen. Als Erstes gilt daher: Machen Sie Ihren Erfolg nicht davon abhängig, ob die Familie mitmacht. Freuen Sie sich, wenn es so ist. Aber geben Sie nicht auf, wenn dem nicht so ist. Die Methode muss Ihnen gefallen, nicht Ihren Kindern oder Ihrem Mann. Wir hören oft, dass es unpraktisch ist, für sich selbst, den Mann und die Kinder unterschiedliche Speisen zu kochen. Das ist der zweite Punkt, denn das würden wir nie fordern. Haben Sie eine Oper zu Hause? Nein? Dann gibt es auch kein Wunschkonzert. Sind Sie ein Gasthaus? Nein? Dann wird es auch mit dem À-la-carte-Essen eng. Fordert das Ihr Partner? Oder glauben Sie nur, dass es so ist? Wenn Sie für das Kochen zuständig sind, dann probieren Sie die neue Küche aus, ohne sofort allen zu offenbaren, dass jetzt alles anders, viel gesünder und leichter ist. Das schürt nur Angst, dass geliebte Speisen nie mehr so sein werden, wie sie bisher waren. Manchmal fällt sogar niemandem auf, dass etwas anders läuft, schließlich steht immer noch genug Essen auf dem Tisch. Vielleicht waren Sie auch früher schon sehr experimentierfreudig, und aus diesem Grund fällt die neue Kochweise auch kaum auf? Wie Sie Ihrer Familie die neuen Mahlzeiten verkaufen, müssen Sie wissen, denn nur Sie kennen den Geschmack von Mann und Nachwuchs. Es gibt allerdings ein paar allgemeine Regeln, die den Anfang erleichtern können.

Männer stehen meist nicht besonders auf extraleichtes Grünzeug ohne Dressing und Beilagen, und auch sehr alternative Körnerkost wird es bei ihnen schwer haben. Kinder werden bei Rohkost skeptisch, Gemüse in Nudelsaucen verpackt macht ihnen dagegen selten etwas aus. Solange ein bisschen Fleisch, normale, gewohnte Lebensmittel wie Nudeln, Reis und Kartoffeln in irgendeiner Form verpackt auf dem Teller liegen, wird es kein großes Aufmucken geben. Dass vielleicht etwas mehr Gemüse auf dem Tisch ist, mag für den einen oder anderen zwar auffällig sein – solange Sie aber niemanden zum Aufessen zwingen (wegen der Vitamine!), müssen Sie nicht mit großer Gegenwehr rechnen. Überlegen Sie einmal: Sie selbst machen die Umstellung, weil Sie es für sich persönlich so beschlossen haben. Genauso, wie Sie Ihre Haare so tragen, wie Sie es für sich beschlossen haben. Oder Ihre Kleidung. Wird da ungefragt etwas geändert, löst das Widerstand aus. Sie wären auch verstört, würden wir Ihnen auf einmal sagen, dass Sie ab sofort grüne

Haare und einen orangefarbenen Overall zu tragen haben. Das passt nicht in Ihr Selbstbild. Ebenso passt es nicht in das Selbstbild eines Mannes, zum Vegetarier degradiert zu werden, wenn er das nicht selbst für sich beschlossen hat.

Für uns ist die Sache klar: Wir möchten es unseren Klienten und Klientinnen einfach machen, die neue Ernährungsform zu leben. Einfach machen heißt in unserem Fall, wir gestalten Ernährungspläne, die in den Alltag der jeweiligen Personen passen. Unsere Haltung ist zudem eine, die fest davon ausgeht, dass eine gesunde Ernährung nicht allein von alternativen, ökoangehauchten (nichts gegen bio!) Lebensmitteln abhängt, sondern von der allgemeinen Lebensmittelauswahl und der Zusammenstellung in einer gewissen Menge. Und so stehen auf unseren Ernährungsplänen immer wieder Spaghetti Bolognese, Cordon bleu (aber natur) oder Topfenpalatschinken. Alles Mahlzeiten, die man auch gesund, leicht und ausgewogen bilanzieren kann, es hängt nur von der Menge ab, die auf dem Teller landet, und von den Produkten, die man zur Zubereitung verwendet. Dieser Haltung verdanken wir, dass so manche Hausfrau verwundert ist, dass sie für die ganze Familie „nach Plan" kochen kann.

Genau so ging es Frau V. Sie ist in der Landwirtschaft tätig und kocht für mehrere Generationen. Das machte es bisher schwierig, für sich selbst ein Ernährungskonzept zu finden, ohne ständig doppelt kochen zu müssen. Sie selbst hatte das Ziel, abzunehmen. Darauf war der individuelle Plan ausgerichtet. Zusätzlich wurde ein bisschen auf den Geschmack der Familie geachtet: Alle zwei Wochen gab es am Freitag eine Süßspeise, abwechselnd mit Fischgerichten. Das waren alle so gewohnt. Es war und ist kein Problem für uns, so etwas in bilanzierte Ernährungspläne aufzunehmen. Frau V. nahm ab, das konnten wir in den Kontrollen messen. Dass der älteren Generation die neue Kost nicht nur schmeckte, sondern ihr ganz nebenbei zu besseren Blutzuckerwerten verhalf, war ein positiver Nebeneffekt, der selbstverständlich gerne in Kauf genommen wurde.

Bei Kindern ist die Sache mit dem Essen auch altersabhängig. Kleine Kinder müssen sich erst eine eigene Meinung darüber bilden. Es wirkt manchmal so, als würden sie nur Nudeln oder nur Tomaten essen und als wäre das alles total einseitig. Mal werden keine roten Speisen gegessen, dann nichts, was rund ist, dann taucht die Vorliebe für Brokkoli und Räucherlachs auf. Es gibt wenig, was wir noch nicht gehört hätten. Aber Kinder haben noch ein recht gutes Gefühl für Menge, solange man sie nicht „verdirbt“. Verderben kann man Kinder mit Angstmachsprüchen wie „Wenn du nicht aufisst, scheint die Sonne nicht mehr“ oder „In Afrika verhungern die Kinder“. Dass es den Kindern in Afrika nichts bringt, wenn wir in Europa aufessen, wissen wir Erwachsenen, die Kinder fassen es aber nicht als Schmäh, sondern als Drohung auf. Lassen Sie Ihr Kind seinen Appetit ausleben, solange es gesund und aktiv ist! Junge Kinder sind insgesamt sehr begeisterungsfähig. Und solange sie die Welt mit dem Mund erkunden, kosten sie vieles, egal ob rohes Gemüse, Obstschnippel oder Kräuter. Sie machen das instinktiv, aber nur, solange man sie lässt. Integriert man sie also in den Kochvorgang, werden sie alles spannend finden. Bei älteren Kindern kann es schon einmal vorkommen, dass sie auf stur schalten. Wir sind sicher nicht die Kinderexpertinnen, die Ihnen sagen können, wie Sie Ihre Kinder zu erziehen haben. Wir empfehlen Ihnen jedoch, sich nicht von Ihren Kindern erziehen zu lassen; zu einem Elternteil, der kocht, was die Kinder befehlen. In diesem Fall ist unser Tipp: Lassen Sie jedes Familienmitglied eine Mahlzeit aussuchen, die es sich für die nächste Woche wünschen darf. Ihr Mann will Pizza? Gut so, da haben Sie es immer noch selbst in der Hand, was auf Ihr Stück kommt. Ein Kind hätte gerne Fischstäbchen? Sollte klappen. Fünf Fischstäbchen sind ausreichend, und Sie können sich reichlich Cremespinat dazu machen; oder einen

Salat, wenn Sie den Spinat mit dem Blubb nicht so gerne mögen. Es gibt ein zweites Kind, und das hätte gerne Kaiserschmarren? Auch das ist keine große Hürde. Unser Tipp ist: Eine Gemüsesuppe gibt es als Vorspeise, dann ist der Magen schon etwas gefüllt. Solange Sie keine Großfamilie sind, wird von 14 Hauptmahlzeiten der Großteil nach Ihrem Konzept stattfinden können. Sonst müssten wir in einer Beratungseinheit ein individuelles Konzept finden, das für Ihre Familie gelten könnte. Allerdings hilft diese Strategie, damit sich die Familie nicht komplett ignoriert fühlt.

9. „Aber mein Mann macht da sicher nicht mit!"

Abnehmen ist eine sehr persönliche Sache. Möchten Sie dabei bevormundet werden? Nein? Machen Sie nicht den Fehler und zwingen Sie Ihrem Mann oder Ihrer Familie Ihr neues Essverhalten auf. Als erwachsener Mensch will niemand bevormundet werden, auch Ihr Mann nicht. Vielleicht haben auch Sie einige Zeit gebraucht, um Ihre Einstellung zu überdenken. Erst wenn die eigene Einstellung passt, wird man sich dem Neuen öffnen. Zwingt man jemanden zu seinem Glück, schürt man dagegen nur Widerstand. Nun haben Sie vielleicht Ihren Weg gefunden, doch ob Ihr Weg auch der ist, den Ihr Mann gehen will, können auch wir nicht sagen. Natürlich ist der Wunschgedanke da, dass man von Zuhause aus die bestmögliche Unterstützung bekommt. Doch manchmal ist Akzeptanz die idealste Unterstützung, egal, ob der Herr des Hauses höchstpersönlich mitmacht, mitisst oder nur stillschweigend hinnimmt, was um ihn herum passiert. Wenn Sie also nicht gemeinsam den Entschluss gefasst haben, etwas zu ändern, dann werden Sie Ihren Mann nicht kurzfristig umerziehen können. Besonders schwer haben es

Damen, die einen untergewichtigen Mann „zu versorgen haben", damit er nicht vom Fleisch fällt. Einen Mann, der abends mit einem Bärenhunger heimkommt und auf sein üppiges Abendessen wartet. Schließlich hat er den ganzen Tag über noch kaum etwas gegessen. Und da alleine zu essen bekanntlich nicht so schön ist, muss man dem Mann Gesellschaft leisten. Jetzt liegt natürlich die Ausrede nahe: Wenn der Mann nicht mitmacht, ist Abnehmen unmöglich. Wir behaupten – wer hätte das gedacht – natürlich das Gegenteil. Nicht, dass es womöglich bessere Voraussetzungen gäbe, aber es ist mit der richtigen Einstellung machbar. Beispielsweise spricht absolut nichts gegen ein gemeinsames Abendessen. Es muss schließlich nicht zwingend auf beiden Tellern exakt das Gleiche liegen!

Frau L. hat das so gelöst: Auf ihrem Ernährungsplan stand das Gericht Spaghetti Bolognese. Sehr gut, denn das kennt ihr Mann, und er mag es sogar gerne, sagte sie. Im Grunde war das Rezept auch dem sehr ähnlich, wie sie es kannte, nur die zum Kochen verwendete Ölmenge war deutlich geringer. Aber in einer Sauce wird das wohl keiner merken, auch das magere Faschierte und das hineingeschummelte Gemüse sind einen Versuch wert. Der einzige Unterschied auf dem Teller war die Nudelmenge, und zur Sicherheit hat Frau L. für ihren Mann weiße Nudeln gekocht, sie selbst wollte die Vollkornnudeln probieren. Das Experiment hat übrigens geklappt, die Bolognese-Sauce kam sehr gut an, und Herr L. war erstaunt, dass seine Frau, die „auf Diät ist", so etwas essen darf. Und vielleicht klappt es beim zweiten Mal auch für beide mit den Vollkornnudeln.

Wir kennen aber auch ein anderes Fallbeispiel: Eine auf den ersten Blick deutlich bessere Ausgangssituation war bei Paar C. gegeben, schließlich kam es zusammen zu uns und wollte gemeinsam abnehmen. Gleiches Ziel, und alles läuft automatisch? Schön wäre es, aber leider gilt das nicht immer. Normalerweise steht man sich beim Wunsch, abzunehmen, vor allem selbst im Weg. Hier hat man aber noch ein Paar Füße mehr, das hinderlich sein kann. Wenn man in einer Beziehung gemeinsam dicker wurde, hat das häufig den Grund, dass gerne gemeinsam, gut und reichlich gegessen wurde. Und plötzlich soll das anders werden? Fast täglich erging es Paar C. ähnlich. Er oder sie, manchmal sogar beide, fanden Gründe dafür, warum sie nicht nach Plan essen konnten. Und wenn der Partner das schon so logisch und schlüssig ergründet hatte, musste er quasi recht haben. So schaukelte man sich langsam hoch und entfernte sich im Doppelpack immer weiter vom Plan.

Freuen Sie sich, wenn Sie Unterstützung bekommen. Fordern Sie die Unterstützung aber nicht auf Teufel komm raus ein. Seien Sie egoistisch. Ihre Ernährung ist schließlich etwas sehr Persönliches. Vielleicht müssen Sie auch erst lernen, zuerst an sich selbst zu denken.

10. „Aber ich kann nicht kochen!"

Glauben Sie nach all unseren Kapiteln wirklich noch, dass Sie exzellent kochen lernen müssen, damit Sie abnehmen können? Machen wir einmal den Umkehrschluss: Sind alle Menschen, die kochen können, automatisch schlank? Ich muss zugeben, dass ich es immer wieder bewundernswert finde, dass einige Spitzenköche auch eine Spitzenfigur haben. Sicher nicht alle, aber in dem Business ist das sicherlich nicht einfach. Ständig umgeben von exquisiten Zutaten, neue Kreationen müssen mehrfach probiert und verkostet werden, bis sie perfekt sind. Kein leichter Job, im wahrsten Sinne des Wortes.

Gibt es also auch einen Ernährungsplan, der gänzlich ohne Kochen auskommt? Wir behaupten: Ja. Ideal ist so ein Plan vielleicht für den Sommer, aber rein aus Sicht des Abnehmens und der Nährstoffversorgung brauchen wir keine warmen Mahlzeiten. Das bedeutet jedoch nicht, dass man ausschließlich auf Rohkost umstellen muss. Schließlich gibt es auch gekochte Lebensmittel, die kalt gegessen werden. Brot zum Beispiel war schon im Backofen, und die Bohnen aus der Dose, die in einen Salat kommen, sind ebenfalls bereits gekocht und nicht roh. Es ist vielmehr ein psychisches Verlangen, täglich eine warme Mahlzeit zu sich zu nehmen. Das sind die meisten von uns einfach gewohnt. Und aus diesem Grund ist es schon klug, ab und zu den Kochlöffel zu schwingen. Aber mit drei bis vier Mal Kochen pro Woche kommen auch die großen Kochmuffel zurecht.

Wir hatten und haben wirklich viele Klienten, die einfach nicht das Glück hatten, das Kochen in der eigenen Familie zu lernen. Plötzlich ist man Student, wohnt weit weg von daheim, und Hotel Mama hat geschlossen. Mittags steht nicht automatisch warmes Essen auf dem Tisch und abends ist der Kühlschrank nicht automatisch gut gefüllt. Da der erste einfache Schritt häufig zu Fertiggerichten und Fastfood führt, führt der Weg nach einiger Zeit mit einigen Kilo zu viel zu uns. Wir gehen daher nicht einmal davon aus, dass unsere Klientinnen geschulte Hobbyköchinnen sind. Wenn Sie gar nicht kochen können, dann scheuen Sie nicht davor zurück, damit anzufangen. Wir haben bereits Ernährungsprogramme für blutige Anfänger erstellt und küchentechnisch bei Adam und Eva angefangen. Kochen kann jeder lernen! Kochen ist wie Kunst – dabei gibt es kein Richtig oder Falsch. Solange es schmeckt, dürfen Sie alles. Das sagen wir als Ernährungsberaterinnen (wir sind schließlich keine Spitzenköchinnen, die beleidigt sind, wenn ihre Kreationen anders umgesetzt werden).

Julia ist von uns beiden sicherlich die bessere und vielleicht auch leidenschaftlichere Köchin. Sie hat viele Kochkurse geleitet, die wir in unserem Institut organisiert haben. Und sie hat regelrecht Schweißausbrüche bekommen, weil die Teilnehmerinnen und Teilnehmer laufend ihre Rezepte – nach Originalton „verunstaltet“, aus allgemeiner Sicht aber einfach nur – neu interpretiert haben. Julia tut es in der Seele weh, wenn sie zusehen muss, wie eines ihrer Lieblingsrezepte adaptiert und verändert wird. Und trotzdem war sie am Ende erstaunt, dass trotz großräumiger Auslegungssache ein Endresultat entstand, das allen richtig gut geschmeckt hat (für Julia zwar anders als gewohnt, aber niemand sagt, dass es nur eine legitime Art der Zubereitung gibt).

Also, trauen Sie sich! So viel kann man gar nicht falsch machen. Sie müssen schließlich nicht mit dem teuersten Rinderfiletsteak anfangen, das, wenn es eine Sekunde zu lang oder bei zu hoher Temperatur in der Pfanne liegt, laut Profikoch gleich „ruiniert“ ist. Gemüse verzeiht dagegen viel. Ein Eintopf oder eine Pastasauce gelingen wirklich jedem. Und ob die Nudeln al dente sind oder nicht, das mag für einen Italiener tragisch sein, nicht aber für Ihren Abnehmerfolg.

11. „Gesunde Ernährung ist ja so teuer!“

Das Gerücht, gesundes Essen wäre so teuer, hält sich nach wie vor hartnäckig. Wir sind immer wieder froh, wenn unsere Klientinnen eigene Erfahrungen machen und dann das Gegenteil erzählen. Denn wer strukturiert und nicht impulsiv einkauft, hat bei der Kassa deutlich die Nase vorn und nach der Kassa noch mehr im Börserl. Man kauft so nicht nur schneller ein, es wird auch günstiger. Wer zum ersten Mal in seinem Leben ein gesundes Gericht kocht und dafür eine Flasche gutes Olivenöl, drei Gewürze, eine Packung Vollkornnudeln und einen Wochenvorrat an Gemüse einkaufen muss, wird im ersten Moment wirklich das Gefühl haben, gesundes Essen wäre teuer. Doch das relativiert sich mit der Zeit, schließlich hält die Flasche Olivenöl (vor allem bei unseren Fettmengen im Plan) mindestens ein paar Monate, und auch die Packung Vollkornnudeln reicht für mehrere Portionen. Von den Gewürzen sprechen wir gar nicht. Sobald ein gewisser Grundstock an Lebensmitteln im Haus ist, kann das günstige Kochen losgehen. Wenn die ganzen Coffee to go in der Früh wegfallen, die spontanen Bäckereibesuche und die Colaflaschen aus dem Automaten, dann spart man dabei so viel Geld, dass das für den ganzen Wocheneinkauf reicht. Natürlich wirkt ein Fertiggericht auf den ersten Blick günstig. Wenn man aber die Portionsgröße ansieht und die Tatsache, dass es nur wenige Stunden satt macht, sieht die Welt gleich anders aus. Gesundes Essen muss also nicht teuer sein, vor allem, wenn man saisonale Grundprodukte kauft. Es kann allerdings teuer werden, wenn man das möchte. In unseren Augen ist das jedoch nicht notwendig. Ein Lebensmitteldiskonter, dessen Namen wir jetzt nicht nennen möchten, hat sich beispielsweise in den letzten Jahren zum Positiven gemausert. Frisches Gemüse zu leistbaren Preisen, vieles sogar in Bioqualität, wird hier, abgerundet von einem tollen Sortiment an fettreduzierten und gut gekennzeichneten Milch- und Fleischprodukten im Kühlregal, angeboten. Auch Tiefkühlfisch und andere Zutaten lassen sich im Wocheneinkauf günstig erstehen. Also: Die Ausrede „Ich habe kein Geld, ich kann mich nicht gesund ernähren“ zählt für uns nicht. Denn Cola, Chips, Schokolade und Tiefkühllasagne, selbst wenn es keine Markenprodukte sind, sind auf Dauer und in Mengen, die zu Übergewicht führen, auch nicht billig.

12. „Ich kann aber nicht jeden Tag einkaufen gehen!“

Da haben wir gleich eine gute Nachricht für Sie: Das müssen Sie auch nicht! Zumindest nicht, damit es mit der gesunden Ernährung klappt. Praktischer und auch günstiger ist ein strukturierter Wocheneinkauf, bei dem alle Grundzutaten eingekauft werden. In unseren modernen Zeiten mit Kühlschrank und Co. kommt man ohne Probleme eine Woche ohne zusätzliches Einkaufen über die Runden. Klar, möchte man frischen Schnittlauch, Vogerlsalat oder frische Beeren essen, empfiehlt es sich, diese Produkte am selben Tag einzukaufen und auch zu verspeisen. Trotzdem, im Notfall tun es auch tiefgekühlter Schnittlauch und gefrorene Beeren, und Kresse kann man selbst auf Watte anbauen.

Bei uns im Büro gibt es häufig sehr hektische Tage. Die Mittagspause ist dann knapp kalkuliert, und Einkaufen vor dem Kochen ist zeitlich nicht drin. An diesen Tagen wird improvisiert, und es ist immer wieder erstaunlich, wie lange man sich von einem angeblich leeren Kühlschrank ernähren kann, wenn es sein muss. Kurz nachgedacht, werden die letzten zwei Zwiebeln mit Dosentomaten und Thunfisch vermischt, Tiefkühlkräuter oder getrocknete Kräuter sind auch immer im Haus, und eine Handvoll Nudeln lassen sich ebenfalls auftreiben. Mit ein paar Kapern aus dem Glas verfeinert, schon ist ein ausgewogenes Essen fertig. Keine Sterneküche, das ist klar. Aber das muss auch nicht sein. Denn manchmal ist Essen eben primär dazu da, satt zu machen und Energie zu geben, der Genussfaktor wird hinten angestellt. Wenn dann wieder Zeit fürs Einkaufen und Kochen da ist, wird unsere Küche auch wieder ausgefallener.

V. Kein Essen aus falschen Motiven

Wenn Hunger nicht das Problem ist,
ist Essen nicht die Lösung.

Wer sein Essverhalten ändern möchte, muss sich damit auseinandersetzen, warum gegessen wird. Warum isst man das Falsche? Oder warum isst man zu viel – ob von gesunden oder ungesunden Lebensmitteln? Schauen Sie hinter Ihre eigene Kulisse, vermutlich steckt nicht der Hunger dahinter. Auch wenn Ihr Gehirn Ihnen Hunger vermittelt, handelt es sich vielleicht um einen Hunger nach etwas ganz anderem. Seien Sie aufrichtig zu sich selbst – solange Sie selbst nicht wissen, warum Sie (zu viel) essen, kommen Sie ehrlich gesagt mit keinem Ernährungsprogramm der Welt an Ihr Ziel. Aber warum passiert es, dass man zu viel isst? Und warum schlägt es sich letztlich aufs Gewicht nieder?

1. Glück und Unglück

Kommt es zum „Frustessen" nur, wenn man unglücklich ist? Oder gibt es auch so etwas wie „Lustessen", wenn man glücklich ist?

Auslöser kann vieles sein: Man nimmt es persönlich, dass einen die Freundin versetzt hat und man alleine shoppen gehen muss. Man ist verärgert, weil der Frisör die Haare zu kurz geschnitten hat. Oder man ist traurig, weil die Kinder schlechte Noten in der Schule haben. Man ist deprimiert, wenn das Wetter nicht passt. Oder vielleicht ist man wütend, weil der Partner auf eine nett gemeinte Geste so ablehnend reagiert hat. Genauso wären aber auch schöne Anlässe Auslöser: Man ist verliebt. Liebe geht bekanntlich durch den Magen, und zu zweit schmeckt es gleich noch einmal so gut. Oder man feiert für sein Leben gerne und kann von sich behaupten, einer der besten Gastgeber im Freundeskreis zu sein. In diesem Moment assoziiert man Essen mit Glück. Doch macht Essen wirklich glücklich, oder ist es nur der kurze Moment – und der wenig beliebte Langzeiteffekt von zu viel Essen macht erst recht wieder unglücklich?

2. Essen aus Langeweile

Wer gibt schon gerne zu, aus Langeweile zu essen? Niemand. Das impliziert, dass man nichts Besseres zu tun hätte. Insofern ist das Thema Langeweile-Essen schwierig. Es tritt häufig dann auf, wenn man den ganzen Tag zu Hause ist und ständig die Möglichkeit hat, zum Kühlschrank zu gehen; und man diese Möglichkeit beim zehnten Impuls auch wahrnimmt. Wenn Sie den ganzen Tag zum Kühlschrank sehen und Ihrem geistigen Auge vorschwebt, was alles darin schlummert und heute noch genascht werden könnte. Selbst wenn man eigentlich beschäftigt ist, etwa mit Fernsehen oder Lesen, ist es für viele nicht genug; auch ein Glas Fruchtsaft, eine Knabberei oder Schokolade müssen her.

Frau A. ist selbstständig. Sie arbeitet zu Hause, und das rund um die Uhr. Sie kann sich jederzeit etwas zu essen machen – und das tut sie auch. Theoretisch sind bei ihr die Voraussetzungen für eine gesunde Ernährung optimal: Sie ist selbst verantwortlich und keinem Kollegen oder Chef eine Erklärung schuldig, warum es im Büro nach Essen riecht. Doch ganz so leicht ist es nicht. An Tagen, an denen die langweilige Buchhaltung ansteht, sucht sie Ablenkung in Form von anderen Tätigkeiten. Laufend marschiert sie zum Kühlschrank und holt eine Kleinigkeit nach der anderen. An Tagen, an denen sie sich ihrer eigentlichen Tätigkeit, dem Grafikdesign, widmen kann, vergeht die Zeit wie im Fluge. Sie versinkt in der Arbeit und vergisst fast darauf, ihre Mahlzeiten einzuhalten.

Wer dieses Beispiel hinterfragt, versteht die Symptomatik. Solange Frau A. mit etwas beschäftigt ist, das ihr mindestens gleich viel oder besser mehr gibt als Essen, sind Schokolade und Kekse nebensächlich. Sobald aber langweilige Tätigkeiten gemacht werden müssen, ist alles andere willkommener, und Naschen geht immer. Wer dieses Muster auch an sich erkennt, sollte gegensteuern. Tun Sie sich selbst etwas Gutes, aber nicht mit Essbarem. Verwöhnen Sie sich mit einem Bad und der buntesten Frauenzeitschrift mit Klatsch und Tratsch, genießen Sie Ihre Lieblingsmusik, tanzen Sie zu extra lauter Musik oder tauchen Sie in der Stupidität des Internets ab und durchstöbern Sie soziale Netzwerke nach Kuriosem. Bringen Sie den Gedanken an Essen weg; denn wenn Hunger nicht das Problem ist, ist Essen nicht die Lösung. Sie werden sehen, wie die Zeit vergeht und wie Sie entspannter weitermachen können. Und wenn es wirklich etwas sein muss, das Ihre Geschmacksknospen verwöhnt, dann suchen Sie sich zum Beispiel zwei oder drei Teesorten, die Sie ab sofort in solchen Momenten zubereiten und genießen möchten.

3. Essen als Belohnung

Frau Z. ist Angestellte und bereits bei uns in Betreuung. Die Arbeit ist gerade etwas stressig, weil eine Kollegin in Karenz ist, somit ist sie ziemlich ausgelastet. Unter der Woche ist sie froh, wenn sie alle Mahlzeiten des Plans schafft. Wenn es besonders hektisch zugeht, wird das Mittagessen schon einmal recht eintönig, und es gibt drei Tage lang denselben Tomaten-Mozzarella-Salat, einfach, weil sie die Zutaten schon vorrätig hat. Und eigentlich schmeckt er auch, das stört sie auch gar nicht. Am Wochenende lässt sie sich dann fallen. Nachdem die ganze Woche fix durchgeplant war, hat sie keine Lust mehr auf Vorgaben. Sie startet mit einem Croissant zum Frühstück, denn das hat sie sich echt verdient.

Frau S. ist vierzig, leitende Angestellte und Perfektionistin. Sie hat gerade ihr erstes Kind bekommen und ist nun in Karenz. Die Kleine ist ihr Ein und Alles und wird natürlich von früh bis spät von ihr umsorgt. Ihr Leben dreht sich um das Töchterchen, Zeit für sich selbst findet sie selten. Geschminkt, so wie sie es früher tagtäglich gemacht tat, hat sich Frau S. lange nicht mehr. Auch adrette Kleidung oder zumindest ordentliche, saubere Kleidung findet sie unpassend, sie würde ohnehin beim Füttern und Bäuerchenmachen wieder angepatzt werden. Außerdem ist sie tagsüber schließlich nur alleine zu Hause. Alle drei Stunden gönnt ihr die Kleine eine kurze Pause. „Ich bin wirklich eine gute Mama. Da habe ich mir jetzt auch etwas verdient", wird der Griff zu Schokoriegel und Gummibärli gerechtfertigt.

Ob die Erziehung von kleinen und größeren Kindern, das Erklimmen der Karriereleiter, das Pflegen von Angehörigen oder soziales Engagement – viele Menschen leisten Herausragendes, und das gehört gebührend gedankt. Wer Derartiges leistet, darf sich dafür auch selbst anerkennend belohnen. Doch ist Essen eine Belohnung, wenn Sie doch wissen, dass Sie davon dicker werden? Belohnen Sie sich etwa gerne mit ein paar Extra-Kilo? Nein? Dann überlegen Sie sich echte Belohnungen. Unternehmen Sie etwas als Ausgleich, gehen Sie ins Theater, Kino oder in ein Konzert. Und wenn es nur ein ausgiebiger Spaziergang ist, nicht nur um den Block, sondern irgendwohin, wo es nett ist. Auch Spazieren in einer Einkaufsstraße zählt, Hauptsache, es wird als angenehm empfunden!

4. Essen als Bestrafung

Wundern Sie sich nicht. Wir kennen auch den Super-Gau an Kontrollverlust. Hier wird nämlich nicht mehr nur aus Frust gegessen, etwa um den Frust mit etwas Angenehmem zu überdecken. Hier geht es auch nicht um einen Heißhungeranfall, weil es einfach so gut schmeckt. Das Essen zur Bestrafung folgt nämlich erst hinterher.

Es gibt solche Tage, an denen von Anfang an nichts läuft, wie es sollte. Der Wecker versagt, weil die Batterie leer ist, dann ist auch noch das Duschwasser kalt, weil es einen Rohrbruch gab. Vielleicht spinnt als Draufgabe auch noch die Kaffeemaschine und will unbedingt entkalkt werden, bevor sie sich entschließt, Kaffee zu brühen. Auf dem Weg zur Arbeit sieht man schon aus der Ferne, dass mit dem Auto etwas nicht stimmt; es hat einen abgerissenen Seitenspiegel, weil irgendein Rowdy offensichtlich nicht aufpassen konnte oder es besonders lustig fand, dagegenzutreten. Das Leben ist so unfair. Die Arbeit ist stressig, die Kunden sind unfreundlich und ungehalten. Und irgendwann denkt man sich: „Warum ich?“ Klar, das sind alles Situationen, die „vom Schicksal“ bestimmt sind, man kann sie kaum steuern und kaum verhindern. Doch trotzdem passiert es, dass man zuerst dem Frust und anschließend der Bestrafung freien Lauf lässt. Zuerst macht man sich über eine ganze Pizza, dann über eine Familienpackung Mini-Magnum (wie skurril) und die Kekse her; und ist enttäuscht – über das Leben an sich, aber vor allem über sich selbst. Man ist sich bewusst, die ganze Sache so gar nicht mehr im Griff zu haben. Dafür bestraft man sich, indem man das restliche bisschen Kontrolle aufgibt. Was ist die Quintessenz: Man hat sich einen schrecklichen Tag noch schrecklicher gemacht, man fühlt sich aufgebläht und dick. Toll gemacht! Wenn Sie sich nur ein bisschen wiedererkennen, machen Sie sich klar, was hier passiert: Sie machen die Situation durch Essen um nichts besser, im Gegenteil.

Frau L. kennt es nur zu gut, wenn das Frustessen in Selbstbestrafung fürs Frustessen abgleitet. Sie berichtete in einer Sitzung über ihr Muster und ihre Bewältigungsstrategie: „Solange ich esse, hat das schlechte Gewissen noch keine Chance. Es kommt erst danach. Dann dreht sich mein Gedankenkarussell: Also lieber weiter essen, um das schlechte Gewissen zu betäuben und es hinauszuzögern? Hinauszögern, bis einem speiübel ist? Nur weiß ich auch selbst, dass es nichts bringt, sich über sich selbst zu ärgern. Meine Freundin ist Psychologin und hat mir geraten, dass womöglich ein Tapetenwechsel helfen könnte, wenn ich in so eine Situation komme. So etwas wie ein Ausbrechen aus der Situation, ein Fliehen aus dem Raum. Raus, etwas frische Luft schnappen. An etwas anderes denken. Mir hat das geholfen."

5. Essen, weil Außenreize locken

Appetit ist die Luxusausgabe des Hungers.
(Anita Daniel)

Wer das natürliche Gefühl für Hunger und Sättigung verloren hat, sucht andere Wege, das Essen zu steuern. Nun wird die Portionsgröße von äußeren Reizen bestimmt, etwa wie viel in einer Packung ist oder was als Portion auf dem Teller serviert wird. Das unsichere Gefühl, was die richtige Menge betrifft, führt häufig dazu, dass Ängste entstehen, zu viel zu erwischen, oder dass man gar nicht mehr aufhören kann. Am Erlernen einer gewissen Selbstkontrolle geht also kein Weg vorbei; doch diese Kontrolle muss nicht alleine durch Kalorien oder Punkte bestimmt werden.

„Wenn im Büro eine Schale mit Süßigkeiten herumsteht, dann greife ich so lange zu, bis sie leer ist", sagt Frau K. Solange sie etwas sieht, will sie es auch haben. Wir reagieren aber auf mehr Reize als nur auf das, was wir sehen. Angenommen, eine Person, mit der Sie telefonieren, schmatzt ungeniert in den Hörer. Oder man hört im Kino die anderen Zuseher Popcorn knuspern. Oder man nimmt den Geruch frühmorgens aus den Bäckereien wahr. Lässt uns das nicht das Wasser im Mund zusammenlaufen? Wir werden laufend beeinflusst. Innenreize wie Magendehnung oder Blutzuckerspiegel sagen unserem Gehirn ziemlich zuverlässig, wann wir essen sollten. Doch die Außenreize lassen sich nicht ausschalten, sie vermitteln Appetit und Gusto, weniger echten Hunger. Wenn wir uns ansehen, wie viel wir bei einer Mahlzeit essen, dann ist das häufiger durch die Portionsgröße gesteuert als durch das Ausmaß des Hungers. Das Riesenschnitzel auf dem Riesenteller ist nicht nur aufgrund der Nährwerte beim Abnehmen kontraproduktiv. Hierzu wurde ein spannendes Experiment durchgeführt: Die Versuchspersonen durften Suppe essen, und zwar so lange, bis sie gut gesättigt waren. Am ersten Tag der Untersuchung durften sie aus einer Suppenschüssel nachnehmen und selbst portionieren. Einige Tage später wurde das Experiment wiederholt, dieses Mal war der Teller jedoch präpariert. Am Boden des Tellers war ein Schlauch montiert, durch den sich der Teller immer wieder von selbst nachfüllte. Der Teller leerte sich also nicht, egal, wie lange weitergegessen wurde. Das Ergebnis war, dass 70 Prozent der schwergewichtigen Personen über die Stränge geschlagen und sich einfach überessen hatten. Normalgewichtige kontrollierten den Außenreiz stärker und aßen in dieser Untersuchung mit dem Trickteller weniger. Zur Sättigung über innere Reize gehören also auch äußere Komponenten, etwa dass man sieht, dass sich der Teller leert.

Kritisch betrachten könnte man in diesem Zusammenhang auch die gängigen Packungsgrößen. Es gibt Personen, die essen ein Sackerl Chips, egal ob 70 Gramm darin sind oder 200. Für den Bauch macht es einen Unterschied, für den Kopf nicht – denn ihm geht es allein darum, die Packung zu leeren. Eine Klientin erklärte uns in der Vorweihnachtszeit, dass es ihr hilft, weniger ihrer selbst gebackenen Kekse zu essen, wenn sie sie gut verpackt hoch oben auf dem Küchenschrank lagert. Dort sieht sie die Kekse nicht und kommt auch nur mit einer Leiter hinauf.

Unsere Tipps, um Außenreizen zu entgehen:

- Kleine Teller verwenden. Das hilft wirklich!
- Eine kleine Portion anrichten; dann darf der Rest der Portion nachgenommen werden, was vielen das Signal gibt, mehr als nur eine Portion essen zu dürfen.
- Zielgerichtet kochen, also zum Beispiel für eine Person auch nur eine Portion.
- Kein Buffet zu Hause veranstalten: Wer unendlich nachnehmen kann, tut es auch.
- Regelmäßige Mahlzeiten einhalten. Das ist wichtig, damit unkontrollierte Gelüste zwischendurch rational als unnötig eingestuft werden können.
- Zu Hause keine Knabbereien und Süßigkeiten offen herumstehen lassen. Pralinen sind keine Dekoration.

6. Essen ist kein Hobby

Wir können alles essen,
es muss ja nicht alles auf einmal sein.

Wir hören oft von Klienten, dass sie unheimlich gerne essen. Und dass sie sich auch sehr gerne und häufig mit dem Essen beschäftigen. Mit allem, was dazugehört: Die Weinverkostung direkt beim Weinbauern ist ein Erlebnis, die Führung durch eine Parmaschinken-Fabrik in Italien bleibt unvergessen, und auch die Besuche von Freunden sind immer mit einem mehrgängigen, selbstverständlich selbst gezauberten Menü verbunden. Das ist einfach so, und die Freunde wissen das auch. Das wird quasi schon erwartet. Neue Rezepte werden recherchiert, exotische Zutaten in verschiedenen Läden besorgt, und es ist eine wahre Freude, den ganzen Tag für das perfekte Dinner in der Küche zu stehen. Dann wird liebevoll der Tisch dekoriert; Kerzen, frische Blumen, natürlich alles abgestimmt auf die Menüfolge.

Klarerweise hat die Nahrungsaufnahme nicht nur eine biologische, sondern auch eine gesellschaftliche Funktion. Und es ist auch legitim, Kochen oder das Interesse für Wein oder traditionelle Speisen als sein Hobby zu nennen. Aber der Akt des sich Essen-in-den-Mund-Steckens darf nicht zum Hobby mutieren. Vor allem dann nicht, wenn man Genuss über Menge definiert. Wenn kleine Portionen einem schon im Vorfeld Tränen in die Augen treiben. Sie finden das übertrieben? Dann haben Sie vermutlich kein Problem mit den Essensmengen pro Mahlzeit. Aber in unseren Beratungen ist das häufig ein Thema.

„Bevor ich 50 Gramm Nudeln für meine Portion verwende, lass ich es lieber gleich bleiben mit der Pasta“, sagte einst eine Klientin zu mir. „Das ist ja ein Witz, dieses mickrige, kleine Häufchen ungekochte Penne. Das verliert sich doch später auf dem Teller. Und wenn ich gerade so richtig Appetit auf die Nudeln bekommen habe, sind sie auch schon wieder weg. Also seien Sie mir nicht böse, Nudelgerichte können wir aus dem Plan streichen." Das taten wir anfangs auch, bis besagte Klientin eines Tages doch nach einem Rezept mit Nudeln fragte, weil sich ihre Tochter das so sehr wünschte. Da nun für zwei Portionen gekocht wurde, sah das Häufchen Nudeln gar nicht mehr so wenig aus, und nach dem Kochen, als die Nudeln unter den Gemüseberg gemischt wurden, waren die letzten Zweifel verflogen und die Pasta schmeckte beiden Damen herrlich. Wir nennen diese Menschen „Volumen-Typ". Hier sind kalorien- und fettreiche kleine Portionen nicht die richtige Wahl, da sie dem Kopf signalisieren, hier keine Sättigung erwarten zu dürfen. Und wenn das kleine Portiönchen dann verschlungen ist, folgt die Wahrnehmung: „Hab ich's doch gewusst, ich bin noch nicht satt!" Dass unser Körper in zwei Minuten des Schlingens auch kein Sättigungsgefühl entwickeln kann, ist bekannt, schließlich dauert dieser Vorgang mindestens 15 Minuten. Daher ist die Strategie der großen Gemüseportionen bei diesem Essensmuster die Lösung. Dann kann nämlich ohne schlechtes Gewissen ein voller Teller leer gegessen werden.

Hobbys: Chatten, Essen und Fußballspielen. In sozialen Netzwerken findet man durchaus Angaben darüber, dass manche Menschen liebend gerne zu essen scheinen. Wir vermuten, dass hier häufig nicht der Genuss exotischer, liebevoll zubereiteter oder besonderer Speisen im Vordergrund steht, sondern Essen als Freizeitbeschäftigung oder aus Langeweile. Indirekt kann Essen schon ein Hobby sein, nämlich dann, wenn jemand gerne verschiedene Restaurants ausprobiert, vielfältige Gerichte testet und immerzu nach neuen Rezepten Ausschau hält. Gerade bei oben genannter Kombination drängt sich uns aber ein eher tristes Bild von kalter, gelieferter Pizza zwischen Fußballübertragungen im TV und dem Chat-Fenster am PC auf. Wenn das Essen darin besteht, zwischendurch unkontrolliert etwas in sich hineinzustopfen, dann ist es kein befriedigendes Hobby. Das ist vielmehr eine schlechte Form der Nahrungsaufnahme, mehr nicht. Essen mögen viele ganz gerne – aber als liebste Freizeitbeschäftigung sollte es nicht herhalten müssen.

7. Vom Genussmittel zum Suchtmittel

Die meisten laufen so sehr dem Genuss nach,
dass sie an ihm vorbeilaufen.
(Søren Kierkegaard)

Wann ist man so weit, dass man einen Neuanfang starten möchte? Muss man erst an einem Tiefpunkt ankommen, wie Süchtige es erleben? Ist es nicht auch eine Art von Sucht, wenn das Leben von Essen dominiert wird? Wenn es schrecklich erscheint, keine Schnitzelsemmel oder Schokolade mehr essen zu dürfen – was beides noch nicht bedeuten würde, verhungern zu müssen? Kann man denn auf Schokolade süchtig sein? Es fühlt sich zumindest für manche Menschen so an.

Die Gratwanderung zwischen Genuss und Sucht ist beim Thema Alkohol für viele einleuchtend. Hier wird zwischen Gebrauch, Missbrauch und Sucht unterschieden. Jemand, der Essen verwendet, um Stress zu bewältigen, um sich zu belohnen oder zu bestrafen, missbraucht es. Es hat dann eine andere Funktion, als ihm ursprünglich zugedacht war, nämlich unseren Körper zu ernähren. Das Missbrauchsverhalten ist dabei risikoreich, immerhin gehen Sie das Risiko ein, zuzunehmen, Ihren Körper zu schädigen – und nicht zuletzt auch, Ihrer Psyche zu schaden. Vertrauen Sie Ihrem Körper, wenn er Ihnen sagt, jetzt ist Zeit für Schokolade? Auch noch dann, wenn er das zum fünften Mal am Tag sagt? Vertrauen Sie einem Körper, der im Stundentakt eine Portion Koffein braucht? Der Unterschied von Nahrungsmitteln und klassischen Suchtmitteln ist, dass Sie essen müssen. Rauchen müssen Sie nicht. Alkohol trinken müssen Sie nicht. Und auch illegale Drogen müssen Sie nicht nehmen. Sie alle bergen ein Suchtpotenzial, aber Sie können natürlich auch ohne leben. Doch ohne Essen können Sie nicht leben. Hier geht es nicht um Abstinenz, die Sie erlernen könnten, sondern es geht darum, Ihrem Körper beizubringen, was normal ist. Das heißt also nicht, dass Sie sich alles, was Ihnen lieb ist, abgewöhnen müssen. Es heißt nur, dass Sie es zuerst planen und diese Normaldosis eintrainieren müssen. Auch wenn es um Schokolade geht. Oder um ein anderes im Geiste „verbotenes Lebensmittel" – und das gilt für alle, die abnehmen möchten. Den Umgang mit Genussmitteln zu trainieren heißt, sie in Qualität und Quantität in einen vernünftigen Ernährungsplan einzuplanen. So lernt auch das Unterbewusstsein, dass es okay ist, diese Lebensmittel zu essen, ohne das bekannte schlechte Gewissen zu entwickeln. Wenn die Basisernährung stimmt, dann lässt sich auch mit gutem Gewissen genießen.

Welche Voraussetzungen gibt es aber für Genuss? Es gibt vieles, was man mit allen Sinnen genießen kann. Sehen, Hören, Riechen, Fühlen. Und Schmecken natürlich auch. Für das Genießen gibt es sieben Grundregeln, die wir im Zuge unseres Studiums in einem Seminar kennenlernen durften. Grundlage für diese Regeln ist die euthyme Therapie nach Dr. Lutz, wobei „euthym" dafür steht, „was der Seele gut tut". Beim Durchlesen werden Sie merken: Mit einem Suchtverhalten oder Missbrauchsverhalten ist Genuss nicht vereinbar.

- Genuss braucht Zeit: Sie brauchen einen gewissen Freiraum, damit sich der Genuss auch entfalten kann. Der schnelle Genuss ist also ein Widerspruch.
- Genuss muss erlaubt sein: Wer sich Schokolade verbietet, kann sie nicht genießen. Daher empfehlen wir, Genussmomente bewusst einzuplanen. Gönnen Sie sich Ihre persönlichen Genusserlebnisse.
- Genuss geht nicht nebenbei: PC, Fernseher oder Telefonieren stören nur. Richten Sie Ihren Fokus wirklich auf den Genuss.
- Weniger ist mehr: Ja, über Lebensmittel, die uns schmecken, möchten wir am liebsten unbegrenzt verfügen. Bei einem Überangebot an Genussreizen wird es jedoch immer schwieriger, den Genuss wirklich zu erleben. Eine gewisse Askese steigert daher den Genuss.
- Genuss ist individuell: Suchen Sie sich aus, was Ihnen guttut. Genuss ist wandelbar. Was der eine mag, mag der Nächste gar nicht. Es gibt keine Regeln, was Sie genießen dürfen und was nicht (solange wir im legalen Bereich bleiben).
- Genuss braucht Erfahrung: Wir verbinden beim Essen vieles mit Erfahrungen. Auch das neue Essverhalten wird vor allem durch persönliche Erfahrungen gestärkt. Daher: Genießen Sie mit allen Sinnen.
- Genuss ist alltäglich: Im Alltag kann man vieles genießen. Man muss nicht auf Anlässe warten. Doch muss alles mit Essen zu tun haben? Es müssen nicht einmal außerordentliche Dinge sein, die Genuss ermöglichen. Frische Erdbeeren, das erste Mal im Jahr – ist nicht alleine ihr Geruch bereits ein Genuss?

VI. Die Phasen der Verhaltensänderung

Der Mensch folgt gewissen Verhaltensmustern nach Regeln und gewohnten Abläufen, oft sogar automatisch, ohne darüber nachzudenken. Diese Gewohnheiten sind nicht bei jedem gleich, und sie sind nach verschiedenen Lebensbereichen eingeteilt: Essgewohnheiten, gesellschaftliche Gewohnheiten, Freizeitgewohnheiten, Putzgewohnheiten, Fahrgewohnheiten ... Gewohnheiten sind gut, wenn sie uns unseren Zielen näher bringen. Das vorrangige Ziel jedes Menschen ist es, sein Überleben zu sichern. Viele Essgewohnheiten resultieren daraus. Mittlerweile sollten wir wissen, dass es nicht mehr ums nackte Überleben geht („Friss oder stirb!"), sondern um gesundes Überleben. Da Sie sich gerade entschließen, etwas zu ändern, ist es hilfreich, Ihre höchst persönlichen Gewohnheiten näher zu beleuchten.

1. Der Mensch ist ein Gewohnheitstier

Wenn uns etwas aus dem gewohnten Geleise wirft,
so denken wir, alles sei verloren.
Aber dabei beginnt doch nur etwas Neues und Gutes.
(TOLSTOI)

Gewohnheiten sind etwas Tolles, denn sie vereinfachen das Leben ungemein und machen uns den Alltag bequem. Und wir Menschen sind bestrebt, es uns so einfach wie möglich zu machen. Etwa 95 Prozent des Alltags bestehen aus gewohnten Ritualen. Handeln wir also wie ferngesteuert? Im Alltag vermitteln diese einstudierten Handlungen ein Gefühl von Orientierung und Sicherheit, bewusst oder unbewusst. Man steht auf, und mit schlafwandlerischer Sicherheit findet man in die Küche, um Kaffee zu kochen. Milch und Zucker kommen in die braune Brühe. Fertig. Duschen, Morgentoilette und Frühstück – es ist nicht ungewöhnlich, wenn diese Vorgänge tagtäglich in ähnlichen Mustern verlaufen. Auto starten, drei Kreuzungen abwarten, Parkplatz suchen, ab ins Büro, und der Finger findet automatisch den Power-Knopf des Computers. Post durchsuchen, E-Mails lesen. Erste kurze Pause im Büro, Kaffee mit den Kolleginnen, und wenn es stressig wird, der Griff in die Schüssel mit Leckerlis – die Hand weiß mittlerweile, wo sie steht, ohne dass man hinsieht. Mittagspause um zwölf Uhr, man holt sich ein oder zwei belegte Brote, die im Stehen oder vor dem PC eher hineingeschoben als genossen werden. Abendessen im Kreise der Familie – endlich etwas, das eine Abweichung von der Routine bringt. Jetzt fängt man sicher nicht an, sich zu kasteien. Schließlich hat man den ganzen Tag geschuftet und jetzt etwas Ordentliches zu essen verdient. Sport? Na ja, morgen dann. Heute darf man sich erholen – und landet auf der Couch vor dem Fernseher.

Und täglich grüßt das Murmeltier. Man gewöhnt sich langsam an diese Situationen. Man wacht auch nicht eines Morgens auf und wiegt 120 Kilo. Wenn das Gewicht langsam, aber stetig mehr wird, muss man das gar nicht immer gleich merken. Man nimmt sich selbst anders wahr. Man kennt sich als disziplinierten Menschen (im Beruf ist man immer pünktlich und äußerst genau), und im Kopf ist das Bild von vor zehn Jahren fest eingeprägt. Wir kennen Menschen, die berichten, dass sie sich auf Fotos nicht sehen können, weil das nicht dem wahren Ich entspricht. Es tut uns leid, das zu sagen: Fotos lügen nicht. Die Wahrheit ist nur nicht immer die angenehmste Erfahrung.

Wir selbst müssen manchmal auch erkennen, dass die Wahrheit anders ist, als wir sie bisher wahrgenommen hatten. Erst kürzlich waren wir bei einer Logopädin, die einen Workshop zum Thema Stimmtraining abhielt. Die äußerst sympathische Expertin hat gleich zu Beginn die Frage in den Raum gestellt, ob wir unsere eigene Stimme schon einmal auf Tonband oder im Fernsehen gehört hätten. Zumindest auf Tonband hört man sich öfter, da braucht man nur seine Sprachbox am Handy einzurichten. Und da wir ab und zu Interviews fürs Fernsehen machen, kennen wir auch unser Antlitz von der Mattscheibe, inklusive Stimme. Die nächste Frage der Trainerin war, ob wir unsere Stimme auf Tonband denn mögen. Die meisten Zuhörer schüttelten den Kopf. „Meine Stimme klingt dann ganz anders, richtig eigenartig", sagte ein Mann. „Ich finde, ich habe dann so eine Piepsi-Stimme", sagte eine junge Dame (nur so am Rande: Es war meine Schwester Julia). Die für uns ernüchternde Aussage der Logopädin kam prompt. „Das ist Ihre echte Stimme", sagte sie, „das ist die Stimme, wie Sie andere auch hören. Ihre eigene Stimme hört sich für Sie selbst anders an, irgendwie verzerrt, weil die Knochenleitung des Tons anders funktioniert als die Luftleitung."

Ähnlich geht es wahrscheinlich vielen mit ihrem Spiegelbild, einem Schnappschuss-Foto oder mit Videoaufnahmen. Auf einem Urlaubsfoto ist man nicht immer in bester Pose, um seine Zuckerseite zu zeigen; man zieht nicht ständig den Bauch ein oder streckt den Kopf, um das Doppelkinn zu entschärfen. Es ist hart, aber so ein Foto trifft die Realität, auch wenn es die volle Breitseite ablichtet und nicht die Schokoladenseite. Und so sehen wir an etwa 23 Stunden pro Tag aus. Die 23 Stunden, die wir nicht wissentlich den Bauch einziehen, unser Lächeln probieren und die Körperspannung bewahren. Traurig, aber wahr – doch diese Wahrheit lässt sich verbessern. Nun ist es nur noch wichtig, dass man den derzeitigen Zustand nicht ignoriert, sondern bewusst wahrnimmt.

Gewohnheiten leiten uns einerseits sicher durch den Alltag, weil sie weniger bewusste Entscheidungen erfordern. Wir müssen nicht jedes Mal, wenn wir auf eine rote Ampel zufahren, nachdenken, was zu tun ist – wir bremsen einfach. Das erledigt der rechte Fuß, denn er weiß, wo das Bremspedal ist. Doch Gewohnheiten können uns auch im Wege stehen, wenn wir etwas ändern wollen. Eine einfache Vorstellung: Sie sind die Gangschaltung Ihres Autos gewohnt – fahren Sie einmal Automatik und zählen Sie mit, wie oft der linke Fuß die Kupplung sucht und nicht findet. Der Gedanke funktioniert für Automatikfahrer umgekehrt genauso – allerdings mit weniger guten Auswirkungen auf Getriebe und Motor sowie den Fließverkehr.

Übrigens, laut der amerikanischen Psychologin Dawna Markova braucht das menschliche Gehirn 14 Tage lang, um sich an eine neue Situation zu gewöhnen. Das ist gar nicht so lang, wenn man genau überlegt. Vielleicht ist das auch eine Erklärung dafür, warum Gewohntes relativ schnell wieder seinen Reiz verliert. Probieren Sie es einmal aus: Falten Sie Ihre Hände so, als ob Sie beten wollten. Beide Hände aufeinander. Nun legen Sie die Daumen genau anders herum, so, dass der zuvor unten liegende Daumen nach oben kommt. Ungewohnt? Na klar, etwa zwei Wochen lang meldet das Gehirn immer wieder, dass hier was nicht stimmt. Wir müssen also ganz bewusst neue Handlungen steuern können.

Auch hier passt das Beispiel vom Autofahren wieder sehr gut. Wenn wir Autofahren lernen, ist das zu Beginn eine sehr bewusste Tätigkeit. Wir denken über alle Handlungen intensiv nach; Gang einlegen, Gas geben, Lenken und in die Spiegel schauen, dabei andere beobachten. Das ist anstrengend, doch zum Glück wird es mit jeder Übungsstunde einfacher. Konzentriert man sich als Anfänger noch voll aufs

Autofahren, geht so gar nichts nebenbei. Die Ohren schalten auf Durchzug. Wer jedoch routiniert fährt, kann dabei vieles tun, Reden, Singen oder Träumen zum Beispiel. Das Gehirn entspannt inzwischen und wartet auf wesentlichere Anforderungen, die einen in diesen Momenten aber ganz schnell aus dem Trott herausholen können.

Gewohnheiten sind also nichts Schlechtes, stören aber manchmal, wenn es darum geht, eine neue Richtung einzuschlagen. Schon klar – neue Schritte ins Ungewisse sind immer mit einem Risiko behaftet, dem Risiko, einen Fehler zu machen und zu scheitern. Doch auch auf den alten, zertrampelten Pfaden zu bleiben ist falsch. Alte Gewohnheiten aufzugeben heißt schließlich nicht, sie komplett zu vergessen. Sie können Sie auch nicht vergessen, sondern lediglich modifizieren oder durch neue ersetzen. Die neuen müssen dabei mindestens gleich praktisch und machbar sein – auch wenn sie anfangs etwas mühsam sind, weil Sie sich bewusst für diese Handlungen entscheiden müssen.

2. Verhaltensmuster erkennen und verändern

Verhaltensänderungen zu beschreiben fällt selbst Psychologen nicht ganz leicht. James O. Prochaska von der University of Rhode Island hat mit seinen Kollegen ein Modell entwickelt, das bildlich gut vorstellbar ist: Das transtheoretische Modell, das von mehreren Stufen ausgeht. Man nimmt an, dass alle Änderungsprozesse Stufe für Stufe ablaufen. Und diese Stufen greifen ineinander und können auch einmal rückwärts laufen. Man nennt das Modell daher das „transtheoretische Stufenmodell der Verhaltensänderung“. Ganz zu Beginn steht die Stufe der „Absichtslosigkeit“. Das wäre dann der Fall, wenn Sie tagtäglich zu McDonald’s zum Essen gehen und nicht im Traum darauf kommen würden, dass das ungesund sein könnte. Es besteht weder Bewusstsein über das problematische Verhalten noch der Wille oder die Absicht, daran etwas ändern zu wollen. Wer sorglos Burger und Pommes inklusive Apfeltasche in sich hineinstopft, ist vermutlich in dieser Stufe hängen geblieben, denn sonst würde sich das schlechte Gewissen melden. Auf diese erste Stufe folgt das Stadium der „Absicht“. Sie haben zu dieser Zeit bereits erkannt, dass Fastfood auf Dauer dick und träge macht, dass Sie keine Energie haben, nicht mehr in Ihre Lieblingskleidung passen und dass Sie diesen Punkt ändern wollen. Nun kommen Sie ins Stadium der „Vorbereitung“. Das ist die Zeit, in der Sie planen, wie Sie dieses Verhalten ändern könnten. Möglicherweise kaufen Sie ein Buch, um sich weiter über Ernährung zu informieren, oder Sie gehen bewusst in den Supermarkt einkaufen, um zu Hause selber zu kochen. Sie machen sich bereit, um etwas zu ändern. Manchmal bleibt man in dieser Stufe hängen. Wir haben Klienten, die sich eine Küchenwaage gekauft haben, den Kühlschrank mit Gemüse und das Gewürzregal aufgefüllt haben, um danach festzustellen, dass sie doch noch nicht starten können. Hoffentlich geht es Ihnen nicht so, denn gleich darauf kommen Sie ins Stadium „Handlung“, und da wird es spannend, denn nun geht es endlich los. Jetzt geht es darum, eine Verhaltensänderung umzusetzen. Sie kaufen jetzt wirkliche Lebensmittel (keine Fertigprodukte) ein, Sie kochen sogar selbst damit, und ganz wichtig: Sie gehen nicht mehr zum geliebten Fastfood-Lokal. Wenn Sie das Ganze längere Zeit durchhalten, können Sie sagen, Sie sind im Stadium der „Aufrechterhaltung“. Sie müssen sich immer noch etwas anstrengen, etwa Zutatenlisten lesen oder bewusst vermeiden, ins Fastfood-Lokal zu gehen. Aber Sie schaffen es, Sie bringen Routine in dieses neue Leben und Sie gewöhnen sich daran. Erst nach längerer Zeit, wir sprechen hier von zwei Jahren und mehr, spricht man vom Stadium „Abschluss“. Das ist dann eingetreten, wenn das neue Verhalten komplett über das alte Verhalten „darübergestülpt" wurde und der tagtägliche Konsum von Burger und Pommes nicht mehr reizvoll, sondern nur mehr fremd erscheint. Sie befinden sich im Abschlussstadium, wenn das Zubereiten und Kochen gesunder Mahlzeiten keine bewusste Entscheidung (gegen Genuss) mehr darstellt und auch keine Entscheidung ist, die anstrengend ist und einen Verzicht darstellt.

Noch einfacher machen wir es uns mit einem weiteren Modell, in dem wir nur vier Phasen unterscheiden, die außerdem sehr plakativ benannt sind: Unbewusste Inkompetenz, bewusste Inkompetenz, bewusste Kompetenz und unbewusste Kompetenz. In der ersten Phase („unbewusste Inkompetenz") herrscht Unsicherheit über das eigene Verhalten. Man hat sich noch nicht mit einem bestimmten Thema, beispielsweise Sport oder Ernährung, beschäftigt. Das falsche Verhalten wird hier nicht einmal registriert, insofern hat man auch bisher kein Verlangen nach Änderung aufbauen können. Wer nicht weiß, was er überhaupt falsch macht, ist damit auch nicht unzufrieden. Diese Phase kann sehr lange andauern, nämlich so lange, bis die Inkompetenz bewusst wird und das Verlangen nach Änderung aufkommt. Entweder weil der Arzt Alarm schlägt, die Kleidung nicht mehr passt oder Sie sich einfach schlecht und dick fühlen. Der Sprung aus der unbewussten Inkompetenz heraus ist der einzige, der unumkehrbar ist, denn sobald man weiß, dass etwas falsch läuft, ist man in Phase zwei. Sie erkennen nun, dass Sie bisher inkompetent gehandelt haben, dass fettiges Essen ungesund ist und es auch bleibt, dass Süßigkeiten dick machen können oder auch, dass Rauchen die Gesundheit schädigt. Das Modell kann nicht nur für eine Verhaltensänderung im Ernährungsbereich angewendet werden. Wenn Sie wissen, dass Sie etwas falsch machen, ist das bekanntlich der erste Schritt zur Besserung. Manchmal wissen Sie zwar, dass etwas falsch läuft, aber nicht so recht, was genau. Möglicherweise haben Sie noch keine Ahnung, wie Sie loslegen könnten. Sie sind sich möglicherweise auch noch nicht klar darüber, ob Sie wirklich etwas umstellen möchten. All das ist bezeichnend für die zweite Phase, die „bewusste Inkompetenz". Dadurch, dass Ihnen diese Inkompetenz nun klar wird, erkennen Sie, wo Ihnen Kompetenzen fehlen. Es entsteht eine gewisse Unsicherheit, die Sie ändern möchten. Wenn Ihnen dieses Nichtwissen und die Unsicherheit zu bunt werden und Sie erkennen, dass Sie daran etwas ändern müssen oder wollen, sind Sie auf dem besten Wege, in die dritte Phase einzutreten: in die „bewusste Kompetenz". Sie lesen jetzt Bücher oder durchsuchen das Internet nach allen verfügbaren Informationen. Wenn Sie Glück haben, finden Sie jetzt die Antworten auf Ihre Fragen und legen los. Mit der Erkenntnis, nun etwas zu schaffen, wozu Sie vorher nicht imstande waren, gewinnen Sie mehr Selbstvertrauen, und das bestärkt Sie in Ihrem Tun. Und was auch immer die Kompetenz sein mag – Sie sind jetzt in der Phase, in der Sie sie laufend bewusst einsetzen. Sie machen jetzt etwa bewusst einen bestimmten Sport, weil Sie erkannt haben, dass er Ihnen guttut. Oder Sie essen jetzt bewusst nur Vollkornprodukte, weil Sie spüren, dass sie der Verdauung guttun. Es zählt auch als bewusste Kompetenz, wenn Sie täglich zum Frühstück Ihr bewusst ausgesuchtes probiotisches Joghurt essen. Solange Sie es auch tatsächlich tun. Zurück zum Sportbeispiel: Angenommen, Sie haben gerade erst zu laufen begonnen. In der ersten Zeit machen Sie das bewusst drei Mal die Woche, das ist die bewusste Kompetenz in dieser Verhaltensänderung. Aber wird das nach einem Jahr immer noch so sein? Es gibt jetzt drei Möglichkeiten, wie sich das Ganze entwickeln könnte: Entweder Sie haben das Laufen wieder sein lassen, weil es nicht so bequem war wie das Couch-Potato-Dasein. Dann wissen Sie zwar noch immer, dass Sie sich bewegen sollten, tun es aber nicht. Voilà – Sie sind zurück in Phase zwei, der „bewussten Inkompetenz". Oder aber Sie sind weiterhin konsequent am

Trainieren, auch wenn es anstrengend ist; aber Sie machen es bewusst. Selten, aber doch ist man nach einem Jahr schon in der Phase vier. Das wäre sehr schnell, denn üblicherweise sagen wir, dass man länger braucht, um ein Verhalten so richtig zu internalisieren. In dieser Phase vier („unbewusste Kompetenz“) ist man jedenfalls so weit, dass man ohne Sport nicht mehr kann, man macht unbewusst seine Bewegungseinheiten, ohne sie als Bürde zu empfinden. Das ist die Phase, in der wir alle Verhaltensänderungen hinführen möchten, denn hier agiert man selbstsicher und routiniert.

Wir haben vorhin festgestellt, dass es wichtig ist, seine eigenen Gewohnheiten zu analysieren. Nicht alle, dazu gibt es zu viele. Bleiben wir einmal beim Ess- und Bewegungsverhalten. Überlegen Sie nun konkret und ehrlich, welche fünf Verhaltensweisen Sie davon abhalten, Ihre Ziele zu erreichen. Wenn Sie abnehmen möchten, wäre das Bier oder das Glas Wein am Feierabend ein hinderliches Ritual. Oder der gewohnte süße Abschluss nach einer Mahlzeit steht dem Ziel im Weg. Oder die Tatsache, dass Sie es höchstens ein Mal zum Spazierengehen schaffen, aber Sport bisher keinen Raum erhalten hat. Genauso sollten Sie fünf Verhaltensweisen finden, die Sie forcieren müssen, um Ihre Ziele zu erreichen. Bleiben wir beim Abnehmen. Auch wenn es erst einmal fragwürdig klingt, vielleicht ist es wichtig für Sie, dass Sie zu frühstücken beginnen, dass Sie Ihren Körper endlich mit „echtem Essen“ ernähren. Wenn das bisher schon geklappt hat, könnten qualitative Unterschiede bei der Auswahl des Essens den Fortschritt sichern; etwa weniger tierische Fette und mehr frische Kost zu sich nehmen oder auch nur mehr Wasser trinken (was häufig einen gewaltigen Unterschied im gesamten Essverhalten ausmacht). Wichtig ist, dass Sie beide Faktoren gleichermaßen berücksichtigen. Oftmals wird nur an den sogenannten schlechten Gewohnheiten geschraubt, um diese zu beseitigen, ohne dass an neuen, besseren Gewohnheiten gearbeitet wird. Da versagt man sich Süßigkeiten, isst keine Butter mehr und verzichtet auf Nahrungsmittel, die allgemein verschrien sind, dick zu machen. Widmen Sie nun unbedingt genauso viel Aufmerksamkeit der Aufgabe, neue Rituale zu finden, denn umso leichter ist es, alte Gewohnheiten loszulassen. Nun gilt es, das neu Erlernte immer wieder zu trainieren und zu üben, damit es sich festigt.

Frau V. kam zu uns, wie viele andere auch, um ihr Körpergewicht zu reduzieren. Dabei hatte sie bei der Terminvereinbarung am Telefon noch angemerkt, sie würde ohnehin schon sehr gesund essen. Tofu zum Beispiel isst sie seit zwei Jahren ganz regelmäßig. Und sie würde auch nur mehr Vollkorn essen, sagte sie. Als Beweis dafür plante sie, noch bevor sie zu uns kommen wollte, ein Ernährungsprotokoll zu führen. Sie erkannte just in dieser Zeit, dass nicht die Hauptmahlzeiten, ob nun mit Tofu oder Vollkorn, das Problem waren, sondern dass sie in speziellen Situationen zu Süßigkeiten griff. Sie war etwa konditioniert darauf, ein Stück Schokolade aus der Schreibtischschublade zu nehmen, wenn sie im Büro ein Telefonat beendete. Sie griff ebenso automatisch zu den Keksen am Empfang, wenn sie das Büro betrat oder verließ, und auch auf dem Weg zur Küche kam sie an dem hübsch dekorierten Keksteller vorbei und schnappte sich ein oder zwei Stück. Sie stellte weiter fest, dass sie abends regelmäßig eine Tüte Chips leerte (zwar zusammen mit ihrem Mann, aber es war immer noch eine halbe Packung); nur das passierte jeden Abend, ohne dass sie es noch merkte, denn nebenbei lief stets ein spannender Krimi im Fernsehen. Frau V. führte neue Verhaltensweisen ein: Sie agierte bewusst kompetent. In der Büroschublade gibt es nun keine Schokolade mehr. Jetzt liegen Kaugummis darin. Ihre Antipathie gegen Chips auf der Couch hat sie ihrem Mann so erklärt: „Ich möchte nicht mehr, dass auf der Couch gegessen wird. Zum Essen gehen wir an den Esstisch, und alles andere Nebenher-Gefuttere ist Tabu. Ich habe auch keine Lust, immer hinterher die Krümel entfernen zu müssen." So hatte sie einen Grund mehr, das Naschen sein zu lassen. Und die Keksteller im Büro? Die wurden auf ihre Anregung hin durch einen Obstkorb ersetzt. Die Kolleginnen und Kollegen haben seither ihre eigenen Kekse im Büro, wenn sie das wollen.

Es sind oft Kleinigkeiten, aber sie verändern viel. Lachen Sie nicht darüber, sondern probieren Sie es aus (und bleiben Sie konsequent dabei!). Viele Kleinigkeiten machen irgendwann ein neues Verhalten aus. Dazu gehört allerdings mehr, als Tofu zu essen oder Vollkornprodukte zu kaufen.

3. Essen ist wie Klavierspielen

Vernünftiges Abnehmen ist wie eine Sprache lernen.
Jeder ist dazu in der Lage,
aber es kostet Zeit und Anstrengung.
(James Garrow)

Der Vergleich mit der Sprache ist gut gewählt. Viele von uns haben Englisch und vielleicht auch eine weitere Sprache gelernt. In der Theorie kann man zwar etwas verstehen, aber so richtig flüssig rennt die Sache nicht. Warum? Weil wir, sobald wir nicht mehr in der Schule sind und auch keine Kurse mehr besuchen, selten dazu kommen, das Sprechen zu trainieren. Das Sprechen ist nur bewusst möglich, mit großer Anstrengung. Wer länger im Ausland ist und einfach sprechen muss, trainiert und bekommt schneller Routine als jemand, der sich anders „durchschummelt". Vielleicht kennen Sie ein Beispiel, das Sie in Ihrer Vergangenheit beobachtet haben. Julia hat zum Beispiel anno dazumal Italienisch in der Schule gelernt. Die Sprache hat sie vom ersten Tag an fasziniert, und so war sie ohne viel Aufwand eine der Besten in der Klasse. Selbstverständlich wurde dann auch die mündliche Matura in dieser Sprache absolviert – und dabei hat sie ihre bis dato letzten italienischen Worte gesprochen! Sie könnte sich selbst ohrfeigen, dass sie alles wieder vergessen hat, nichts davon nur annähernd einmal benutzt hat. Ganz anders kam es mit einer Mitschülerin, bei der die Sache genau andersherum verlief. Als Sorgenkind der Italienischlehrerin war sie ständig auf der Kippe zu negativen Noten. Dennoch war das Mädchen davon nicht eingeschüchtert, sondern beschloss, nach der Matura in Italien zu leben. Mittlerweile spricht sie fließend Italienisch.

Was wollen wir mit der kleinen Geschichte sagen: Jeder kann etwas lernen, egal ob eine Sprache, Klavierspielen oder Abnehmen. Worum es geht, ist: Es nicht bei der Theorie zu belassen, sondern das Gelernte ständig anzuwenden und zu üben. So lange, bis wir es festigen und ohne bewusstes Nachdenken können. Am besten ist es, Sie stellen sich auf eine lange Zeit ein. Im Idealfall üben Sie Ihr ganzes restliches Leben – oder kennen Sie einen Konzertpianisten, der zwar Profi in seiner Sache ist, der aber nicht mehr übt?

4. Rückschläge als Antrieb

Erfolg ist,
einmal öfter aufzustehen, als man hinfällt.

Herr St. war gerade zwölf Wochen lang in Betreuung bei uns, als die Weihnachtszeit begann. In einer Woche nahm er zwei Kilo zu, und unsere Messung zeigte, das war keine Muskelmasse. Als Begründung erzählte er von der Weihnachtsfeier mit den Kollegen. Er hätte da einfach mithalten müssen, bei Spareribs und Pommes frites. Und die Kekse von seiner Frau ablehnen, das ging auch nicht. Überhaupt, alle Freunde wollten sich jetzt am Weihnachtsmarkt treffen, da lauerten die Verlockungen an jeder Ecke. Natürlich hat er dort auch Langos, Bratkartoffeln, Zuckerwatte und Maroni genascht. Ach ja, ein Fruchtspieß mit Schokolade war auch noch dabei. Den hatte seine Frau gekauft und dann doch nicht gegessen. Jetzt war die Zeit einfach blöd, um abzunehmen. Es passte einfach nichts.

Veränderungen laufen oft in Wellen, also mit guten und mit weniger guten Phasen, aber tendenziell doch immer bergauf. Wellen bewegen sich trotzdem weiter. Genauso sind wir Menschen mehr oder weniger gute Stehaufmännchen. Doch was macht ein gutes Stehaufmännchen aus? Wer Rückschläge nicht einfach ignoriert oder sie schönredet, geht konstruktiv mit diesen Situationen um. Wer das kann, sieht nicht in die Vergangenheit, nach dem Motto: „Wie blöd konnte ich sein? Warum habe ich nur?" Nein! Stehaufmännchen blicken in die Zukunft, erkennen, dass die Gegenwart zwar gerade alles andere als optimal läuft, dass es aber auch ein Morgen gibt. Sie akzeptieren die aktuelle Situation, egal wie sie ist, und blicken in die Zukunft. So erhält der Rückschlag keine übermäßige Kraft, sondern ist ein zeitlich begrenztes Ereignis. Das klingt anstrengend, doch es ist die einzige Strategie, die uns weiterbringt. Die Opferstarre bringt uns wirklich nicht weiter. In der Psychologie nennt man so etwas Resilienz. Resiliente Menschen sind Stehaufmännchen und suchen aktiv nach Lösungswegen, auch, indem sie Rückschläge analysieren und Fragen stellen: Was ist mir hier passiert? Welche Auslöser gab es? Lässt sich diese Situation in Zukunft anders bewältigen?

Besonders emotional schwierige Situationen, Krisen oder auch Gesundheitsprobleme wie Schmerzen oder Krankheiten stören die Etablierung neuer Verhaltensmuster, und man wird umso leichter in alte Rollenmuster zurückgeworfen. Das Gehirn ruft in diesen Fällen gerne alte, bewährte und automatisierte Verhaltensweisen auf den Plan, und der Griff zur Schokolade gegen den Frust oder der Griff zum Hörer, um die nächste Pizza zu bestellen, liegt nahe. Dabei ist diese eine Situation noch nicht so schlimm – schlimmer ist, dass es umso schwieriger wird, umzukehren, sobald das alte Muster Einzug gehalten hat. „Nun ist es auch schon egal", mag man denken und die ganze Tafel Schokolade aufessen. Dabei müssen Sie genau in diesem Moment die obigen Fragen beantworten, anstatt weiter zu futtern. Denn die Lösung bringt Ihnen die Schokolade sicher nicht.

5. Falsche Einflüsterer und „gute" Freunde

Alles was du heimlich isst,
trägst du später öffentlich zur Schau.

Wenn man abnimmt, wird das Umfeld irgendwann (früher oder später) etwas mitbekommen. Vielleicht haben Sie es diesen Menschen vorsichtshalber gar nicht gesagt, aber mit der Zeit werden Sie merken, dass Sie schlanker werden oder neue Verhaltensweisen an den Tag legen. Wenn die Freunde wissen, dass Sie „Diät" machen, schauen sie vielleicht noch kritischer hin und kontrollieren Sie. Für die anderen ist es vielleicht auch nur befremdlich, wenn bekannte Verhaltensmuster auf einmal ersetzt werden. Für andere mag es schwierig sein, wenn sich ihre Lieben verändern. Veränderung bringt Neues, das ist gut für Sie, aber nicht jeder kann so gut damit umgehen. Wie könnte ein Mann über seine schlanker werdende Frau denken? So zum Beispiel: „Was passiert, wenn ihr dann alle auf der Straße hinterherschauen? Was ist, wenn sie dann lebens- und unternehmungslustiger wird? Will sie dann auch, dass ich wie sie Sport mache? Gefalle ich ihr dann nicht mehr?“ Oder die beste Freundin: „Was ist, wenn sie hübscher wird als ich? Geht sie dann noch mit mir ins Kaffeehaus? Und das Shoppen macht mir dann vielleicht auch keinen Spaß mehr, wenn ihr die Miniröcke passen, die bei mir zwicken.“ Versetzen Sie sich in so einer Situation in Ihren Partner oder Ihre Freundin, so verstehen Sie vielleicht ansatzweise, was deren Problem ist. Sie vermissen jetzt schon die gemütlichen Kaffeehaus-Plauscherl, die Chips-Abende gemeinsam auf der Couch und die unternehmungslustige Person, wie sie sie kennen. Unter uns: Sie wissen ja noch gar nicht, dass es noch besser kommen kann! Doch sie haben Angst, dass Sie nicht nur ihr eigenes, sondern auch deren Leben umkrempeln. Hier trennt sich die Spreu vom Weizen. Wenn Ihre Freunde Sie auch akzeptieren, wenn Sie im Kaffeehaus einen Espresso statt eines Grande Moccacino mit Schlagobers und Caramel-Topping schlürfen und dazu einen Chocolate-Cookie knabbern, dann gibt es kein Problem. Wenn Sie nicht essen müssen, nur damit sich Ihr Gegenüber wohler fühlt, dann ist es gut.

Wir kennen aber auch Mütter, die zum gemeinsamen Essen bewusst deftig kochen, damit die (abnehmwillige) Tochter nicht vom Fleisch fällt. Wir haben schon von Männern gehört, die ihrer Liebsten flüsterten: „Wir basteln doch jetzt bald, da brauchst du nicht vor der Schwangerschaft abzunehmen.“ Welche Logik ist denn das? Damit es nach der Schwangerschaft noch schwerer ist, die Kilo herunterzukriegen? Wahrscheinlich kommt dann nach der Schwangerschaft das Argument, dass Abnehmen in der Stillzeit auch nicht ratsam ist, und irgendwann verläuft sich das Vorhaben dann. Lassen Sie sich nicht aufhalten! Die anderen sind selten schuld, wenn es mit der eigenen Figur nicht klappt. Aber sie können einem das Leben ganz schön schwer machen. Anfangs muss man sich bewusst für neue Handlungen entscheiden, und in jeder Entscheidungssituation wird man störanfällig. Jedes Mal die Überlegung: Darf ich, oder darf ich nicht? Soll ich, oder soll ich nicht? Das ist mitunter ziemlich anstrengend, vor allem wenn die anderen laufend mit Versuchungen locken. Da beginnt man mit einem Programm und gleichzeitig damit, sich seine Regeln aufzustellen. Und schon passiert es, dass man Ausreden sucht, wann man sich eventuell nicht an diese selbst ausgesuchten Regeln halten muss. Die liebe Freundin lädt zum Essen ein, alle, die man kennt und die einen kennen sind da, also darf man auch nicht fehlen. So weit, so gut, dagegen spricht auch nichts während Ihrer Ernährungsumstellung. Es gibt ein dreigängiges Menü, dass Dessert ist süß und cremig, und die Weinbegleitung sieht zu jedem Gang ein edles Tröpfchen vor. Jeder kennt einen als Genussmenschen, als jemanden, der gesellig ist und gerne isst. Beginnt man nun, die Freunde aufzuklären, dass man lieber Wasser statt Wein trinken würde, dass die Vorspeise nur ohne Brot, die Hauptspeise in kleiner Portion und das Dessert überhaupt ausfallen muss? Oder hat man Angst, dass die Freunde das in den falschen Hals bekommen?

Da haben wir sie wieder, die Diskussion zwischen dem Teufelchen, das auf Ihrer linken Schulter sitzt und Ihnen ins linke Ohr einflüstert, und dem Engelchen, das rechts sitzt und versucht, mit dem Teufelchen mitzuhalten. Das Teufelchen sagt: „Na komm! Ist doch nur das eine Mal. Du kannst dich ja morgen wieder an deinen Plan halten. Das kannst du deiner Freundin jetzt nicht antun. Sie hat sich doch so viel Mühe gegeben. Und schließlich gibt es ja auch etwas zu feiern. Und überhaupt: Jetzt nimm dich selbst nicht so wichtig. Du willst dich jetzt nicht wirklich mit deinen Wünschen künstlich in den Mittelpunkt stellen und das gute Essen schlechtmachen. Damit verdirbst du doch allen anderen den Appetit. Und eines musst du schon bedenken: Vielleicht laden dich diese Freunde dann nie wieder zum Essen ein, wenn du jetzt so kompliziert wirst. Willst du das? Na also. Und jetzt schau noch einmal in die Runde: Die ganz dünnen Freundinnen essen doch auch das Menü. Jetzt hab dich nicht so!“ Ganz böse ist es, wenn nicht das Teufelchen spricht, sondern eine reale Person. Soll vorkommen. Dann kommt das Engelchen, und wenn es sich noch traut, etwas zu sagen, dann sagt es: „Nur keine Panik. Es ist doch nur ein Abendessen. Essen ist schließlich nicht das Wichtigste im Leben. Dir geht es doch in erster Linie darum, Zeit mit deinen Freunden zu verbringen, oder? Und es sind deine Freunde, die mögen dich so, wie du bist. Sie wissen doch schon, dass du beim Essen ab und zu wählerisch bist. Und sie verstehen bestimmt, dass du weniger essen willst, weil du schlanker werden willst. Du willst es ihnen nicht sagen? Ja warum denn nicht? Klar ist der Beginn nicht leicht, aber je früher du mit der Wahrheit rausrückst, desto besser. Aufgeschoben ist nicht aufgehoben. Sonst musst du nächstes Mal das Thema ansprechen, das ist dann sicher auch nicht leichter, vor allem, wenn sie dich schon einmal zum Scheitern gebracht haben!“

Kennen Sie solche Situationen? Wie wir wissen, siegt meist das Teufelchen, denn seine Argumente sind schließlich nicht schlecht. Man fühlt sich nur nachher genau so, wie man es vorausgeahnt hat: So, wie man sich fühlen muss, wenn man dem Teufel recht gegeben hat. Geben Sie nur ein Mal dem Engelchen eine Chance. Wenn Sie ehrlich sind, hat vielleicht das Teuferl mehr Macht, aber Sie ärgern sich nur. Das Engerl siegen zu lassen gibt Selbstbewusstsein, Sicherheit, die Möglichkeit, sich spitze zu fühlen. Und das motiviert zum Weitermachen. Lieber ein kurzer, unangenehmer Moment, wenn man die tolle Lasagne und das Tiramisu der Freundin stehen lässt, als der Kampf mit den Kilo. Oder? Sie werden feststellen müssen, dass Sie in Ihrem Leben noch mehrere solche Entscheidungen fällen müssen. Esse ich oder esse ich nicht? Die Freunde sollten Ihnen die Entscheidung nicht abnehmen, denn das Hüftgold gehört dann Ihnen und nicht Ihren Freunden.

6. Alte und neue Rituale

Wir haben in unserer Beratungspraxis erkannt, dass jede Diskussion darüber, wie man schlank, gesund und fit werden kann, in Wirklichkeit eine Kombination dessen ist, wie man früher gelebt hat und wie man in Zukunft leben möchte. Rituale begleiten uns dabei ständig und werden unbewusst zu einem Teil unseres täglichen Lebens. Gewisse Rituale werden wir überdenken müssen. Eine Umstellung wie diese erfordert Einschnitte. Manchmal müssen vorher Türen zugemacht werden, bevor neue aufgemacht werden können.

Frau L. trifft sich gerne und regelmäßig mit ihren Freundinnen. Die gesellige Runde tratscht und bäckt unheimlich gute Kuchen und Torten. Das ist etwas, was sie alle verbindet. Und es artet manchmal beinahe zu einem Wettbewerb aus, wer unter den Ladys die flaumigere Biskuitrolle, die schokoladigere Sachertorte oder die flüssigeren Schokokuchen backen kann. Nun hat Frau L. kürzlich vom Hausarzt die ernüchternde Botschaft erhalten, dass ihre Blutzuckerwerte in schwindelnde Höhen geraten sind und sie dringend etwas an ihrer Ernährung ändern sollte; denn der Weg zur Diabetikerin ist geebnet. Der Entschluss ist da, die Ernährung ab jetzt gesünder zu gestalten: Mehr Gemüse, weniger Zucker, und dem fällt auch die allwöchentliche Kuchenschlacht zum Opfer. In der Theorie ist das einfach, in der Praxis jedoch nicht. Die Freundinnen sehen gar nicht ein, dass sie plötzlich unter dem neuen „Spleen" der ehemals Verbündeten leiden sollen. In der lustigen Runde wollen sie sich garantiert kein schlechtes Gewissen einreden lassen. Die Rohkost knabbernde Spaßbremse soll ruhig daheim bleiben.

In dieser verzwickten Situation gibt es zwei Möglichkeiten: Entweder, man schwimmt mit dem Strom. Das ist der einfachere Weg, so geht man möglichen Konflikten und vielleicht auch unangenehmen Gesprächen aus dem Weg. Oder man ist sich selbst so viel wert, für die eigene Einstellung zu kämpfen und den Weg zu wählen, bei dem man sich entschließen muss, auch einmal gegen den Strom zu schwimmen. Das ist anstrengend. Denn wenn die eigene Einstellung noch recht frisch, vielleicht noch nicht zu 100 Prozent fertig gedacht und möglicherweise auch mit Rückschlägen verbunden ist, kann man von richtigen Freunden erwarten, gerade in dieser Situation Unterstützung zu erfahren. Verstehen Sie uns nicht falsch, es geht uns nicht darum, Ihre Freundschaften in Frage zu stellen (das müssen schon Sie selbst tun). Allerdings können wir aus Erfahrung sagen, dass sich mit neuen Verhaltensweisen auch alte Freundschaften verändern, aber auch neue Freundschaften entstehen können.

VII. Jetzt geht's los – im Kopf!

1. Hat sich nur der Kopf entschieden, oder auch der Bauch?

Eine Ernährungsumstellung ist eine Lebensumstellung – und dafür bedarf es einer bewussten Entscheidung, etwas ändern zu wollen. Hier hilft kein „Na, probieren wir es einmal". An allererster Stelle steht, die eigene Einstellung zu ändern: Die Einstellung zu sich und zu seinem Körper, zu Bewegung und Genuss, zu Essen und Trinken. Das ist nicht immer einfach.

Sie kennen das vielleicht: Es wurde ein Hometrainer gekauft und zwei Wochen lang benutzt, und nun fristet das Teil sein Dasein als Kleiderständer im Wohn- oder Schlafzimmer. Viele unserer Klientinnen haben diesen besagten Hometrainer daheim. Aber sie haben sich nicht entschlossen, nun wirklich etwas zu ändern. Es war nur eine Phase, ein kurzer Wind von „Ich probiere es einmal". Doch nach zwei Wochen kann sich selten der gewünschte Effekt einstellen, damit wir uns selbst bestärken können, dass wir das Richtige machen. Genauso ist es bei der Ernährung. Haben Sie sich entschlossen, Ihr Leben so zu verändern, dass eine neue Form der Ernährung Platz hat? Viele antworten zwar mit „Ja", weil die Motivation in diesen ersten Momenten da ist; aber zwischen Ja sagen und Ja meinen liegen Welten. Wer Ja meint, braucht Gründe dafür, eine Überzeugung, warum er jetzt etwas unternehmen möchte. Diese Überzeugung muss so stark sein, dass man weiß, was die erwünschten Ziele sind. Ziele sind wichtig, und sie dürfen gerne hoch gegriffen sein. Träumen Sie ruhig, aber verstehen Sie den Unterschied zwischen Traum und Ziel. „Irgendwann werde ich eine Topfigur haben" ist ein Traum, während „Ich werde in einem halben Jahr 15 Kilo abnehmen" ein Ziel darstellt. Zehn Kilo abnehmen zu wollen, weil andere viel schlanker sind, ist kein guter Grund. Wo ist denn das Ziel für Sie persönlich? Was wird anders sein, wenn Sie zehn Kilo weniger haben? Werden Sie sich besser fühlen, wenn Sie sich im Spiegel betrachten? Wird es Ihnen besser gehen, wenn Sie Kleidung kaufen? Werden Sie sich fitter fühlen, ob in der Arbeit oder in der Freizeit? Was ist Ihre Motivation, zehn Kilo abzunehmen?

2. Das Ziel formulieren

Wer das Ziel nicht kennt,
für den ist kein Weg der Richtige.

Jedes Jahr, wenn die Silvesterfeuerwerke und die Sektkorken knallen, werden Vorsätze gefasst. Das neue Jahr soll mit besseren Strategien beginnen: endlich mit dem Rauchen aufhören, etwas abnehmen, pünktlicher sein, mehr Sport treiben. Sie kennen das bestimmt, ob von sich selbst oder aus Ihrem Umfeld; meist bleibt es jedoch bei den Vorhaben. Es gibt nämlich bestimmte Faktoren, die ein Garant dafür sind, dass die Vorsätze auch nur Vorsätze bleiben. Genauso geht es Ihnen, wenn Sie sich Ihre Ziele ausmalen. Bleiben wir einmal beim Thema Ernährungsumstellung. Dabei gibt es viele Ziele, die damit erreicht werden könnten: 20 Kilo abnehmen, Bauchumfang reduzieren, Körperfettgehalt senken, schneller laufen, ausdauernder laufen, bessere Blutwerte (Cholesterin, Leberwerte, Blutzucker – Ihr Arzt weiß bestimmt noch mehr), schönere Haut, bessere Verdauung … Wie Sie sehen, haben viele dieser Ziele mit der Zahl auf der

Waage nur unwesentlich zu tun. Es geht auch nicht immer nur ums Gewicht alleine. Wir haben Klientinnen, die sich besonders freuen, wenn der Bauchumfang wieder ein bisschen geschrumpft ist. Wir können von Männern in unserer Praxis berichten, die nur eines im Visier hatten: die Muskelmasse zu erhöhen, was sogar mehr auf der Waage ausmacht. Dann gibt es wieder Menschen, die sich darauf freuen, ihrem Arzt die nächste Blutuntersuchung zu erklären; dass sie es geschafft haben, Cholesterin oder Blutzucker in den Griff zu bekommen, und zwar ganz ohne Medikamente. Das sind richtige Erfolgserlebnisse, die anspornen.

Nun, was aber macht manche Ziele erreichbar und die typischen Silvestervorsätze nicht? Ein paar Faktoren sollten Sie berücksichtigen; denken Sie daher an ein einige Regeln, wenn Sie Ihr persönliches Ziel ausdrücken wollen: Vermeiden Sie negative Ausdrücke! Die Aussage „Ich hasse meinen dicken Bauch“ ist nun wirklich nicht konstruktiv, dennoch bekommen wir solche Motivationen immer wieder zu hören. „Ich möchte nie wieder so dick sein“ ist nicht viel besser, auch wenn Sie es wirklich ernst meinen. Ihr Gehirn kann nicht selektieren, wie Sie etwas denken – positiv oder negativ gefärbt –, sondern nur, dass Sie daran denken. Und an den dicken Bauch wollen Sie bestimmt nicht länger denken, oder? Formulieren Sie also lieber positive Ziele, wenn Sie positive Erfolge haben wollen. Bauchumfang reduzieren. Schneller laufen. Kleidergröße 38, oder auch 42, wenn es ein schönes Ziel für Sie ist. Formulieren Sie nicht „wischiwaschi“, sondern bleiben Sie konkret. Unsere Klientinnen und Klienten erwähnen immer wieder, wie sehr sie es schätzen, konkrete Handlungsanweisungen von uns zu bekommen. Viele Ärzte vertreten leider nach wie vor die Meinung, bei der Ernährung reiche die Devise „Ein bisserl von allem, von nix zu viel“. Diese Haltung mag in den Grundzügen stimmen, gibt aber keine fassbaren Anweisungen, die viele Menschen brauchen. Also besser konkret werden und festhalten:

„Ich will 25 Kilo abnehmen." „Ich möchte Kleidergröße 36 tragen." „Ich will einen Marathon laufen." Unrealistisch? Warum? Viele Menschen laufen einen Marathon. Niemand gibt vor, in welcher Zeit das passieren muss, aber Sie laufen ihn. Das führt bereits zum nächsten Punkt: Ziele brauchen einen Zeithorizont. Stellen Sie sich vor, Ihr Chef überträgt Ihnen eine Aufgabe, sagt aber nicht dazu, bis wann Sie diese zu erledigen haben. Was tun Sie? Wenn Sie sehr strebsam sind, legen Sie gleich los, lassen anderes liegen und geben möglichst schnell ein halbfertiges Werk ab. War das so gemeint? Vielleicht nehmen Sie sich auch unendlich viel Zeit, werden perfektionistisch, und weil Ihr Werk nie gut genug ist, schaffen Sie es nicht, es zu vollenden. Oder Sie trödeln herum, arbeiten immer wieder ein bisschen daran, aber so richtig in die Gänge kommen Sie nicht. All diese Szenarien sind genauso auf Diätvorhaben umzulegen, und alle werden nicht zum Ziel führen. Setzten Sie sich also auch ein zeitliches Ziel: „Bis zum Jahresende möchte ich zehn Kilo abnehmen." „Bis zum zehnjährigen Maturatreffen möchte ich Kleidergröße 38 tragen." Oder aber: „Im Herbst will ich den Halbmarathon mitlaufen." Schon haben Sie zeitliche und konkrete Ziele formuliert. Darauf können Sie nun hinarbeiten, ohne dabei in Nebensächlichkeiten zu verfallen. Und bleiben Sie um Himmels willen realistisch! Nichts ist schlimmer, als sich zu überfordern, weil man unmögliche Forderungen an sich stellt. Würde man uns sagen, wir hätten in einem Monat einen Marathon zu laufen, würden wir aus Angst den Kopf in den Sand stecken. Die Aussicht auf einen Fünf-Kilometer-Lauf aber spornt uns an, zu trainieren. Und wer weiß, vielleicht kommt irgendwann der Halbmarathon. Man kann schließlich auf dem Erreichten aufbauen und immer weiter an sich arbeiten. Geben Sie sich also auch nicht mit zu wenig zufrieden. Ganz nach dem Motto: „Wer alle seine Ziele erreicht hat, hat sie wahrscheinlich zu niedrig gesetzt." Wir haben Ihnen zwar geraten, Sie sollten nicht träumen, sondern sich Ziele setzen – das meinen wir auch so. Doch der Traum kann die Basis Ihres Ziels sein und Ihnen helfen, herauszufiltern, woran Sie arbeiten müssen. Der Weg zu Ihrem Ziel kann durchaus anstrengend sein und eine Herausforderung für Sie darstellen. Ist er keine Herausforderung, ist es doch uninteressant, daran zu arbeiten, oder nicht? Sobald es einfach nur gemütlich wird, ist man auf dem besten Weg, das Ziel zu verfehlen. Es ist nicht spannend, etwas zu tun, das sehr einfach ist und daher unterfordert. Es ist wie in der Berufswelt: Einfaches wird schnell langweilig.

Frau S. war mit dem Vorhaben bei uns, zehn Kilo abzunehmen. Grundsätzlich sehr löblich, denn der Schritt, sich dazu zu entschließen, ist ein Schritt in die richtige Richtung. Die ersten fünf Kilo verschwanden wie im Flug. „Das geht ja leicht, ich dachte immer, dass es anstrengender wird“, sagte sie. Mit den restlichen fünf Kilo hatte sie allerdings mehr zu kämpfen. Zu sehr hatte sie sich drauf verlassen, dass es wie von selbst gehen würde. Und dass von ihrem Ausgangsgewicht von 140 Kilo die angestrebten zehn Kilo weniger nur ein Anfang sind, musste Frau S. auch erst bewusst werden. Denn zehn Kilo waren ein äußerst vorsichtig formuliertes Ziel; im Gedanken, sie würde sich sonst überfordern und nur enttäuscht sein, wenn sie die hohen Erwartungen an sich selbst nicht erfüllen könnte. Doch die zehn Kilo waren nicht besonders motivierend. Auch ging es mit der Zeit doch nicht so einfach, wie anfangs geglaubt. Und nun ging es für Frau S. daran, weiterzumachen, denn insgeheim wünschte sie sich schon etwas anderes; nämlich in ein Kleid zu passen, das sie trug, als sie ihren Mann kennenlernte – aber dazu fehlten mindestens 50 Kilo! Auch Frau B. wollte zehn Kilo abnehmen. Bei einem Ausgangsgewicht von 71 Kilo war das schon mehr ein Feinschliff zur Traumfigur, die sie noch nie hatte. Und da haben wir es! Für Frau B. ist es ein Traum, der es wert ist, erreicht zu werden. Übrigens: Frau B. hat ihr Ziel, zehn Kilo abzunehmen, sogar schneller erreicht als Frau S.

Offensichtlich war der Traum dahinter Motivation genug, so richtig loszulegen.

Probieren Sie, ein richtig schönes Ziel zu formulieren. Ihr Ziel! Ein konkretes Ziel, mit Zeithorizont, herausfordernd und spannend, aber doch realistisch. Und vergessen Sie nicht: Ein Leben ohne Ziele fühlt sich an, als würden wir nur herumirren. Setzen Sie sich immer wieder neue Ziele, wenn Sie die alten erreicht oder annähernd erreicht haben. Kreieren Sie Herausforderungen, die Ihr Leben spannend machen; integrieren Sie Sport, wenn Sie die Ernährung schon satt haben. Und merken Sie sich: Träume sind gut! Denn sie sind die Basis aller Ziele. Träumen Sie von positiven Veränderungen in der Zukunft, und sobald Sie Ihre ersten Ziele erreicht haben, werden Sie noch weitere Träume wagen. Sie werden bestärkt in dem, was Sie tun, weil Sie wissen, dass Sie Ihre Ziele erreichen können. Wie von allein vergessen Sie darauf, ständig in die Vergangenheit zu blicken, denn die Zukunft hat viel mehr zu bieten. Und wie von allein hört dann auch das Jammern auf, genauso wie der Gedanke daran, früher wäre doch alles besser gewesen. Das Früher lässt sich nicht mehr herzaubern, doch die Gegenwart und die Zukunft lassen sich verändern.

Warum wir über Ziele bei Ernährung und Abnehmen reden? Wir Ernährungsberaterinnen sind vielleicht in Sachen Nahrung, Nährstoffe, Vitamine und Vitalstoffe ziemlich sattelfest und leben dieses Wissen einigermaßen automatisch im Alltag. Aber glauben Sie uns, es ist nicht in allen Bereichen so, dass das gesunde Verhalten automatisiert ist. Wir geben es zu, Sport ist so eine Sache bei uns! Das liegt in der Familie (ja, auch wir benutzen solche Ausreden, um uns zu rechtfertigen!). Wir sind der lebende Beweis dafür, dass auch Ernährungsberaterinnen keine geborenen Sportskanonen sind und unbeweglich sein können (aber sicher nicht müssen!). Unser Beruf ist nun einmal ein „sitzender Beruf“, wie viele andere auch. Und wer sich in diesem Beruf nicht bewegen will, muss es auch nicht. Leider, denn gesund ist anders, das wussten wir schon immer. Aber wir mussten erst entdecken, was „unsere" Bewegung ist. Diese Entdeckungsreise war spannend und von Versuch und Irrtum geprägt. Nicht alles war wie für uns gemacht, aber es auszuprobieren war lustig. Wir probierten Zumba, das brasilianische Tanz-Aerobic, das unterhält und bei dem man komplett vergisst, dass man sich bewegt. Wir besuchten ein Pilates-Studio, dessen Geräte mehr nach Folter als nach Sport aussahen, und spürten Muskeln, von deren Existenz wir bisher nichts gewusst hatten; die Bewegungen beim Pilates sahen wie meditative Verrenkungen aus. Außerdem auf unserer Liste stand der Trend Poledance, der gar nichts mehr mit Erotik zu tun hat, sobald man ihn einmal ausprobiert hat (und wer jetzt lächelt, der möge doch bitte versuchen, sich an einer Chromstange in der Luft zu halten, die blauen Flecke, die dabei entstehen, zu ignorieren und gleichzeitig der Schwerkraft eines entgegenzusetzen!). Nach wie vor gibt es das gute alte Fitnessstudio mit den guten alten Kraftgeräten, dem Crosstrainer und dem Stepper. Etwas langweilig, aber effektiv. Neuerdings laufen wir auch. Ja, wir probieren immer noch alte und neue Bewegungsarten aus und erweitern dabei unser Repertoire; und manchmal stellen wir fest, dass wir für gewisse Sportarten erst dreißig Jahre alt werden mussten. Etwa, wenn wir dehnbarer und flexibler werden wollen, um beispielsweise den Spagat zu beherrschen. Mit dreißig hat es erstmals geklappt, auch wenn der Verstand entgegnen hätte können, dass Teenager dafür wahrlich bessere Voraussetzungen hätten. Na und? Dann gehören eben etwas mehr Anstrengung und jedenfalls ein konsequentes Training dazu – wozu die Lust als Teenager bei uns damals wirklich nicht gereicht hat.

Zurück zu Ihnen: Vergessen Sie nicht, Ihr Ziel greifbar zu machen. Notieren Sie es etwa in Ihrem Kalender und tragen Sie auch Ihre Zwischenziele ein. Vielleicht melden Sie sich auch verbindlich zu einem Lauf an, womit Sie sich Ihr Ziel immer wieder in Erinnerung bringen. Auch wir müssen uns manchmal Ziele stecken, besonders, wenn wir etwas neu erlernen wollen. 2010 wurden wir gefragt, ob wir in einer Charitygruppe beim dm-Frauenlauf teilnehmen wollen. Es war vorgesehen, dass wir in einer Walkinggruppe von 50 Damen mit Smovey (lustige grüne Ringe zum Trainieren) mitmachen. Natürlich wollten wir uns hier keine Blöße geben, und so standen wir einige Wochen später im letzten Startblock der Walkerinnen. Wir sind nicht die geborenen Sportskanonen (wir denken, das hat man bereits gemerkt), aber schon nach ein paar Metern wurde uns klar, dass uns das zu langsam war, und wir fassten den Entschluss, das nächste Mal nicht zu walken, sondern zu laufen. Ja, wir laufen! Besser gesagt, wir werden laufen. Kaum waren wir über die Ziellinie gewalkt, wurde ein Termin fixiert, ein Gruppenname gewählt und die Anmeldung abgeschickt. Jetzt war es also amtlich: Wir werden laufen (müssen). Das Training konnte und musste daher auch irgendwann beginnen. Mehr schlecht als recht waren unsere ersten Versuche auf dem Laufband, welches wir zuvor noch nie freiwillig betreten hatten. Aber zu diesem Zeitpunkt schon in freier Wildbahn laufen, damit uns alle mit hochrotem Kopf sehen? Nein! Das trauten wir uns nicht. Schön langsam wurde es besser, bald klappten die anvisierten fünf Kilometer ohne Zwangspausen – und das war schon ein kleiner Triumph. Nun ging es auf die Straße, mit dem Ziel, die fünf Kilometer schneller zu absolvieren. Unser Fazit der persönlichen Laufgeschichte ist: Wenn man ein Ziel hat – mit Datum fixiert, am besten noch mit anderen Mitstreitern vereinbart und besiegelt –, dann ist es auch leichter, über seinen Schatten zu springen und neue Energien in sich zu aktivieren. So kann man Ziele erreichen, die man sich früher nicht zugetraut hätte. Also – sofern es für Sie passt –, schließen Sie ruhig Wetten mit Freundinnen und Mitstreitern ab. Sofern es nicht in eine krankhafte Richtung geht, haben wir gar nichts dagegen, denn ein bisschen positiver Druck – ganz im Sinne eines positiven Motivationsschubs – hat uns schließlich auch nicht geschadet!

3. Die Motivation steigern

Der Langsamste, der sein Ziel nicht aus den Augen verliert, geht immer noch geschwinder als der, der ohne Ziel herumirrt.

Was kann Menschen dazu bewegen, etwas zu verändern? Denken Sie an eigene Vorhaben, die Sie erfolgreich umgesetzt haben. Waren es Träume, denen Sie sich voll und ganz gewidmet haben? Jedenfalls waren es Herausforderungen, ein Wettbewerb mit sich selbst.

Als wir Ende 2010 die erste Schlank-Challenge mit der österreichischen Frauenzeitschrift „Madonna" initiierten, war der Ansturm größer als erwartet. Dabei hatten wir nichts anderes angeboten als eine strenge Begleitung beim Abnehmen durch Ernährung und Sport. Ein Wettbewerb entstand, wer denn in die engere Auswahl kommen würde, denn es waren nur sechs Plätze verfügbar – und das für mehrere Hundert Anwärterinnen. Die Bewerberinnen und Bewerber waren zwanzigjährige Studenten oder 70-jährige Großmütter, Mütter mit drei Kindern und Juristinnen mit Workaholic-Ambitionen. Alle gesellschaftlichen Schichten und alle Altersgruppen waren vertreten, um an ein und demselben Problem zu werkeln: der eigenen Figur. Sie wollten ihr Leben in die Hand nehmen. Und sie alle hatten ihre Gründe, weshalb sie mitmachen wollten: Ein Mal im Leben wieder Stiefel kaufen, die auch am Schaft passen! Dem Sohn hinterherkommen, wenn er laufen lernt! Nach der Karenzzeit wieder gut aussehend im Büro erscheinen! Die Schuhe wieder selbst binden können! Der Busen soll wieder wie ein Busen aussehen, nicht wie eine dritte Speckfalte! Endlich wieder Hosen anziehen! Endlich wieder Kleider tragen! Sie sehen – die Wünsche waren sehr verschieden. Die Schlank-Challege entwickelte sich rasch zu etwas, was wir nicht erwartet hätten. Die Teilnehmer sahen sich nicht als Konkurrenten, sondern kämpften gemeinsam. Und was noch erstaunlicher war: Die Siegerprämie war für die Motivation nicht mehr ausschlaggebend. Die Teilnehmerinnen hatten andere Hauptmotivatoren gefunden, nämlich, dass sie im Laufe der Zeit von anderen Menschen anders behandelt und anders wahrgenommen wurden. Das bedeutete ihnen schließlich mehr als der Sieg.

Die Sache mit der Motivation ist besonders wichtig: Anfangs stürzen wir uns meist voller Elan in das neue Vorhaben, und nichts bringt uns davon ab. Nach einigen Wochen verschwindet der Elan aber oft, denn wir lernen, uns das Leben einfach zu machen und Stress zu vermeiden. Doch wenn es um Veränderung geht, hilft diese Attitüde wenig. Ohne ein bisschen Druck gibt es keine Veränderung, mit Druck allerdings können wir Höchstleistungen schaffen. Auch Sie können mehr leisten, als Sie vielleicht für möglich halten oder sich zutrauen. Druck ist nicht immer negativ und nicht immer ein Problem, das man ausschalten muss. Druck ist ebenso ein Motivator, den Sie zulassen sollten, weil er Sie weiterbringt. Wohlgemerkt: Es geht um positiven Druck, der uns dazu bringen sollte, über das Mindestmaß zu gehen.

Frau M. hat sich bis zu ihrer Hochzeit ein bestimmtes Ziel gesteckt und dieses mit Bravour erreicht. Das Ziel war zeitlich definiert und der Druck war eindeutig positiv. Herr K. hat, noch bevor er mit seinem Programm begonnen hat, einen Termin beim Fotografen vereinbart und diesen bereits bezahlt – obwohl er erst in drei Monaten angesetzt war. Auch wir setzen hin und wieder derartige Motivationsmechanismen ein, indem wir mit manchen Klienten Verträge abschließen. Verträge, in denen wir vereinbaren, was nach einer bestimmten Zeit erreicht werden soll – etwa ein Gewichtsziel. Wir vereinbaren auch, was passiert, wenn das Ziel erreicht wurde, denn nur das wirkt positiv (im Gegensatz zu negativem Druck: Welche Strafe erwartet mich, wenn das Ziel nicht erreicht wurde?). In sportlicher Hinsicht sind zum Beispiel Wettkämpfe eine Herausforderung, die Druck erzeugt. Beobachten Sie Menschen, die sich zu einem öffentlichen Lauf angemeldet haben: Vom Zeitpunkt der Anmeldung an wird mehr Motivation aufgebracht zu trainieren, und die vorgeschobenen Ausreden werden weniger. Uns ist es ähnlich gegangen, als wir unseren Fünf-Kilometer-Lauf fixiert hatten.

Positiver Druck ist eine kräftige Motivationsspritze, die Sie sich nicht entgehen lassen sollten. Oft hapert der Erfolg daran, dass keine konkreten oder zeitlich definierten Ziele gesetzt wurden.

4. Abnehmen beginnt im Kopf

Sie haben es bestimmt schon öfter gehört: Abnehmen beginnt im Kopf. Doch warum? Wieso geht es beim Abnehmen nicht einfach darum, weniger zu essen? Oder weshalb sagt uns der Kopf, dass wir essen müssen? Bestimmt der Kopf vielleicht auch, was wir essen, nicht nur wie viel?

„Abnehmen mit Köpfchen“ muss man richtig verstehen. Im Großhirn wird durch die zwei Gehirnhälften und die vielen grauen Zellen unser Verstand organisiert. Doch am Verstand hapert es selten, wenn es ums Abnehmen geht. Der Bereich, wo es hapert, liegt eine Etage tiefer, im limbischen System. In diesem Teil des Gehirns werden Emotionen und ganz elementare Bedürfnisse geregelt – also all das, bei dem der Verstand nicht mitreden soll: etwa Verliebtsein, Fluchtreaktionen oder Hunger. Damit das limbische System nicht mit allem belastet wird, was auf unser Gehirn prallt, gibt es Pförtner, die entscheiden, welche Reize hinein dürfen und welche nicht. Das sind die „Mandelkernchen“, die entscheiden, ob ein Reiz nun durchgelassen wird, um unsere Emotionen in Wallung zu bringen, oder ob der Reiz draußen bleibt. Wenn Sie also eine Tafel Schokolade vor sich liegen haben, liegt es an genau diesen Mandelkernchen, was Ihnen jetzt durch den Kopf geht und was nicht. Ja oder Nein zur Schokolade? Das entscheidet nicht der Verstand, das entscheiden die Mandelkernchen im limbischen System. Sie arbeiten sehr flott – so flott, dass der Verstand mit all seinem Wissen keine Chance dagegen hat. Wir kennen beispielsweise die Aussage: „Ich weiß, dass ich die Schokolade nicht essen durfte, aber sie war dann plötzlich weggefuttert, bevor ich richtig nachdenken konnte.“ Die im limbischen System möglicherweise durch die Schokolade entstandenen Emotionen schalten den Verstand vorübergehend aus. Evolutionsbiologisch hat das einen Sinn, denn im limbischen System werden, wie wir schon gehört haben, nicht nur Emotionen, sondern auch alle anderen instinktiven und lebenserhaltenden Reaktionen gesteuert. Angenommen, Sie gehen im Wald spazieren und sehen im Dickicht kaum den Boden. Plötzlich sehen Sie etwas Schwarzes, ein längliches Etwas vor Ihren Füßen. Erschrocken hüpfen Sie darüber. Erst ein paar Meter weiter sagt der Verstand: „Ach, das war nur ein Schlauch oder ein Ast, keine Schlange.“ Doch vorsichtshalber hatte Sie Ihr Emotionshirn gerettet – erst danach denken Sie rational nach. Umgekehrt wäre es fatal gewesen. Nehmen wir ein anderes Beispiel: Denken wir an ein junges Mädchen beim Schwammerlsuchen. Es flaniert fröhlich durch die Wiesen. Was passiert nun, wenn ihm plötzlich ein wildes Tier begegnet? Groß und mächtig bäumt es sich auf und fletscht die Zähne. Was würde passieren, wenn das Mädchen lange nachdenkt: „Hm, das Tier ist aber angriffslustig. Vielleicht sollte ich weglaufen? Aber dann verliere ich all meine Schwammerl. Vielleicht sollte ich mein Körbchen hier abstellen und es später holen?“ Bevor sein Verstand derartige Überlegungen zulässt, schaltet sich der Instinkt ein, und der einzige Gedanke lautet: Weg hier!

Es muss Ihnen also klar sein, dass das Wissen und der Verstand zwar gute Voraussetzungen für eine gewisse Ernährungskompetenz bieten, aber nicht die alleinigen Entscheider dafür sind, wie wir uns ernähren. Wir unterscheiden einen körperlichen und einen emotionalen Hunger. Unser Gehirn reagiert daher nicht nur auf körperliche, sondern auch auf geistige Nahrung. Und emotionaler Hunger wird nun einmal nicht durch Nahrungsmittel gestillt – das müssen Sie Ihrem Emotionshirn und Ihren Mandelkernchen durch Erfahrung beibringen. Die Erfahrung müssen Sie ihnen schon gewähren. Erst dann werden sich die Mandelkernchen beim Anblick einer Tafel Schokolade oder sonstigen Verlockungen überlegen, ob der Reiz so übermächtig ist, damit er den Verstand kurzerhand ausschalten kann – oder ob doch noch ein rationaler Gedanke zulässig ist.

Frau Z. ist eine Süße. Sie weiß auch, dass Süßigkeiten ihr Fallstrick im Kampf gegen die Kilo sind. In der Beratung erzählte sie, was sie schon alles versucht hat, um der „Sucht“ nach Süßem Herr zu werden: „Ich glaube, ich habe schon alles probiert. Ich habe mir Gemüsesticks geschnippelt, wenn ich Lust auf Schokolade hatte. Ich habe mir Obstmus gemacht, wenn ich Nutella wollte. Und ich habe Nüsse geknabbert, anstatt den Schoko-Nuss-Riegel auszupacken. Doch irgendwie klappt es nicht, ich esse dann zuerst die eine gesunde Alternative, danach die andere. Und ich merke, dass diese Alternativen doch nicht die Befriedigung bringen, nach der ich offensichtlich suche, und komme einfach nicht darum herum, schließlich doch zur Schokolade zu greifen. Nur: Richtig glücklich bin ich danach auch nicht.“ Als sie daraufhin von ihrer Beraterin den Tipp erhielt, sie solle sich doch eine gänzlich andere Bewältigungsstrategie überlegen, war das erst einmal etwas Neues. Bisher hatte sie all ihre Anstrengung darauf verwendet, alternative Lebensmittel zu suchen, die sie in solchen Momenten essen durfte und die als gesund galten. Nun sollte sie sich in so einem Moment die Nägel lackieren? Oder ein warmes Bad mit duftendem Öl nehmen? Als ironisches Beispiel ergänzte die Beraterin noch: „Und wenn Sie zu stricken beginnen, achten Sie darauf, dass Ihr Kopf so beschäftigt ist, dass Sie gar nicht mehr an etwas anderes denken können!" Frau Z. war skeptisch. Zu ihrer eigenen Überraschung war aber genau das der Anker, den sie gebraucht hatte. Kurz darauf begann sie wirklich zu stricken. Und sie fand es herrlich, ihre Hände damit zu beschäftigen. Noch herrlicher war es für sie, den Geist abzulenken, das Gehirn auszulüften und so richtig abschalten zu können.

Warum kann man bei einer Heißhungerattacke immer weiter essen, ohne satt zu werden? Nun ja, weil die Magenfülle nur ein Faktor ist, der mit dem subjektiven Erlebnis von Sattsein zu tun hat. Haben Sie schon einmal nicht aus Hunger etwas gegessen, weil es glücklich macht? Vielleicht war es etwas Süßes, ein Stück Schokolade, eine Banane oder ein Nudelgericht? Nur, was macht unser Gehirn eigentlich so richtig glücklich? Das machen die Botenstoffe, die unser Körper teilweise selbst herstellen kann. Zum Teil werden sie oder ihre Vorboten auch über die Nahrung zugeführt. Es sind Endorphine, die unserem Kopf signalisieren, dass wir glücklich sind. Endorphine entstehen aber auch in glücklichen Momenten, dann werden sie aktiv ausgeschüttet. Ein Ohrenschmaus etwa führt zu einer aktiven Ausschüttung. Ebenso, wenn Sie sich an einem schönen Bild nicht sattsehen können. Warum diese Wortspiele? Weil Sättigung nicht immer mit Lebensmitteln zu tun hat! Wenn wir an die Lebensmittel von vorhin zurückdenken: Was fällt uns da auf? Sie enthalten Kohlenhydrate. Und Kohlenhydrate sind einfache Glücklichmacher. Sie schaffen gute Voraussetzungen dafür, dass das Glückshormon im Gehirn gut wirken kann. Auf dieses Glücksgefühl kann man süchtig werden; nicht im Sinne einer klassischen Sucht, aber was sich angenehm anfühlt, möchten wir wiederholen, so oft es geht. Daher sind auch die Kohlenhydrate oft das, wonach wir greifen, wenn es sich um emotionalen Hunger handelt. Das Sättigungsgefühl wird genauso wie der Hunger im Gehirn organisiert. Das Gehirn registriert die Stoffwechselsituation unseres Körpers, wertet sie aus und veranlasst daraufhin unser Verhalten. Essen oder nicht essen? Was essen? Das Gehirn reguliert ständig vielfältige Körperprozesse, etwa die Körpertemperatur: Ist uns kalt, dann ist das Gehirn die Instanz, die uns dazu bringt, eine Jacke anzuziehen, das Fenster zu schließen und letztlich auch die Gänsehaut zu produzieren, damit uns wärmer wird. Beim Stoffwechsel ist es ähnlich. Ist er ausgeglichen und gesättigt, signalisiert das Nervensystem ein angenehmes „Genug". Doch diese Sättigung hat heutzutage nicht mehr nur mit Menge zu tun, sondern auch mit der Stoffwechselqualität von Essen und Trinken. Je hochwertiger das Essen ist, desto schneller fühlen wir uns satt. Wir Ernährungswissenschaftlerinnen sprechen dann von einer guten Nährstoffdichte. Jemand, der tagtäglich dasselbe isst, wird eine weniger gute Versorgung mit Nährstoffen haben als jemand, der bunt und vielfältig isst. Deswegen werden wir uns hier nicht alleine um die Menge der Lebensmittel oder Kalorien kümmern, sondern auch um die Qualität.

Abnehmen und unser Gehirn – das ist schon eine spannende Sache. Wir sagen oft, man denkt niemals so häufig ans Essen wie während einer Diät. Das ist schon paradox, oder? Das ist auch eine Art der selektiven Wahrnehmung, denn vieles ist durch unsere Einstellung gefärbt. Schwangere Frauen sehen auf der Straße plötzlich nur noch schwangere Frauen. Ein Mann, der sich einen Fiat gekauft hat, sieht überall andere Fiat-Fahrer. Anderen Menschen fallen schwangere

Frauen nicht in der Dichte auf, und Fiat-Fahrer sind ihnen sowieso egal. Anders wäre das vielleicht bei einem Porsche, der würde wiederum schneller Emotionen erregen. Bei einem Fiat passiert das nicht (wobei: Wenn man den kleinen, neuen, süßen Fiat 500 hernimmt, in der Abarth-Tuning-Version, dann könnte das doch wieder unsere Emotionen kitzeln und die Mandelkernchen anregen, nur so am Rande). Gut, nehmen wir also lieber einen alten Fiat mit einem alten Fiat-Fahrer, damit es in unser Beispiel passt; der wird nicht so stark wahrgenommen, weil er in unserem Kopf als nicht relevant eingestuft wird. Wem der Kühlschrank oder die Konditorei ähnlich unwichtig wird wie die Fiat-Fahrer auf der Straße, hat an seiner Einstellung etwas geändert.

5. Visualisieren Sie sich!

Visualisieren mag nach esoterischem Kram klingen, aber die Vorstellung, wie man selbst schlank (oder schlanker) aussieht, ist gar nicht so leicht. Nehmen Sie einmal eine Hose in Ihrer Wunschgröße zur Hand (keine Magermodelgröße!): Schnell kommt wahrscheinlich der Gedanke, da passe ich nie und nimmer rein, das bin nicht ich. Wirklich nicht?

Sind Sie mit dem Anblick zufrieden, wenn Sie sich schonungslos ehrlich in Unterwäsche vor einen Ganzkörperspiegel stellen? Oder sind vielleicht die Spiegel schuld, wenn der Po zu ausladend oder der Bauch zu rund ist? Ja, Spiegel können schummeln. Der Trick ist aus den Umkleidekabinen der Geschäfte bekannt; doch die nutzen den Trick, einen schlanker aussehen zu lassen als fülliger. Der Spiegel ist auch nicht immer ehrlich, weil wir uns regelmäßig im Spiegel sehen und uns Veränderungen dadurch nicht so schnell auffallen. In unserer Vorstellung haben wir vielleicht immer noch unser altes Ich im Kopf. Es mag lächerlich klingen, aber lassen Sie doch einmal Fotos von sich machen, ganz normale Fotos in ehrlichen Situationen. Mit normaler Kleidung: keine Schlankmacherunterhosen, keine Push-up-BHs, keine formenden Strumpfhosen, und bitte, liebe Herren, auch keine gut geschnittenen Anzüge (Männer in gut geschnittenen Anzügen sehen schnell viel zu gut aus). Lassen Sie diese Fotos auf sich wirken und fragen Sie sich, ob Sie das sind. Sehen Sie sich selbst so? Oder wären Sie gerne anders, vielleicht so wie früher? Gut, dann haben Sie Ihr Ziel sogar visuell vor sich. Die ganze Aktion soll nicht dazu führen, dass Sie sich hassen. Sie sollen sich mögen, auch Ihren Körper. Denn Ihr Körper ist das Werkzeug, mit dem Sie das Abnehmen schaffen. Ihr Körper unterstützt Sie bei alldem. Sie kriegen keinen anderen, also tun Sie ihm etwas Gutes! Und mögen Sie ihn so, wie er ist, und so, wie er werden kann.

Eine Klientin besuchte uns regelmäßig und hatte bereits toll abgenommen. Aus 100 Kilo wurden 80 – und es sollte noch weitergehen. Nun stellte sich langsam etwas Frust ein, denn sie war der Meinung, 20 Kilo wären schließlich nicht viel. In unserer Beratung rechnen wir laufend aus, wie viel Fett (umgerechnet in Butterpackerl à 250 Gramm) jemand bereits abgenommen hat. So kann man sich besser vorstellen, was man erreicht hat – und das sieht oft mehr aus, als man schätzen würde. Stellen Sie sich einmal im Supermarkt vor das Kühlregal und schauen Sie bei der Butter, wie 40 Butterpackerl aussehen. Das sind zehn Kilo. Weitere 40 Packerl, und es sind 20 Kilo. 80 Packerl Butter! Ebenso intensiv war die Erkenntnis einer Klientin nach ihrem Urlaub, als sie ihre Koffer packte. Häufig sind bei einem Flug 20 Kilo Freigepäck inkludiert; das ist ein großer Koffer, der schon einmal zum Bersten gefüllt sein kann! Heben Sie so einen Koffer hoch und tragen Sie ihn den ganzen Tag herum. Nicht schieben wie einen Trolley, sondern tragen! Schwer, sagen Sie? Das ist deswegen so schwer, weil Sie jetzt 20 Kilo mehr mit sich herumschleppen. Würden Sie sukzessive Steine in einen

Rucksack füllen, wäre der Gewichtszuwachs wahrscheinlich subtiler. Genauso subtil ist es, wenn man langsam abnimmt. Man gewöhnt sich daran und weiß gar nicht mehr, wie es früher war, als die Knie geschmerzt haben oder der Rücken wehgetan hat.

6. Der Glaube an sich selbst

Wenn wir nicht an uns selbst glauben,
können wir nicht erwarten, dass es andere tun.

„Das schaffst du nie", „Du bist hässlich", „Du bist nichts wert". Das sind böse Worte – und sie kommen nicht aus dem Mund anderer Leute, sondern aus dem Kopf vieler unserer Klientinnen und Klienten. Würden andere Menschen so etwas sagen, wäre das gemein, und man würde diesen Leuten aus dem Weg gehen, so gut man kann. Doch der eigenen Stimme im Kopf entkommt man nur schwer, sie begleitet einen Tag und Nacht. Und sie macht unsicher. Wenn Sie unsicher sind, strahlen Sie das auch aus, und andere spüren das genauso wie Sie selbst. Doch sitzen Sie jetzt wirklich in der Falle und können nichts als zusehen?

Wenn wir von Glauben sprechen, dann nicht von religiösem Glauben, sondern von Überzeugung oder Einstellung sich selbst gegenüber. In uns stecken ganz bestimmte Kräfte und Fähigkeiten, die wir nur aus einem Grund nicht entfalten (können): Weil wir nicht daran glauben. Weil wir uns die eingangs erwähnten Floskeln einreden: „Ich kann das nicht", „Ich schaffe das nie". Doch wenn man sich traut, klappt es, und zwar mit einer Art positiver Gehirnwäsche. Bewusst schafft man sich selbst eine andere Sicht über seine Person;

eine positive Sicht, die durch positives Denken entsteht. Bitte halten Sie uns nicht für Esoterikerinnen. Wir sind eigentlich sehr der Naturwissenschaft verbunden. Wie eingangs erwähnt, glauben wir bevorzugt das, was beweisbar und belegbar ist. Es gibt aber Methoden aus der Psychologie, die durchaus auch für Nichtgläubige anwendbar sind. Affirmationen sind ein solches Beispiel, also Autosuggestion. Wie würden Sie sich fühlen, wenn Ihnen an einem Tag unabhängig voneinander drei Menschen sagen, wie toll und wundervoll Sie heute aussehen? Es wäre ein toller Tag, Sie wären bestärkt in Ihrem Styling und Ihrer Verfassung und strahlten das aus. Ihr Gehirn hat durch die Wiederholung gelernt, dass Sie toll aussehen. Toll! Doch wenn die inneren Stimmen ständig das Gegenteil behaupten – ich kann nichts, ich schaffe das nicht oder ich bin nichts wert –, dann glaubt man irgendwann auch daran. Weil man es einfach ständig hört.

Positives Denken ist erlernbar. Die richtigen Glaubenssätze muss man speziell für sich finden. Dafür gibt es einige einfache Regeln, die wir hier nur kurz streifen werden. Vieles erinnert bereits an die Regeln für die Zielformulierung, die wir bereits angesprochen haben. Schreiben Sie Ihr Anliegen, das die Grundlage für Ihren Glaubenssatz sein wird, auf ein Blatt Papier oder in Ihr Notizbuch. Halten Sie sich kurz und bleiben Sie prägnant. Formulieren Sie Ihren Satz immer in der Ich-Form. Nehmen wir als Beispiel den Satz: „Ich möchte abnehmen." So, nun wäre festgehalten, wohin der Glaubenssatz führen soll. Jetzt wird der Spruch so formuliert, als wäre es schon der aktuelle Zustand und nicht nur ein Wunsch ans Christkind. Sie tun so, als ob Sie Ihr Ziel schon erreicht hätten: „Ich bin schlank." Das ist bereits recht positiv formuliert, aber etwas unklar. Denn was bedeutet „schlank" für Sie? Schlanker als jetzt? Finden Sie eine klare Definition und konkretisieren Sie das Vorhaben und Ihre Gefühle, die Sie Ihrer Meinung nach empfinden werden. „Ich werfe meinen Schutzpanzer ab, lasse von alten

Gewohnheiten los und verliere das Gewicht, das ich nicht brauche. Ich bin gesund und schlank und höre auf die Bedürfnisse meines Körpers." Es mag sich eigenartig anfühlen, sich etwas „einzureden", was noch gar nicht existent ist. Vielleicht fühlt sich der Gedanke oder der Glaubenssatz gut an, aber Sie selbst fühlen sich nach wie vor wie im Chaos. Uns geht es zumindest immer wieder so, wenn wir versuchen, uns etwas Neues anzueignen. Dieses komische Gefühl ist ganz normal, schließlich denkt man mit dem neuen Glaubenssatz in die genau entgegengesetzte Richtung wie zuvor. Natürlich ist das verwirrend! Doch erst das ermöglicht ein neues Denken.

Man kann durch Affirmationen sicher nicht die Welt verändern. Man wird auch das Denken anderer Menschen nicht beeinflussen können, sehr wohl aber das eigene Denken, das wiederum die eigenen Entscheidungen beeinflusst. „Affirmare" heißt bekräftigen, und genau das sollen Affirmationen tun: Sie können etwas bekräftigen, was da ist. Wenn Sie beispielsweise Ihren Glaubenssatz so formulieren: „Ich esse gesund und fühle mich auch so", dann muss Ihr Gehirn auch irgendwo die Information gespeichert haben, was gesundes Essen ist. Sonst kann es schließlich nicht bestärkt werden. Bei der oben genannten Affirmation müsste man zum Beispiel wissen, was die hinderlichen Gewohnheiten sind, die das Abnehmen bisher behindert haben. Genau aus diesem Grund sehen wir diese Affirmationen, die gerne ins esoterische Eck geschoben werden, durchaus praktisch, um sie bei einer Ernährungsumstellung zu verwenden.

In Beratungseinheiten wird viel besprochen. Es werden genau die Gewohnheiten analysiert, die dem Abnehmen hinderlich sind. Es wird bestimmt auch das Ernährungswissen über gesundes Essen geschult. Die Affirmation ist das Krönchen, das man dem Ganzen aufsetzen kann, um sich diese Kenntnisse häufiger und intensiver ins Bewusstsein zu rufen. Und um sich selbst zu stärken, sie auch umzusetzen.

7. Nur für mich

„Abnehmen ist eine einsame Sache“, sagt unser Kollege Oliver immer, und: „Abnehmen kann auch einsam machen.“ Sich darauf zu verlassen, dass der Partner mitisst, egal, was auf dem Tisch steht, dass die Freundin immer mit zum Sport kommt und einen motiviert, wenn man so richtig down ist und nichts lieber machen würde, als auf der Couch fernzusehen, wird nicht funktionieren. Abnehmen fordert bestimmte Entscheidungen. Mit den Freunden auf einen Cocktail gehen oder nach Hause, um selbst zu kochen? Mit dem Kumpel auf ein Bier (oder zwei oder drei) oder ab ins Fitnessstudio? Die bequeme Ausrede wäre jetzt so nah: „Ich konnte nicht anders, schließlich hätte ich etwas versäumen können.“ Ja, Sie versäumen einige Stunden nette Zeit, wenn Sie den Freunden jetzt absagen. Das will man nicht immer tun. Aber Sie versäumen auch einen tollen, schlanken Körper, wenn Sie Fitness und gesundes Essen immer hintanstellen. Seien Sie sich selbst der Nächste und sagen Sie sich klipp und klar: „Das mache ich nur für mich.“ Nicht für jemand anderen. Nicht mit der Hilfe von jemand anderem (zumindest nicht ausschließlich). Eine Kandidatin unserer ersten Schlank-Challenge hat in ihrer Bewerbung geschrieben: „Ich war immer für alle anderen da, jetzt bin ich dran, jetzt mache ich endlich einmal etwas nur für mich.“ Ist das egoistisch? Wir sagen: Nein. Denn schließlich werden die anderen auch davon profitieren, wenn Sie sich wohl in Ihrem Körper fühlen und das auch mit einer positiven Ausstrahlung zeigen. Wer mit sich selbst zufrieden und im Reinen ist, kann viel leichter mit den Strapazen des Alltags fertig werden. Also wachen Sie auf. Heute ist der erste Tag Ihres neuen, schlanken Lebens.

„Mein Mann mag eben keine molligen Frauen“, sagte einmal eine Klientin, Frau N. Allerdings war er noch immer glücklich mit ihr, trotz ihrer paar Kilo mehr als vor zwanzig

Jahren, als sie geheiratet hatten. Dass auch er einen kleinen Bauch entwickelt hatte, ist schließlich auch nicht zu verleugnen. Auf die Frage, ob Frau N. nun für sich oder für ihren Mann abnehmen wollte, antwortete sie: „Natürlich für ihn." Mit der Zeit wurde ihr jedoch bewusst, dass sie es für sich machen wollte; denn sie wollte in erster Linie sich selbst, aber natürlich auch ihm gefallen. Er hatte sie nie aufgefordert abzunehmen. Sie selbst wollte wieder hübsche Dessous anziehen, sie selbst wollte beim Radfahren mit ihm mithalten können. Und sie selbst wollte sich wieder mit einem Lächeln im Spiegel ansehen können. Sie hat erkannt, dass SIE attraktiv sein und als attraktive Person wahrgenommen werden wollte, weil es IHR und ihrem Selbstbewusstsein guttat.

8. Der Kampf mit dem Körper

Wir alle haben nur einen Körper. Dieser Körper ist eine wunderbare Maschine: Er funktioniert 24 Stunden am Tag, und das mehr oder weniger gut, je nachdem, wie wir ihn bisher gepflegt und gehegt haben. Eigentlich ist er ein Workaholic und arbeitet relativ brav durch, oder? Nur ist der Kopf mit dem Körper oft nicht so zufrieden, wie er sollte. Doch bringt es uns weiter, wenn der Kopf sagt: „Ich mag den Bauch nicht. Die Beine haben Orangenhaut, und das Doppelkinn ist auch nicht gerade chic."

Es ist bestimmt so, dass die inneren Werte letztlich mehr zählen als die äußeren, das bestreiten wir auch gar nicht. Aber es macht einen Unterschied, ob einer Person das Äußere gleichgültig ist oder ob eine Person ihre äußere Hülle gänzlich ablehnt. Denn dieser Fakt schlägt sich oft auf die inneren Werte nieder (vom Selbstwert bis hin zu Gesundheitswerten wie Stresslevel oder Leberwerte). Die äußere Hülle ist sicherlich vergänglich – aber nur, weil wir mit

80 Jahren ein paar Falten haben werden, müssen wir nicht jetzt schon auf alles vergessen. Und wer weiß, vielleicht sind die Falten im Gesicht eines glücklichen Menschen später sympathische Lachfalten und nicht Zeichen eines griesgrämigen Lebenswandels. Wenn wir in der Früh aufstehen, in den Spiegel schauen und heulen könnten, weil wir uns so unattraktiv finden, sollten die Alarmglocken läuten. Hören wir hin, denn das ist ein unendlicher Teufelskreis, aus dem es keinen Ausweg gibt. Nur eines sollten wir uns klarmachen: Niemand ist perfekt. Jeder Mensch hat eine gewisse Grundausstattung von Geburt an mitbekommen. Nicht jeder hat Beine bis zum Himmel, ein schmales Becken und dichtes, volles Haar. Schließen wir trotzdem Frieden mit uns selbst und unserem Körper, so wie er jetzt ist. Nur so können wir gemeinsam mit unserem Körper an unseren Zielen arbeiten und visualisieren, wie wir ihn noch mehr lieben können. Sie möchten, dass Ihr Körper überschüssige Kilo hergibt? Dann müssen Sie ihn auch gut behandeln. Nicht mit Zweifeln überschütten! Sie müssen ihn gut mit Nährstoffen versorgen, doch das ist nur ein erstes Beispiel. Wie sonst sollen Ihre Haare glänzen und die Haut straff bleiben? Sie müssen auch Ihren Kopf dazu bringen, den Körper zu mögen. Weil er – wenn man genau hinsieht – immerhin auch schöne Aspekte hat. Gefällt Ihnen Ihr Busen, dann sagen Sie sich das auch. Gefallen Ihnen Ihre Haare, dann betonen Sie sie. Und wenn Sie Ihren Körper lieben, weil er Ihnen ein oder zwei wundervolle Kinder geschenkt hat, dann lassen Sie ihm auch Zeit, sich von dieser Anstrengung zu erholen. Der Mensch ist mehr als sein Körper. Man selbst will so geliebt werden, wie man ist. Doch was ist, wenn man sich selbst nicht mag? Soll einen dann jemand anderer mögen, der allerdings auch merkt, dass das Gegenüber unglücklich ist? Ob man will oder nicht: Man strahlt es aus. Und auf Basis dieser Ausstrahlung erhält man eine bestimmte Resonanz.

Ein junges Mädchen erzählte einmal in der Beratung, wie

es bei ihm „Klick gemacht“ hat. In der Disco hat es die Bestätigung erhalten, die sie sich immer gewünscht hat: „Ich wäre immer so gerne schlank gewesen. Wie meine Freundinnen, die sogar richtig dünn sind. In der Disco fallen sie immer zuerst auf, weil sie so toll gekleidet und groß und schlank sind. Mich hat es immer gestört, dass ich als kleines Pummelchen mit 75 Kilo bei gerade 1,60 nicht wahrgenommen wurde. Und meine Freundinnen haben immer irgendwelche Jungs abgekriegt. Mit mir wollte nie einer tanzen. Doch dann hat mich einmal ein eher unauffälliger Typ angeredet. Er war süß, aber auch nicht besonders cool; zumindest ließ er keine Macho-Sprüche los, was eigentlich recht angenehm war. Wir haben lange gequatscht, und irgendwann fragte ich ihn, warum er mich und nicht meine Freundinnen angesprochen hat. Darauf meinte er: ‚Weißt du, ich rede jetzt schon so lange mit dir, weil ich mit dir gut klarkomme. Ich unterhalte mich mit dir und nicht mit deinen Freundinnen, weil DU mein Interesse geweckt hast und ich mit dir lachen kann. Wenn ein Mädchen sagt, Männer wären alle Schweine und oberflächlich, kann sie ein Supermodel sein, sie würde mich trotzdem nicht interessieren.‘ Ich war erstaunt, ich hatte gerade ein Kompliment bekommen! Ich dachte zwar immer, ein Kompliment kriegt man nur, weil man toll aussieht; aber noch schöner war es für mich, dass der Typ sagte, ich hätte sein Interesse geweckt. Irgendetwas werde ich also noch an mir haben, außer meinen Rundungen.“

Den Kampf mit dem Körper gewinnt fast immer der Kopf. Außer Sie geben dem Kopf neuen Stoff zum Arbeiten. Sie wollen, dass andere Sie schön finden? Finden Sie schöne Seiten an sich selbst! Jeder hat schöne Seiten, manchmal nimmt man sie nur nicht wahr, weil man zu sehr in Kleinigkeiten hängt. Ein hübsches Gesicht, schöne lange Haare oder wunderbare blaue Augen. Sie wollen, dass andere Sie interessant finden? Zeigen auch Sie Interesse an anderem, an Neuem, am aktuellen Zeitgeschehen, am Leben anderer

Menschen. Sie wollen, dass andere Sie wegen Ihrer inneren Werte mögen? Dann seien auch Sie nicht oberflächlich und reden Sie sich nicht ein, Männer würden sowieso nur auf dünne Frauen stehen oder auf blonde oder auf großbusige. Oder, wenn Sie ein Mann sind: Frauen würden nur geleckte, austrainierte Macho-Typen mögen. Zumindest das wissen wir: Das ist nicht so!

9. Die Krux mit der Waage

„Ich mache zuerst einmal ein paar Diättage, erst dann stelle ich mich auf die Waage. Vorher traue ich mich einfach nicht", sagte eine Klienten einmal zu uns. Für uns war nicht klar ersichtlich, welchen Sinn sie darin sah. Schließlich ist der Start für das Abnehmprogramm immer eine Zahl auf der Waage, die man vielleicht nicht sehen mag, weil man sie loswerden möchte. Ist es tatsächlich besser, wenn man sich erst nach drei Tagen Diät auf die Waage stellt und trotzdem beinahe in Ohnmacht fällt, weil man mit dieser Zahl nicht gerechnet hat? Da ist es doch besser, man sieht der Wahrheit ins Auge und freut sich umso mehr über die ersten Erfolge. Wenn man sich erst nach einigen Tagen oder Wochen der Ernährungsumstellung auf die Waage stellt, nimmt man sich diesen Motivationskick – es wäre wirklich schade darum! Also: Die Waage muss nicht Ihre beste Freundin werden, aber es ist trotzdem notwendig, sich auf eine gewisse Art und Weise zu kontrollieren. Manche mögen meinen, eine Hose würde ausreichen, um festzustellen, ob man sein Gewicht hält oder ob man zunimmt. Mit manchen Hosen aus festem Stoff mag das funktionieren, mit bequemen Stoffhosen, deren Bund sich unendlich dehnen kann, jedoch nicht. Gut und gerne sind so auch einmal zehn Kilo mehr drin. Dann zumindest einen Gürtel durch die Hose ziehen, dessen Löcher ehrlicher sind! Wir möchten das Thema Wiegen auf keinen Fall ins Lächerliche ziehen. Schließlich gibt es wirklich viele Menschen, bei denen Wiegen entweder die Hölle ist oder aber zur Sucht werden kann. Da wird nicht nur in der Früh das Gewicht kontrolliert, sondern vor und nach jeder Mahlzeit, vor dem Schlafengehen und am nächsten Morgen nach dem Aufstehen sofort wieder.

Frau T. definiert jeden Tag erst nach ihrem morgendlichen Wiegeritual, was sie sich zu Essen genehmigen darf. Das Gewicht bestimmt über Frühstück und Mittagessen. Diese Mahlzeiten fallen spärlich aus, wenn sie mit ihrem Gewicht unzufrieden ist. Zwischendurch nascht sie, weil sie Hunger bekommt, und am Heimweg gibt es Brötchen vom Bäcker. Vor dem Abendessen wird erneut auf der Badezimmerwaage festgestellt, ob ein Abendessen drin ist. Klarerweise machen sich die vielen Kleinigkeiten zwischendurch auf der Waage bemerkbar. Das Abendessen fällt daher aus. Frau T. merkt allerdings nicht, dass sie laufend wertvolle Hauptmahlzeiten streicht, weil ihrer Meinung nach die Waage nichts anderes erlaubt. Vor lauter Hunger werden die Zwischendurch-Häppchen immer reichhaltiger, und statt eines richtigen Abendessens wird ein bisschen hier und ein bisschen da genascht. Ein Stück Brot, etwas Schokolade, einige Soletti. Gemüse wird gemieden, das wiegt ja so schwer! Frau T. musste erkennen, dass die Waage ihre Ernährung keineswegs in eine positive Richtung bewegte. Erst mit einem radikal abgespeckten Wiegerhythmus (ein Mal pro Woche) konnten wir zu ihr durchdringen und die Ernährung auch qualitativ und nicht nur quantitativ angehen.

„Meine Waage spinnt!“, sagen viele unserer Klienten. „Sie zeigt immer wieder etwas anderes an.“ Keine Sorge, die Waage will Ihnen weder etwas Böses, noch will sie Sie verwirren. Sie ist ein mechanisches Gerät, das die Gewichtskraft oder Gravitation misst. Auf dem Mond wären Sie auf derselben Waage leichter. Spinnt jetzt die Waage oder Sie?

Spaß beiseite. Die Waage bestimmt Ihre Masse auf der Erde, aber abhängig davon, wie stabil sie steht. Die beste Möglichkeit, auf schnellem Wege leichter zu werden, ist es, die Waage auf den Teppich zu stellen. Scherz beiseite. Wir empfehlen, sich ein Mal die Woche zu wiegen. Am besten ist es, Sie suchen sich einen bestimmten Wiegetag, der auch wirklich eingehalten werden kann. Freitag früh zum Beispiel. Machen Sie nicht den Fehler und schieben Sie den Wiegetag auf, bis Sie das Gefühl haben, dass es jetzt passen könnte. Wir kennen Klientinnen, die sich öfter wiegen möchten; das ist okay. Doch um Himmels willen, wiegen Sie sich bitte nicht öfter als ein Mal am Tag. Für manche etabliert sich der Gang auf die Waage aber als morgendliche Gewohnheit wie das Zähneputzen. Aufstehen, Toilette, Waage, Dusche, Ankleiden. Noch ein Tipp: Standardisieren Sie das Wiegeergebnis, indem Sie immer dieselbe Zeit (in der Früh) und dieselben Rahmenbedingungen (ohne Kleidung, nach dem Toilettengang) wählen. Die Zahl ist eine neutrale Kontrolleinheit, also messen Sie dem Wiegeergebnis nicht so viel Bedeutung bei; es darf auf keinen Fall als Stimmungsbarometer für den Tag fungieren. Schließen Sie aus dem Ergebnis auch keine kurzfristigen Interventionsstrategien, nach dem Motto: „Ups, ich habe zugenommen. Heute esse ich nichts!" Wer sich täglich wiegt, sieht kleinere und größere Veränderungen und sollte dennoch das Gewicht von Woche zu Woche im Überblick haben, um eine langfristige Tendenz zu sehen. Gewichtsschwankungen von einem Tag auf den anderen sind ganz normal. Es kann sogar vorkommen, dass es um einige Kilo schwankt. Keine Sorge, das kann rein physiologisch nicht nur Fett sein (welches pro Kilo über 7000 Kilokalorien beinhaltet). Was die Waage mehr anzeigt, kann vieles sein: Wassereinlagerungen, Darminhalt, natürlich auch Fett. Also: Machen Sie sich nicht verrückt, wenn das Gewicht schwankt oder auch einmal steht. Wer von Woche zu Woche durchschnittlich ein halbes Kilo verliert, kann nachhaltig gut abnehmen. Und wenn es anfangs schneller geht, freuen Sie sich, aber rechnen Sie nicht damit, dass es auch in einem halben Jahr im gleichen Tempo weitergeht! Anfangs zeigt die Waage fast täglich weniger Gewicht, doch nach wenigen Wochen scheint die Anzeige auf der Waage wie erstarrt. Das ist normal, es geht jetzt langsamer weiter, Ihr Körper passt sich an. Fangen Sie jetzt nicht an, diese Tatsache mit weniger Essen regulieren zu wollen. Wenn nichts mehr weitergeht, ist es ratsamer, die Genauigkeit der Waage und das Essverhalten zu überprüfen, eventuelle Schludereien zu beseitigen und das Thema Sport ernsthaft anzudenken. Vielen Klienten hilft es, über das eine oder andere ernüchternde Wiegeergebnis hinwegzusehen, wenn sie das Maßband zu Hilfe nehmen. Messen Sie den Bauchumfang in Nabelhöhe, den Taillenumfang, Oberschenkelumfang, Halsumfang – und was Ihnen sonst noch einfällt. Wo weniger Zentimeter sind, hat man abgenommen. Und manchmal tut sich auf der Waage lange Zeit nicht viel, aber das Maßband zeigt Wahnsinnseffekte!

Vor Kurzem besuchte uns eine Klientin nach drei Wochen Ernährungsumstellung. Zwei Kilo waren weg, was ihr ein bisschen zu wenig war, schließlich hatte sie sich so bemüht. Dass laut Körperfettmessung alles in Form von Fett geschmolzen war, konnte sie nur mäßig trösten. Das Ergebnis auf der Waage wiegt für eine Frau doch recht viel. Anschließend folgte das Messen des Bauchumfangs: minus zehn Zentimeter in drei Wochen. Ein derartiges Ergebnis hatten wir selbst noch nie beobachtet, aber es stimmte! Die Hose schlackerte bereits am Bund, und die Blusen saßen schon viel lockerer. Messen beruhigt also manchmal. Wichtig ist es jedoch, auch das Messen nicht zum Exzess zu treiben; maximal ein Mal die Woche messen genügt.

Manchmal geht einfach nichts weiter. Obwohl Sie Woche für Woche brav sind, nichts Süßes essen, keinen Alkohol trinken und brav die geplanten Mahlzeiten zu sich nehmen, tut sich nichts. Das ist frustrierend. Aber das ist normal. Wir nennen es eine Plateauphase. Diese Phase ist nicht leicht, aber auch kein Grund, jeglichen Mut und die ganze Motivation zu verlieren. Oder wäre es motivierender, jetzt wieder zuzunehmen? Na also! Plateauphasen können verschiedene Gründe haben. Ihr Körper braucht Zeit, um mit all den neuen Gegebenheiten umzugehen. Manchmal schleichen sich kleine, unbewusste Schlampereien ein; die Mengen werden nicht mehr so genau genommen, kleine Snacks zwischendurch genascht oder neue Produkte nicht mehr so genau begutachtet (was Fettgehalt und vor allem Zuckerbestandteile betrifft). Der größte Fehler, der in der Plateauphase häufig gemacht wird, ist es, weniger zu essen. Glauben Sie wirklich, Ihr Körper braucht jetzt weniger Nährstoffe? Also wirklich! Essen Sie nicht weniger, essen Sie genauer! Lassen Sie in dieser Zeit auf keinen Fall eine Mahlzeit aus. Zumindest drei Mahlzeiten sollten es schon sein, je nach Typ sogar vier oder fünf. Vielleicht haben Sie – so wie unsere Klientin Frau P. – aus irgendeinem Grund begonnen, das Frühstück auszulassen. Irgendwie ging es sich bei ihr nicht mehr aus. Die Hektik in der Früh, die wertvollen Extra-fünf-Minuten im Bett. Gründe gab es genug, das Frühstück fiel immer häufiger aus. Doch Nahrungsentzug in der Früh ist ein schlechtes Zeichen für den Körper, der somit mit einem Minus startet.

Achten Sie darauf, genug zu trinken. All die Stoffwechselvorgänge in Ihrem Körper laufen in wässrigen Milieus ab. Es wirkt so abgedroschen, immer das Wasserthema neu anzuleiern – aber wir müssen es tun, denn es ist besonders wichtig. Trinken Sie Wasser oder Tee, oder auch prickelndes Mineralwasser, wenn Sie Abwechslung brauchen oder sich damit leichter tun. Hauptsache, Sie denken ans Trinken. Trinken Sie noch mehr, auch wenn Sie glauben, bereits genug zu trinken. Gusto und Heißhunger können dadurch besser unterdrückt werden. Probieren Sie verschiedene Teesorten aus; bei Tees gibt es erstaunliche Unterschiede, da ist sicher für jeden Geschmack etwas dabei.

Mit unseren Klienten vereinbaren wir in Plateauphasen manchmal, dass sie „zurück zum Ursprung“ gehen und wieder ihren allerersten Plan herauskramen. Diesen sollen sie nun noch einmal für eine Woche befolgen. Meist kann so das Plateau geknackt werden. Der vertraute Plan aus einer Zeit, zu der das Abnehmen perfekt funktioniert hat, klappt oft auch jetzt. Ob es daran liegt, dass man wieder genauer wiegt und hinsieht oder dass man die Mahlzeiten wieder kontrollierter ablaufen lässt, ist egal. Die Hauptsache ist, das Plateau wird gebrochen!

10. Was will ich und was brauche ich?

„Ich will zum Frühstück einen Kuchen essen“, sagte uns eine Klientin mehrere Monate nach ihrer ersten Beratung. „Das würde ich auch gerne einmal“, entgegnete die Beraterin. Sie erklärte auch, dass in der Beratung mehr passiert, als nur gesunde Ernährung zu erklären. Ein Stück Kuchen widerspricht sicherlich nicht einer – ganzheitlich gesehen – gesunden Ernährung! Wir programmieren aber auch das Gehirn unserer Klienten um, ein bisschen zumindest. Und dabei passt uns der Kuchen nicht gut ins Konzept. Wenn der Gedanke „Ich will Kuchen“ durch den Kopf schießt, könnte man dem einfach nachgeben. Man könnte sich aber auch fragen: Sind wir Menschen so? Brauchen wir ihn wirklich? Weder die Gene noch der Blutzuckerspiegel fordern den Kuchen. Das ist sicher nicht angeboren, sondern anerzogen oder selbst angewöhnt. Wir brauchen den Kuchen nicht, wir wollen ihn. Wollen würden wir vielleicht auch ein Haus mit Pool und einen Sportwagen. Doch man kriegt nun einmal nicht alles im Leben. Das Leben ist nicht fair (das haben wir schon mehrmals gehört), und es gibt Menschen, für die es besser ist, keinen Kuchen zum Frühstück zu essen. Wir gehören übrigens auch dazu. Doch der Gedanke „Ich will Kuchen“ ist viel wert, er kommt immerhin nicht von ungefähr. Bevor Sie ihn aber vergraben, wegschicken und ignorieren, beschäftigen Sie sich lieber damit. Sie müssen nicht gleich in Panik verfallen, warum das jetzt ausgerechnet Ihnen passiert. Das ist normal! Panik wäre völlig unangebracht, denn die bringt Sie nur dazu, die Kontrolle zu verlieren. Das möchten Sie aber erst recht nicht! Drehen Sie Ihren Gedanken lieber in alle Richtungen und betrachten Sie ihn fragend: „Was soll ich mit Kuchen zum Frühstück? Was ist das für ein blöder Gedanke, schließlich will ich abnehmen, da passt der Kuchen gar nicht dazu.“ Gut gemacht! Sind Sie immer noch sicher, Kuchen zu brauchen? Das ist nicht naturgegeben. Und ob Sie den Kuchen dann essen, entscheidet nicht der Gedanke. Sie entscheiden das, ganz rational und mit vollem Bewusstsein.

Uns besuchte einmal eine junge Studentin zur Beratung. Sie wollte ein paar Kilo abnehmen, und das gelang ihr auch sehr flott. Ungewöhnlich schnell kam sie in der Beratung auf das Thema Essen als Ersatz und Gefühle beim Essen zu sprechen. Als Übung für zu Hause bekam sie folgende Aufgabe: Sie sollte sich jedes Mal, wenn sie nicht aus physiologischem Hunger aß, selbst die Frage stellen: „Warum möchte ich jetzt essen?“ Sie verfolgte diese Idee konsequent und fand bald heraus, dass diesem Verlangen verschiedene Gründe, aber nicht der Hunger zugrunde lagen: „Ich ärgere mich gerade über die Straßenbahn, die nicht kommt.“ „Meinen Händen ist so langweilig beim Fernsehen.“ „Ich hetze wegen der Uni herum, was ist das nur für ein Stress.“ Nach der Frage zum Warum sollte sie sich die einfache Frage stellen: „Löst Essen mein Problem?“ Das tat es nie, und dem Mädchen wurde eines bewusst: dass es emotionales Essen mit zwei Fragen an sich selbst auf einen rationalen Gedanken herunterbrechen konnte. „Essen hat die letzten 100 Male schon nicht geholfen; es führt mich nur noch weiter in den Teufelskreis, unglücklich zu sein, aber mein Problem löst es nicht."

Auf dem Weg zu einem geregelten und gesunden Essverhalten gibt es viel zu lernen. Sie müssen Regeln aufstellen und sich daran halten. All das ist ein Lernprozess, der Sie eine gewisse Zeit beschäftigen wird. Aber wenn Sie ein Ziel vor Augen haben, werden Sie sich mutig auf den Weg machen.

11. Regeln definieren

Wofür gibt es in unserer Gesellschaft Regeln? Warum sollte es in Ihrem Leben Regeln geben? Regeln sind immer dann notwendig, wenn man im Einfluss der Gesellschaft (andere Menschen, Medien und so weiter) leben möchte. Regeln sind in erster Linie dazu da, um sie einzuhalten. Regeln geben Halt und Sicherheit, erleichtern Entscheidungen, geben eine Linie vor. Regeln sind nicht immer sinnvoll, funktionieren aber; und sie werden manchmal gebrochen, um die Grenzen kennenzulernen. Regeln im Straßenverkehr gelten für alle und werden hoffentlich nicht allzu oft gebrochen. Wer an einer roten Ampel steht, überlegt nicht, weiterzufahren, nur weil gerade kein Auto kommt. Das sollte er zumindest nicht tun, weil er damit eine Regel bricht und damit vielleicht Konsequenzen in Kauf nehmen muss; bestenfalls nur eine Geldstrafe, doch wer weiß, was geschieht, wenn doch wer kommt und ein Unfall passiert? In der Formel 1 gibt es Regeln, die sich Jahr für Jahr ändern. Warum? Weil es darum geht, die Teams anzuspornen und Höchstleistungen zu bringen. Auch für Freizeitsportarten gibt es Spielregeln. Das ist so. Der Schiedsrichter kontrolliert hoffentlich deren Einhaltung, doch bewusst oder unbewusst mag der eine oder andere mogeln. Vielleicht kennt er aber auch nicht alle Spielregeln und kann sie deswegen nicht befolgen.

Sie müssen Ihre Spielregeln für das eigene Essverhalten auf jeden Fall kennen. Das ist nicht weiter schwierig, denn die eigenen Regeln stellen Sie schließlich selbst auf. Legen Sie anschließend einfach los, ohne Angst, denn Regeln sind etwas Positives! Sie sollen künftig Ihre Entscheidungen erleichtern – da Sie sich jetzt nicht immer wieder neu entscheiden müssen. Regeln geben Ihnen vor, wie Sie sich in bestimmten Situationen verhalten sollen. Darum haben Sie Ihre eigenen Regeln formuliert; und wenn sie einmal stehen, sollen sie auch nicht aufgeweicht werden. Essensregeln definieren den Umgang mit Essen in bestimmten Situationen oder den Umgang mit speziellen Lebensmitteln. Ohne Regeln würde Willkür herrschen, und das ist mit Abnehmen nur schwer kombinierbar. Es ist übrigens keine Regel zu sagen „Ich esse weniger". Es gibt Regeln, die etwas verbieten, und es gibt Regeln, die etwas vorschreiben. Doch wer darf eigentlich Ihr Essverhalten regulieren? Wer ist dazu legitimiert? In erster Linie Sie selbst. Und wenn Sie einen Arzt oder eine Ernährungsberaterin in Ihr Vertrauen ziehen, dann dürfen das auch diese Personen. Und was passiert, wenn Sie sich nicht an die Regeln halten? Üblicherweise werden Sie zur Verantwortung gezogen. Im Falle von Essensregeln werden Sie früher oder später von der Waage bestraft. Vom schlechten Gewissen gar nicht erst zu reden.

Wir möchten Ihnen hier zur Anregung einige Regeln verraten, die wir mit unseren Klienten und Klientinnen aufgestellt haben. Diese mögen für manche besser, für manche überhaupt nicht passen. Sie sind immer etwas Individuelles. Wer kein Brot isst, muss sich keine Regeln für den Verzehr von Brot zurechtlegen. Und wer keinen Alkohol trinkt, kann gerne Regeln dazu aufstellen und wird sie logischerweise auch einhalten können – aber sie werden keinen Effekt auf die Figur haben.

- Ich esse immer mit Messer und Gabel.
- Ich setze mich beim Essen hin.
- Ich fixiere feste Essenszeiten und esse nicht zwischendurch.
- Ich frühstücke.
- Ich halte mich an die Mengen im Plan.
- Ich weiche nicht von meinem Plan ab.
- Ich toleriere keine Ablenkung beim Essen. Ich esse nicht am Schreibtisch im Büro, sondern gehe hinaus. Ich esse nicht vor dem Fernseher, sondern am Esstisch.
- Ich esse nicht nur, weil andere essen (etwa bei einem Buffet).
- Ich gehe zwei Mal pro Woche in die Kantine und plane das fix ein.
- Ich verwende einen Teelöffel zum Dosieren von Öl.
- Ich trinke einen Krug Wasser im Büro.
- Ich koche nach Portionen, nicht nach Gefühl.
- Ich lasse keine Süßigkeiten offen herumliegen.
- Ich mache einen Wocheneinkauf und kaufe alle Nahrungsmittel nach meinem Plan.
- Ich kaufe nur am Wochenende frische Weckerl.
- Ich trinke keine gesüßten Getränke.
- Ich trinke maximal ein Glas Weißwein oder Sekt pro Woche.

„Ja, aber ich muss doch für die Familie kochen." „Ja, aber ich muss doch aus gesellschaftlichen Gründen essen gehen." Bevor Sie jetzt zum Ja-aber-Sager werden, denken Sie daran: Nicht jede dieser Regeln ist für jeden gemacht. Es geht darum, herauszufinden, wo Ihre persönlichen Problemfelder liegen und dafür Handlungsweisen zu etablieren, die durch Regeln beschrieben werden. Zu viele Regeln auf einmal merkt sich kein Mensch. Beginnen Sie immer mit den Wichtigsten. Zu Beginn kommen etwa häufig Regeln über die Definition des Frühstücks, persönliche Regeln für das

Mittagessen oder Regeln dafür, wann Sie essen möchten. Sie werden sehen, mit den ersten Regeln definieren Sie Ihren eigenen Plan, der hilft, eine Struktur zu finden, einen roten Faden zu haben, an dem Sie sich festhalten können. Ganz wichtig bei der Entscheidung, wie die ersten Regeln aussehen sollten, ist, dass Sie die Qualität des Essens nicht aus dem Blick verlieren. Beim Abnehmen hat man schnell die Menge des Essens im Kopf, die Quantität wird auf ein Minimum hinuntergeschraubt. Doch das greift zu kurz und ist nie langfristig, denn nur wenn Ihr Körper gut versorgt ist, hat er keinen Grund, nach Schokolade und Keksen zu schreien. Diese grundlegende, biologische Ebene der Nährstoffversorgung müssen Sie abdecken, bevor Sie später mit weiteren Regeln arbeiten können.

VIII. Jetzt geht's los – im Bauch!

Nichts wird zur Wahrheit,
nur weil man es oft genug wiederholt.

Gesunde Ernährung ist kein Pauschalrezept. Fragen Sie hundert Experten, was sie als gesunde Ernährung definieren, und Sie erhalten hundert verschiedene Antworten. Es scheint, als gäbe es in Büchern, Fernsehbeiträgen, in Magazinen und im Internet immer mehr Informationen, die die Lösung aller Probleme versprechen. Diätpillen, Trainingsgeräte, Applikationen für Handys – sie alle bieten das Wunderrezept. Oder doch nicht? Viele Informationen führen nicht zu mehr Information, sondern oft zu Missverständnissen und Verwirrung. All das sind Hürden, die sich Ihnen in den Weg stellen. Die häufigsten Fragen klären wir hier.

In anderen Diätbüchern geht es ab der ersten Seite bereits ums Essen. Wir haben uns damit Zeit gelassen, denn ginge es nur darum, wären wir alle schlank. Doch ganz weglassen können wir es natürlich auch nicht. Gleich, wo Sie derzeit stehen, die Ernährung kann noch immer weiter optimiert werden. Und wenn es nicht hinsichtlich der Menge ist, dann vielleicht in Bezug auf die Qualität. Dennoch brauchen Sie nicht den Anspruch zu haben, es perfekt machen zu müssen. Es funktioniert auch mit etwas liberalerer Genauigkeit. Wer perfektionistisch wird, verliert sich in Kleinigkeiten, die nur mehr wenig am Endresultat bewirken. Denken wir nur an das bereits erwähnte Pareto-Prinzip zurück. Um 80 Prozent Genauigkeit beim Essen zu erreichen, brauchen Sie 20 Prozent Einsatz. Für die restlichen 20 Prozent – also um die

100 Prozent komplett zu machen – bräuchten Sie jedoch überdurchschnittlich viel Energie, nämlich stolze 80 Prozent. Und das zahlt sich in den wenigsten Fällen aus; es kostet meist sogar so viel Energie, dass man früher aufgibt, da diese perfektionistische Genauigkeit kaum dauerhaft zu bewerkstelligen ist. Eine Ausnahme gibt es: Wir hätten gerne, dass Sie sich zu 100 Prozent an Ihren Plan und an Ihre Regeln halten. Doch bei der Lebensmittelauswahl und der Organisation Ihres Plans dürfen praktische Kompromisse eingegangen werden.

Sehen wir uns der Reihe nach einige Behauptungen an, die regelmäßig wiedergekaut werden. Aber sie werden dadurch nicht wahrer, oder?

1. Behauptung: Wenn ich nicht frühstücke, bekomme ich erst später Hunger

Frau D. war noch nie richtig schlank, immer schon kämpfte sie mit einigen überschüssigen Kilo. Sie isst für ihr Leben gerne, allerdings ist das Frühstück die Mahlzeit, auf die sie am leichtesten verzichten kann. Aus diesem Grund isst sie auch keines, und das mit Überzeugung. Schon seit Jahren. Immer, wenn Frau D. eine Diät probiert und dabei ein Frühstück vorgesehen ist, beobachtet sie das Gleiche: Sobald sie ihrem Körper in der Früh etwas zu essen gibt, hat sie schnell wieder Hunger. Wenn sie beispielsweise um acht Uhr ihr Frühstück isst, bekommt sie um zwölf Uhr schon wieder Hunger. Wenn Frau D. dagegen das Frühstück auslässt, kann sie locker bis 13 oder sogar 14 Uhr durchhalten. Die Beratung mit Frau D. war anfangs schwierig. Nicht und nicht war sie von einem Frühstück zu überzeugen. Alle Argumente, diverse Studien würden besagen, dass Menschen, die gesund frühstücken, schlanker sind, gingen beim einen

Ohr rein und beim anderen Ohr wieder raus. Wir rekonstruierten in der Beratung einen von Frau D.s Essenstagen. Ganz stolz erzählte sie, dass sie erst um 14 Uhr gefrühstückt hätte. Und das war sogar gesund, Müsli mit Joghurt. Um 15.30 Uhr gab es ein Schinkenbrot und um 17 Uhr hat sie dann gekocht. Da es schließlich bis jetzt keine ordentliche Mahlzeit gab, wurde kräftig zugelangt. Dessert inklusive. Und später auf der Couch gab es noch ein paar Erdnüsse zum Naschen. Inklusive der Angewohnheit, gerne Caffè Latte und Fruchtsaft zu trinken, ergab sich auch ohne Frühstück eine positive Energiebilanz. Damit ist langsames Zunehmen vorprogrammiert. Später verstand Frau D., dass das extreme Hinauszögern der ersten Mahlzeit bei ihr zur Folge hatte, dass sie danach – wenn sie erst einmal zu essen begonnen hat – kaum mehr aufhören konnte. Eine Mahlzeit ging mit ein paar Naschereien zwischendurch in die nächste Mahlzeit über. Und am nächsten Morgen plagten sie das schlechte Gewissen und der noch immer volle Bauch – und das Hinauszögern begann von vorne. Ein Teufelskreis. Langsam näherten wir uns einem normalen Essensrhythmus an. Das Frühstück wurde Vormittagsjause getauft und sollte zur nächsten Mahlzeit einen Abstand von etwa vier Stunden haben, damit Frau D.s Mahlzeiten besser getrennt sind, der Körper Zeit für die Verdauung hat und regelmäßig Nährstoffe zugeführt bekommt. Das Essen nach Plan half Frau D., ihre Essensmengen besser abzuschätzen. Durch die genauen Portionsgrößen hatte sie keine Angst mehr, zu viel zu essen – trotz der neuen Mahlzeit am Vormittag, die wir nach wie vor nicht Frühstück nennen dürfen …

2. Behauptung: Drei Mahlzeiten am Tag sind perfekt

Die Mahlzeitenhäufigkeit ist ein weiteres Thema, bei dem es viele Meinungen und wenige Wahrheiten gibt, denn hier scheiden sich die Geister. Die einen Experten schwören auf viele kleine Mahlzeiten, andere vertreten die Meinung, drei Mahlzeiten mit großem Abstand wären genau richtig. Doch wer hat nun recht? Schließlich führen alle Expertinnen denselben Mechanismus als Grund an, nämlich den Blutzuckerspiegel. Wer nur dreimal isst, jagt den Blutzuckerspiegel seltener nach oben, sagen die einen. Wer öfter isst, jagt ihn weniger hoch nach oben, sagen die anderen. Und was sagen wir? Beide Seiten haben recht, doch Sie müssen herausfinden, welche Taktik für Sie zutreffend ist; denn die ist nicht für jeden Menschen gleich. Der individuell passende Essensrhythmus muss zum Tagesablauf und zu den Gewohnheiten passen, damit man gut abnehmen kann. Auch muss der Essensrhythmus nicht von Montag bis Sonntag der gleiche sein. Viele haben einen Essensrhythmus für Arbeitstage und einen völlig anderen für das Wochenende, für Feiertage oder Urlaubstage. Im Grunde drehen wir uns immer wieder im Kreis: Um abzunehmen, brauchen wir eine negative Energiebilanz. Und die verfügbaren Kalorien pro Tag kann man in drei, vier oder fünf Mahlzeiten stecken. Es gibt Personen, die keine kleinen Portionen essen können. Kaum haben sie ein kleines Schinkenbrot, das eine Zwischenmahlzeit sein soll, gegessen, folgen zwei weitere Brote, und die Mahlzeitengröße nimmt überhand. Wenn dann fünf große Mahlzeiten am Tag zusammenkommen, geht sich das mit dem Gewichthalten, geschweige denn mit dem Abnehmen, nicht mehr aus. Und von häufigen großen Mahlzeiten haben auch die oben genannten Experten nie gesprochen. Andere Personen verfallen in Panik, wenn sie hören, dass sie fünf Stunden Abstand zwischen den Mahlzeiten einhalten müssen. Allein die Tatsache, dass es so lange kein Essen mehr gibt, verleitet diese Menschen dazu, bei jeder Mahlzeit möglichst viel zu essen, um nur ja nicht zwischendurch hungern zu müssen. Daraus resultiert, dass sie regelmäßig viel zu viel essen. Sie essen dann drei sehr große Mahlzeiten, die garantiert nicht schlank machen. Und die unbewussten Kleinigkeiten zwischendurch, die häufig gar nicht registriert werden, sind hier nicht mit eingerechnet. Wir sind der Meinung, dass es in einem gut geplanten Tagesablauf auf jeden Fall voneinander getrennte Mahlzeiten geben soll, die auch als Mahl-Zeiten wahrgenommen werden. Also bitte: Wann immer es möglich ist, nehmen Sie einen Teller, richten Sie eine Portion an, nehmen Sie sich Zeit und setzen Sie sich zum Essen an den Tisch. Wenn Sie ständig nur zwischendurch etwas unbewusst in den Mund stecken, bedeutet das das Ende der guten Figur. Wir haben Klienten, die völlig unbedarft und ohne böse Absicht angeben, sie würden nur ein Mal am Tag essen. Doch das ist nur die halbe Wahrheit: Ja, sie nehmen sich ein Mal am Tag die Zeit, sich zum Essen hinzusetzen und Messer und Gabel in die Hand zu nehmen. Das ist dann für sie ein Essen. Nur: Alles andere, was nebenbei im Mund verschwindet, vom Kühlschrank heraus genascht oder von anderen Tellern geklaut wird, zählt für sie nicht. Wir meinen: Das ist mehr so etwas wie unbewusster Selbstbetrug. Finden Sie also Ihren persönlichen Essensrhythmus und lassen Sie sich nicht verunsichern, ob Sie drei, vier oder fünf Mal am Tag essen. Nur 15 Portionen am Tag werden sich nicht ganz ausgehen – da müssten die einzelnen Happen schon sehr klein sein!

Hier listen wir für Sie ein paar mögliche Essrhythmen auf, die wir okay finden und für unsere Klientinnen und Klienten „abgesegnet“ haben:

Fall 1 (Manager): Frühstück 9 Uhr, Mittagessen 13 Uhr, Abendessen 18 Uhr

Fall 2 (Beamtin): Frühstück 9:30 Uhr, Mittagessen 12 Uhr, Nachmittagssnack 16 Uhr, Abendessen 20 Uhr

Fall 3 (Büroangestellte): Frühstück 7 Uhr, Vormittagssnack 10 Uhr, Mittagessen 13 Uhr, Nachmittagskaffee 15 Uhr, Abendessen 19 Uhr

Fall 4 (Pendlerin, Kindergärtnerin): Erstes Frühstück 5.30 Uhr, Gabelfrühstück 9 Uhr, Mittagessen 11.30 Uhr, Nachmittagssnack 14 Uhr, Abendessen 17.30 Uhr

Fall 5 (Krankenschwester mit Nachtdiensten): Frühstück 9 Uhr, Mittagessen 13 Uhr, Nachmittagssnack 16 Uhr, Abendessen 19.30 Uhr im Dienst, Nachtsnacks 23 und 3 Uhr, Frühstück beim Heimkommen 7 Uhr. Am Tag nach einem Nachtdienst kommt sie mit nur zwei weiteren Mahlzeiten aus.

3. Behauptung: Ich nehme zu, wenn ich abends esse

Frau S. hat einen anstrengenden Job, der sie oft bis in die späten Abendstunden auf Trab hält. Danach kommt sie völlig übermüdet nach Hause, natürlich mit einem riesigen Hunger. Ihr Mann erwartet sie dann schon sehnsüchtig und fordert sein Abendessen ein, weil er es so gewohnt ist. Da Frau S. tagsüber ohnehin kaum etwas Vernünftiges zwischen die Zähne bekommt, gibt sie sehr oft nach und kocht noch zu später Stunde ein warmes Essen. Danach plagt sie allerdings das schlechte Gewissen, weil sie seit geraumer Zeit einige Kilo mehr auf die Waage bringt als früher. In ihren Augen liegt die Ursache dafür klar auf der Hand: Seit sie die Beförderung bekommen hat und länger arbeiten muss, hat sich das Abendessen auf später verschoben – und das macht dick. Schließlich steht das auch in vielen schlauen Büchern. Aber auf das Abendessen verzichten kann Frau S. nicht, denn mit Hunger ins Bett zu gehen kommt für sie nicht in Frage.

Das sagt die Expertin: Ja, unser Körper hat eine gewisse innere Uhr und es gibt günstigere und weniger günstige Essenszeiten. Dennoch ist allein das späte Abendessen selten der einzige Grund für einen stetig wachsenden Bauchumfang. Dazu gesellen sich häufig andere Ernährungsfehler, die in Summe die Kalorienbilanz sprengen. Jeder Mensch verbrennt unterschiedlich viel Energie pro Tag, selbst ein und derselbe Mensch verbrennt nicht jeden Tag gleich viele Kalorien. Das hängt von der Aktivität ab, mit der man einen Tag bestreitet. Die gute alte Energiebilanztheorie besagt, dass Zunehmen ein Bilanzproblem ist. Isst man mehr, als der Körper braucht, speichert man überschüssige Energie in Form von Körperfett – und das unabhängig davon, wann man diese Kalorien zuführt. Dieser Theorie stimmen wir im Großen und Ganzen zu, zumindest widersprechen wir ihr nicht. Nur sehen wir in der Praxis bei den Gründen für die positive Bilanz genauer hin: Sie können in veränderten Gewohnheiten, aber auch in den veränderte Essenszeiten liegen. Frau S. beispielsweise hatte früher kein Gewichtsproblem, als sie noch pünktlich um 17 Uhr aus dem Büro gehen konnte und spätestens um 18.30 Uhr das Abendessen auf dem Tisch stand. Ein warmes, gekochtes Abendessen gemeinsam mit ihrem Mann war für sie ein Ritual. Sie hatte ihre Essensmengen und ihr Gewicht im Griff. Doch die neue Position in der Firma mit den neuen Arbeitszeiten brachte diese Routine durcheinander. Plötzlich fehlte für Frau S. das Abendessen zur gewohnten Zeit, und sie kämpfte seither in den letzten Stunden im Büro mit Hunger. Unbewusst griff sie in die Süßigkeitenschale der Kollegen und knabberte bis zum Dienstende vor sich hin. Trotzdem durfte dann das Abendessen mit ihrem Mann nicht fehlen, und mit vollem Magen ging es dann meist direkt ins Bett. Dadurch verschob sich ihr passender Essensrhythmus von früher. Frau S. brachte in der Früh ihr Frühstück nicht mehr herunter, bekam dafür aber am Vormittag einen riesigen Hunger. Da zu dieser Zeit aber kein vernünftiges Essen verfügbar war, griff sie auch jetzt zu süßem Gebäck aus der Kantine. Dann kam Frau S. zu uns. Sie hatte bereits fünf Kilo zugenommen, und das sollte nicht so weitergehen. Sie erzählte uns von ihrer Sorge, das späte Abendessen sei der Grund für ihr Zunehmen. Nach und nach erarbeiteten wir einen Ernährungsplan, der zur neuen Jobsituation passte. Das Frühstück wurde mitgenommen und ins Büro verlagert: ein Joghurt mit Früchten und Müsliflocken oder zwei Scheiben Vollkorntoast mit reichlich Frischkäse und Schinken. Später verstaute Frau S. ihre Frühstückszutaten in der Teeküche und hatte diese so immer zur Stelle, wenn am Vormittag der erste Hunger kam. Das neue Frühstück im Büro hielt Frau S. zudem viel länger satt, und aus diesem Grund war der Hunger bis zum Mittagessen nicht mehr so groß wie früher; so hatte sie sich auch in der Kantine besser im Griff. Für den langen Abstand zwischen Mittagessen und spätem Abendessen mit ihrem Mann fanden wir gesunde Snacks, die wertvolle Energie und Nährstoffe liefern, aber keinen Heißhunger verursachen. Ab und zu gab es eine Topfencreme, manchmal Nüsse oder Studentenfutter, und wenn es schnell gehen musste, etwas Obst. Gemeinsam mit Frau S. fanden wir auch passende Rezepte für das späte Abendessen, die nicht belasten und daher einer Gewichtsabnahme nicht im Wege standen. Besonders praktisch empfand sie die leichten Gemüsesuppen, aber auch die schnellen Pfannen- und Wokgerichte, die sie am nächsten Tag aufwärmen konnte.

Morgens wie ein Kaiser, mittags wie ein König und abends wie ein Bettler – das war einmal. Nicht, dass wir diese Regel nicht gutheißen würden, doch das Leben ist nicht nur Wissenschaft, sondern beinhaltet auch den einen oder anderen gesellschaftlichen Faktor. Selten passiert es, dass jemand mittags nach Hause kommt, um zu essen. Kantine oder Supermarkt, gar nichts oder Mitgenommenes sind da schon häufiger. Die Hauptmahlzeit mit der Familie oder dem Partner wird meist fünf Mal pro Woche am Abend gegessen. Muss man diese Tatsache also tatsächlich verändern, obwohl es doch auch Menschen gibt, die abends essen, ohne dick zu werden? Wir haben viele Fälle beobachtet. Abgesehen von der Energiebilanz, also wie viel gegessen wird und wie viel man verbrennt, spielt höchstens noch ein weiterer Fakt eine Rolle: Wie lange man über Nacht eine Nahrungskarenz einhält, eine Regenerationspause also. Wer früh anfängt zu essen und spät aufhört, gibt seinem Körper wenig Zeit, um zu regenerieren. Diese Zeit nimmt sich der Körper in der Nacht, wenn man schläft. Das ist wertvolle Zeit, in der sich der Körper hauptsächlich durch Fettverbrennung versorgt. Unser Tipp: Gleich, wie früh Sie zu essen beginnen und wie spät Sie aufhören, versuchen Sie, über Nacht zwölf Stunden lang nichts zu essen. Wer beispielsweise erst um 9 Uhr zu Abend isst, um Mitternacht zu Bett geht, morgens um 7.30 Uhr aufsteht und um 9 Uhr im Büro frühstückt, passt somit völlig in den Raster. Nur: Nach dem Abendessen sollte es keine Knabbereien mehr vor dem Fernseher geben!

4. Behauptung: Ein Mal am Tag muss man warm essen

Was ist der Unterschied zwischen warmen und kalten Mahlzeiten? Was liefert ein Räucherlachs-Gemüse-Sandwich nicht, was Nudeln mit Tomatensauce und Käse schon liefern? Nichts. Abgesehen davon, dass es unterschiedliche Lebensmittel sind. Eine warme Mahlzeit pro Tag, vor allem an kalten Herbst- und Wintertagen, tut jedoch der Seele gut.

Sie wärmt schließlich von innen und gibt manchmal auch das Gefühl besserer Sättigung. Das ist so gut wie der einzige Grund, weshalb eine warme Mahlzeit am Tag auch bei unseren Ernährungsplänen vorgesehen ist. Im Grunde kann man ohne Probleme auch nur mit kalten Mahlzeiten abnehmen – sofern die Zusammensetzung stimmt, also Nährstoffe und Bilanz. Wenn unsere Klientinnen ab und zu keine Zeit zum Kochen haben, gibt es bei uns auch „kalte Pläne". Das ist bestimmt kein Konzept für immer, aber auch kein Hindernis dafür, abzunehmen. Ein weiterer Grund für warme Mahlzeiten ist, dass einige Nährstoffe nach dem Kochen besser von unserem Körper aufgenommen werden können. Aber schauen wir einmal genauer hin: Auch bei einer kalten Mahlzeit kommen gekochte oder zubereitete Lebensmittel vor. Brot war schließlich im Backofen, Kochschinken im Topf, und Bohnen aus der Dose wurden ebenfalls bereits gekocht. Interessanterweise werden warme Mahlzeiten von unseren Klienten häufig als kalorienreicher und ausgiebiger eingestuft als kalte Brotmahlzeiten. Das trifft jedoch nicht immer zu. Man kann sehr wohl warme Mahlzeiten zubereiten, die dennoch sehr kalorienarm sind und bei denen auch nicht gerade wenig am Teller liegt. Gekochte Speisen täuschen unseren Körper manchmal im positiven Sinne; insofern, als sie besser sättigen, weil wir das auch erwarten. Was uns auch auffällt ist, dass Gemüse in gegarter Form leichter zu verzehren ist – beispielsweise in einer Gemüsesauce oder in einem Auflauf als in Form von Rohkost. In unseren Augen gehören also gekochte Mahlzeiten zu einer ausgewogenen Ernährung dazu, weil sie gesund, praktisch und lecker sind. Kochen muss aber nicht aufwendig sein. Schauen Sie doch einmal in den hinten angeführten Ernährungsplänen nach. Hier gibt es Pläne für Menschen, die häufig kochen, und Pläne für Menschen, die kaum Zeit zum Kochen haben. Sie finden hier auch warme Speisen, von denen gleich mehr zubereitet werden kann und die am nächsten Tag aufgewärmt werden können.

5. Behauptung: Fett macht fett

Fett ist einer der drei Hauptnährstoffe. Im Vergleich zu Kohlenhydraten oder Eiweiß enthält Fett pro Gramm etwa doppelt so viele Kalorien. Es ist also ein sehr effizienter Speicherstoff; nicht umsonst verwendet unser Körper diesen kompakten Energieträger. Die Annahme, dass Fett daher doppelt so schnell dick machen muss als alle anderen Nährstoffe, ist daher naheliegend.

Am Ende des vorigen Jahrtausends boomten die Low-Fat-Diäten, womit der Entwicklung von Low-Fat-Produkten Vorschub geleistet wurde. Die Industrie hat es gefreut, denn Produkte mit dem Siegel „fettarm“ konnten nun besonders intensiv beworben werden. Die Rechnung ist aber nicht immer so einfach: Denn allein am Fett liegt das Problem Übergewicht kaum. Nehmen wir ein Beispiel: Wir suchen die „gesündesten“ Süßigkeiten. Lachen Sie nicht, die Frage nach gesunden Naschereien bekommen wir oft gestellt! Wenn wir nun sagen, gesund sei alles, was wenig oder kein Fett enthält, dann kommen wir zu einem Schluss: Dann sind Süßigkeiten am besten, die nur Zucker enthalten. Schokolade fällt damit raus. Auch Kekse und Kuchen enthalten zu viel Fett. Bleiben Schaumküsse und Windgebäck, Gummibärchen und Bonbons. Die Hersteller solcher Produkte scheuen auch nicht davor zurück, diese als fettfrei zu bewerben, was suggeriert, man würde ein besseres Produkt kaufen; dabei kauft man einfach nur teuer verpackten und gefärbten Zucker. Doch nicht nur die Hersteller von Süßigkeiten benutzen diesen Trugschluss. Auch bei bestimmten Diäten wird der Ratschlag gegeben, lieber Gummibärli statt Schokolade zu essen. Betrachtet man nur die Kalorien, stimmt das auch, wenn man dieselbe Menge der jeweiligen Süßigkeiten gegenüberstellt. Das hilft demjenigen aber gar nichts, der unendlich nach Schokolade giert. Ihm könnte man wahrscheinlich Tag und Nacht Gummibärchen vor die Nase halten – und ihm rinnt nicht einmal das Wasser im Mund zusammen; denn ihm wird das Gummizeug nicht unbedingt die ersehnte Befriedigung bringen (wenn wir davon ausgehen, dass es ein rein sensorisch-gustatorisches Verlangen ist und kein Ausweichverhalten, um andere Gefühle zu übertönen). Wir lernen also: Süßigkeiten werden nicht gesünder, wenn man Fett spart.

Aber was ist mit dem Fett in normalen Mahlzeiten? Vielerorts hört man, dass eine Gesamtenergiezufuhr von 30 Energieprozent in Form von Fett anzustreben ist. 30 Prozent kann man sich noch vorstellen, aber 30 Energieprozent? Da muss man schon rechnen und wissen, wie viel Energie in den einzelnen Nährstoffen steckt und wie viel von diesem Nährstoff in der Mahlzeit enthalten ist. Auch wenn der Grundgedanke nett ist, ist die Empfehlung für den Endverbraucher häufig zu kompliziert. Rechnen wir ein bisschen: Angenommen, jemand darf 2000 Kilokalorien am Tag essen. Diese Person dürfte von dieser Energiemenge 30 Prozent in Form von Fett abdecken, das sind also 600 Kalorien. Schön und gut. Jetzt muss man wissen, wie viel Kalorien im Fett stecken: So viel sei verraten, es sind neun Kalorien pro Gramm. 600 dividiert durch neun, macht 66,6 Gramm. Das wäre also die Fettmenge, die man als okay ansehen würde. Mit einer Leberkäsesemmel wäre die Hälfte davon schon wieder verbraucht. Das heißt, wer fettbewusst essen will, muss sparsam unterwegs sein. Schon ist der Weg für Light-Produkte geebnet, denn sonst essen wir doch viel zu fettreich, oder? Aus unserer Erfahrung wissen wir, dass eine fettbewusste Ernährung nicht fad sein und nicht auf Light-Produkten basieren muss. Dazu müssen wir auch sagen, dass es viele gute und natürliche, leichte Produkte gibt, die die Basis einer gesunden Ernährung darstellen können. Und wer viel mit Grundprodukten arbeitet, diese selbst zubereitet und wenig auf verarbeitete Produkte zurückgreift, tut sich viel leichter, Fett zu sparen. Wir sprechen beim Fettsparen auch explizit von „schlechtem Fett", das wir einsparen möchten. Denn wirklich sparen sollten wir vor allem bei den gesättigten (meist tierischen) Fetten. Davon gibt es aber auch viele gute, leichte und natürliche Produkte, die dem Anspruch an eine fettbewusste Ernährung nahe kommen. Noch etwas haben wir gelernt: Fettarme tierische Produkte sollten wir bevorzugen. Aber auch das ist noch nicht die ganze Wahrheit. Ganz nach der Apothekerweisheit „Die Dosis macht das Gift" kommt es schließlich immer auch auf die Verzehrmenge an. Jemand, der ein Mal im Monat von der großen Käseplatte nascht, muss nicht sofort auf fettarmen Käse umstellen. Wer Käse aber zu seinen Grundnahrungsmitteln zählt, tut gut daran, sich mit fettärmeren Sorten anzufreunden. Quargel oder Bierkäse zum Beispiel. Und wer ein Fleisch- und Wursttiger ist, kann beherzt bei Schinken zugreifen. Beide Varianten sind allemal bessere Brotbeläge als oben erwähnter Leberkäse.

Fakt ist: Fett ist ein lebensnotwendiger Nährstoff. Die essenziellen Fette kann der Körper selbst nicht herstellen, daher müssen sie gegessen werden. Unterteilt werden sie in Omega-3- und Omega-6-Fettsäuren, basierend auf ihrem chemischen Aufbau. Sie kommen vor allem in pflanzlichen Lebensmitteln und Fisch vor. Wenn wir diese Fette essen, werden diese ganz anders verstoffwechselt als Fette aus Schweinsbraten, Butter oder Schokolade. Der Körper braucht die Fette schließlich für Membranen und Zellen sowie für den Hormonstoffwechsel. Für das Einlagern als Depotfett sind sie viel zu schade, außer man übertreibt es. Eine Studie hat kürzlich den Beweis geliefert: Kalorien aus Nüssen setzen nicht so an wie etwa Kalorien aus Schokolade. Trotzdem: Es gibt auch ein Zuviel an gesundem Pflanzenöl und wertvollen Nüssen. Wir arbeiten bei unseren Ernährungsplänen stets mit fettarmen Milch- und Fleischprodukten sowie mit einer überschaubaren Anzahl an Eiern (die nicht versteckt, sondern bewusst in einigen Rezepten eingesetzt werden). Bei

Eiern haben wir eine Regel: Je weniger tierische Produkte gegessen werden, desto mehr Eier sind okay. Vegetarier dürfen daher mehr Eier essen als Fleisch- und Wurstliebhaber. Ein Tipp für den Ersatz von Wurstwaren und Milchprodukten: Magerer Schinken ist bereits mit zwei Prozent Fett zu haben, leichter Käse wie Quargel ist quasi fettfrei, aber auch Bierkäse mit sieben bis acht Prozent Fett ist ein „ehrliches“ Produkt, das ohne Zusatzstoffe auskommt. Sonst gilt: Bei tierischen Produkten entfernen Sie bitte das sichtbare Fett, ob beim Naturschnitzel oder Prosciutto. Ein weiterer Fettspartipp: Wir verwenden zum Kochen und zum Marinieren des Salats einen Löffel. Das klingt nach Folter? Sie glauben, das ist mühsam? Nicht so mühsam, wie ungeliebte Fettpölsterchen loszuwerden, versprochen! Diese kleine Umstellung hilft, Fett zu sparen, wo es am wenigsten wehtut und wo man es oft nicht einmal schmeckt. Denn ob ihre Sauce Bolognese mit einem Teelöffel Öl oder mit drei Esslöffel Öl gemacht wurde, macht im Geschmack kaum einen Unterschied – dafür sehr wohl in der Bilanz!

6. Behauptung: Kohlenhydrate machen dick

Nun, das Fett ist als Übeltäter befreit. Aber irgendwo muss doch die Ursache allen Übels liegen! Also muss ein anderer Übeltäter her; die Kohlenhydrate sind schnell gefunden. Wenn schon nicht das böse Fett, dann muss der Zucker dick machen. Er erhöht bekanntlich den Blutzuckerspiegel, und das ist schlecht für die Figur. Zucker ist eine sehr kurzkettige, einfache und damit leicht verdauliche Form von Kohlenhydraten. Alkohol ist chemisch übrigens nicht wesentlich anders aufgebaut. Grundsätzlich braucht unser Körper Zucker, und zwar in Form von Blutzucker, der ständig in unserem Blut gelöst ist. Solange der Zucker im Blut schwimmt, bringt er uns aber noch nichts. Dafür muss er erst in die Zellen verfrachtet werden; diese Aufgabe übernimmt das Insulin, ein Botenstoff, der ausgeschüttet wird, wenn wir Zucker essen. Je mehr Zucker, desto mehr Insulin braucht der Körper (Diabetiker haben übrigens ein Problem in der Zuckerverwertung, weil Insulin fehlt oder nicht ausreichend gut wirken kann. Das führt dazu, dass die Zellen unterversorgt sind, obwohl mehr als genug Zucker im Blut vorhanden ist.) Unser Gehirn ist darauf angewiesen, dass der Körper brav Zucker in Form von Glucose (das ist Traubenzucker) zur Verfügung stellt, denn das Gehirn kann nichts anderes verwerten. Doch nur weil im Blut Zucker gelöst ist, heißt das nicht, dass wir den Zucker in genau dieser Form zu uns nehmen MÜSSEN. Schließlich gab es in der Steinzeit auch keinen weißen Rieselzucker, Limonaden und Desserts. Während wir so etwas wie essenzielle Fettsäuren und essenzielle Aminosäuren (die Bestandteile von Eiweiß) kennen, die einen Status wie Vitamine haben – und die wir regelmäßig essen müssen, um keinen Mangel zu bekommen –, sieht es bei den Kohlenhydraten anders aus. Essenziell sind stärkehaltige Lebensmittel nicht, sie enthalten auch nichts, was andere Lebensmittel nicht ebenfalls liefern würden. Besonders verarbeitete Produkte mit schnellen Kohlenhydraten (Weißmehl und Zucker) enthalten zudem weniger Ballaststoffe. Kommen wir zurück zum Blut: Im Blut ist relativ wenig Zucker vorhanden. Ein 80-Kilo-Mensch hat ungefähr sechs Liter Blut. Insgesamt sind darin etwa sechs Gramm Zucker gelöst, das sind nicht einmal zwei Würfelzucker. Das heißt: Der Körper braucht zwar Zucker, davon aber nicht besonders viel – und dieses Bisschen holt er sich auf sehr kreative Art und Weise. Er braucht ihn also nicht als „banalen“ Zucker zugeführt bekommen.

Nun haben wir noch nicht geklärt, ob Kohlenhydrate dick machen. Wie beim Fett gibt es auch hier keine eindeutige Antwort, die man sich so häufig wünscht. Natürlich kommt es auch bei den Kohlenhydraten auf Qualität und

Quantität an. Kohlenhydrate unterteilen wir nämlich auch nach ihrer Wirkung; also wie schnell sie vom Körper verarbeitet werden, wie sie verpackt sind – etwa, ob gleichzeitig Eiweiß, Fett oder Ballaststoffe im Lebensmittel enthalten sind, durch die Mahlzeit hinzukommen oder ob sie pur gegessen werden. Das ist der glykämische Index, der alleine noch sehr wenig aussagt, bewertet er doch nur einzelne Lebensmittel. Doch selten isst jemand Bohnen oder gekochte Karotten alleine. Beim Weißbrot passiert das allerdings schon öfter, und hier sei angemerkt: Weißbrot hat einen sehr hohen glykämischen Index, das bedeutet, dass der Zucker daraus schnell ins Blut geht, den Blutzuckerspiegel dadurch rasch ansteigen lässt und damit die Insulinausschüttung provoziert. Zudem hält Weißbrot nicht lange satt. Bohnen sind auch mehlig, enthalten dagegen zusätzlich Eiweiß und reichlich Ballaststoffe, was dazu führt, dass sie länger satt machen. Kohlenhydrate sind also nicht lebensnotwendig, zumindest nicht in den Mengen, wie wir sie üblicherweise verzehren. Aber sie machen glücklich und zufrieden. Und auch wir geben zu, sie schmecken einfach gut. Was wäre ein Leben ohne Kartoffeln, Brot oder Reis? Man könnte grundsätzlich auch ohne leben, es würde auch beim Abnehmen klappen – aber dauerhaft? Aus der Praxis kennen wir die Erfahrungsberichte von Klientinnen und Klienten, die erstaunt waren, dass sie in den ersten Wochen Kohlenhydrate essen durften und trotzdem gut abnehmen. Die Menge an Kohlenhydraten, die im Plan berechnet sind, sind Minimengen im Vergleich zu früher. Manche Klienten waren schockiert über das kleine Nudelhäufchen, das laut Ernährungsplan für eine Portion reichen soll. Der Schock saß – bis sie die fertig zubereitete Mahlzeit sahen und sie essen durften. Die Portion reichte völlig aus. Diese Erfahrung muss erst einmal gemacht werden! Nach ein bis zwei Wochen bessert sich auch die psychische Abhängigkeit von Zucker. Oft hören wir, dass sich das große Problem Heißhunger stark gebessert hat oder in den letzten zwei Wochen gar nicht erst aufgetreten ist. Für uns ist es ein Beweis mehr, dass die Ernährungsplanung beeinflusst, ob Heißhunger auftaucht oder nicht.

7. Behauptung: Man erkennt doch gar nicht, was Vollkorn ist und was nicht

Die Menschen kaufen Kornweckerl in dem Glauben, es wären gesunde Vollkornprodukte. Den Vollkorntoast kaufen sie jedoch nicht, denn Toastbrot kann doch sicher nicht gesund sein. Da wird man schließlich nur belogen, denken sie. Das Thema Vollkorn ist nicht so leicht abzuhandeln. Gesund aussehendes, dunkles Brot mit Körnern ist wirklich oft eine Mogelpackung. Die Hersteller sind hier sehr kreativ und färben, was das Zeug hält – mit erlaubten, natürlichen Hilfsmitteln wie Malz, wohlgemerkt. Das täuscht trotzdem viele Konsumenten; es täuscht ihnen Produkteigenschaften vor, die nicht eingehalten werden. Viele wissen mittlerweile, dass der beliebte Kornspitz aus Weißmehl besteht. Aber bei Finnen- und Dachsteinbroten glauben doch noch viele an das Vollkornmärchen. Kann man sich also beim Hinsehen sicher sein, was man kauft? Die Antwort ist leider: Nein. Selbst wir täuschen uns beim ersten Blick oft, und erst das genaue Nachlesen der Zutatenliste entlarvt das vermeintliche Brot aus vollem Korn. Dabei spielt sich alles in einem rechtlich legalen Rahmen ab, denn lügen dürfen die Hersteller nicht! Sie dürfen ein Brot nicht „Vollkornbrot" nennen, das nicht aus Vollkorn besteht. Zumindest 90 Prozent des Getreideanteils müssen Vollkorngetreide sein. Das heißt, die Hersteller müssen die einzelnen Vollkornbestandteile auf der Zutatenliste auszeichnen. Da hätten wir schon den einzig sicheren Weg zum vollwertigen Brot: Lesen. Nehmen Sie also in Zukunft die Lesebrille zum Einkaufen mit und schauen Sie genau hin. An den ersten Stellen der Zutatenliste stehen immer die Zutaten, die in der größten Menge verarbeitet wurden. Steht hier also Vollkornweizen, Vollkornroggen, Vollkorndinkel oder ein anderes Vollkorngetreide (etwa Emmer oder Einkorn) möglichst an erster Stelle, dann heißt es zugreifen. Auch wenn das Brot einen Fantasienamen trägt. Es gibt nämlich auch Produkte aus Vollkornmehl, bei denen es gar nicht sofort ersichtlich ist, dass sie so wertvoll sind. Denn obwohl die Hersteller einerseits täuschen, haben sie auch herausgefunden, dass Brote mit kreativen Eigennamen bessere Verkaufschancen haben und die Bezeichnung „Vollkorn“ doch manche Konsumenten abschreckt. Vor allem Personen, die sich nicht so bewusst gesund ernähren möchten wie Sie, sind bei einem Vollkornprodukt oftmals skeptisch und denken an Körnerfutter. Ein gut aussehendes Brot mit knackigem Titel wandert allerdings schon einmal in den Einkaufswagen. Und es schmeckt dann auch, obwohl es Vollkorn ist!

Uns ist Aufklärung wichtig. Vielen unserer Klienten ist das blanke Entsetzen anzusehen, wenn sie zu hören bekommen, ihr geliebtes Körnerweckerl wäre gar kein Vollkornprodukt. Eines wollen wir aber nicht erreichen: Panik vor Weißmehl. Abnehmen ist auch mit dem einen oder anderen Weißmehlprodukt möglich; hier sind einfach Kompromisse nötig sowie das Wissen, wie man aus einem Weißmehlprodukt doch noch eine sinnvolle Mahlzeit basteln kann. Denn das ist durchaus möglich. Eine unserer Klientinnen isst beispielsweise nur deshalb Vollkornprodukte, weil sie das Gefühl hat, davon länger satt zu werden. Und da ist auch etwas dran, schließlich sind die Nährwerte und der Ballaststoffgehalt von Vollkornprodukten deutlich besser als von Weißmehlprodukten. Unserer Klientin schmeckt auch Vollkorn, aber das Salzstangerl hat einen besonderen Genussfakor (den sie jetzt an Wochenenden zelebriert). Diese Erkenntnis muss man aber selber machen, und ob nun Vollkornbrot oder Salzstangerl, schreiben nicht wir Ihnen vor – lediglich die Menge davon. Wir streben in unseren Ernährungsplänen im Allgemeinen einen Vollkornanteil von 50 Prozent an. Natürlich gilt auch hier: Je mehr, desto lieber ist es uns. Der eine mag Vollkornnudeln, findet aber Naturreis eigenartig (oder anders herum). Mit dem Vollkorntoast haben viele kein Problem, mit Pumpernickel schon eher. Welche Brotsorte Sie letztlich wählen, ist uns egal. Wenn Sie aus praktischen Gründen im Büro einen Kornspitz essen (kein Vollkorn!), können Sie trotzdem abnehmen – wenn Sie sich an die Mengen im Plan und die dazu kombinierten Lebensmittel halten. Nur eines darf nicht passieren: Der Gedanke, „Es ist eh schon wurscht", wenn Sie Weißbrot essen, darf nicht siegen. Denn neben dem Weißbrot bleibt noch vieles übrig, das Sie richtig machen können. Beispielsweise können Sie große Gemüseportionen dazu kombinieren, magere Eiweißkomponenten als Belag nehmen (Hüttenkäse, leichter Schinken) oder besonders wertvolle Eiweißkomponenten auswählen (Räucherlachs zum Beispiel).

8. Behauptung: Der Mensch soll keine Milch trinken

- *Sie verschleimt.*
- *Sie ist eigentlich für Kälbchen gemacht.*
- *Sie führt zu Allergien.*
- *Und ihr Zucker macht Bauchweh und Blähbäuche.*

In den späten 80er-Jahren hieß es: „Die Milch macht's." Doch der ehemals gute Ruf der Milch wird immer mehr in den Dreck gezogen. Zu Recht? Wer obige Aussagen tätigt, lässt meist einen gewissen Unterton mitschwingen, eine gewisse Überzeugung oder Philosophie; etwas, das mit Milch allein recht wenig zu tun hat. Diese Aussagen führen zur Verunsicherung, ob das Grundnahrungsmittel Milch nun schädlich oder förderlich ist. Dabei geht es bei diesen Aussagen nicht alleine darum, ob Milch nun beim Abnehmen förderlich ist, sondern ganz allgemein im Rahmen einer gesunden Ernährung seinen Platz haben darf. Die Antwort ist selbst für Ernährungswissenschaftler nicht leicht, denn auch hier gibt es unterschiedliche Interpretationen von verschiedenen Experten. Auch wir können nur auf Basis unserer Erfahrungen, unseres Wissens und unserer eigenen Meinung entscheiden, welchen Stellenwert wir Milch und Milchprodukten einräumen möchten. Natürlich ist die Milch kein Lebensmittel, das der Mensch seit jeher kennt. Genauso wie wir auch nicht seit jeher Getreideprodukte gegessen haben. Der Mensch war aber offensichtlich so clever, sich bestimmte Dinge geschickt zu richten. Und da Milch viele Nährstoffe (Eiweiß, Kohlenhydrate und Fett) in einem Lebensmittel vereint, ist das schon praktisch; zumindest aus Sicht der Menschen vor 10000 oder 15000 Jahren. Im Grunde gilt dies auch heutzutage noch, wenn wir eine natürliche Milchproduktion betrachten, die ohne gentechnisch veränderte Futtermittel, ohne Massentierhaltung und ohne Antibiotikaschwemme auskommt. Zerlegt in ihre Einzelteile, ist Milch wahrlich ein besonderes Lebensmittel. Kein Wunder also, dass sie von der Natur als die erste Nahrung für uns Menschen (in Form von Muttermilch) vorgesehen ist. Theoretisch kommt man als Mensch durchaus auch ohne Milch über die Runden. Theoretisch kommt man als Mensch auch ohne Fernsehen, ohne Auto und ohne Internet über die Runden. Tun wir es? Nein. Warum? Weil es praktischer ist. Weil es guttut (aus eigener Sicht). Weil wir es so gewohnt sind.

Wir wollen hier keine Grundsatzdiskussionen über die Pros und Kontras der Milchproduktion und des Milchhandels anzetteln. Dazu könnte man ein eigenes Buch füllen und es wäre durchaus ein interessantes Diskussionsthema.

Nur – es würde nichts daran ändern, ob Sie abnehmen oder nicht. Wir halten fest: In unseren Ernährungsplänen kommen Milchprodukte vor. Nicht, weil sie der Schlüssel zum Abnehmen sind. Aber weil wir sie praktisch finden. Weil sie, wenn man die richtigen Milchprodukte wählt, mageres Eiweiß liefern. Weil sie vielseitig einsetzbar sind. Und weil sie in jedem Supermarkt erhältlich sind. Wir halten allerdings auch fest: Wenn jemand keine Milchprodukte mag, muss er sie auch nicht essen. Wir reden sie jedoch niemandem aus, außer, sie enthalten massenweise zugesetzten Zucker, Aromen oder anderen Schnickschnack aus dem Chemielabor. Und wenn sie noch so fettarm sind. Es gibt aber durchaus gute Alternativen zu Milch. Es ist auch okay, Sojamilch oder Sojajoghurt zu verwenden. Bei uns sind zum Beispiel immer Sojamilch und normale Naturjoghurts im Kühlschrank; ganz natürlich stehen diese zwei Produkte ohne Konkurrenzkampf im Kühlschrank nebeneinander. Auch das geht, finden wir. Für uns gilt es einzig, die richtige Wahl zu treffen, wie überall, nicht nur bei den Milchprodukten. Natürlich fettarme Milchprodukte wie Halbfettmilch, Topfen, Naturjoghurt oder Kochkäse sind nichts Verwerfliches; genauso fettarme Käsesorten, die einfach nur aus entrahmter Milch gemacht werden. Das Siegel „light“ bedeutet hier nicht, dass geschummelt wurde, auch wenn der Verdacht naheliegt. Wenn der Verdacht aufkommen sollte, hilft der Blick auf die Zutatenliste. Spätestens wenn Sie mehr als die Hälfte nicht entziffern können, sollten Sie die Finger davon lassen. Eigentlich sollten Sie schon bei ein bis zwei unaussprechlichen Ingredienzien hellhörig werden. Ja, bei Milchprodukten gibt es schwarze und weiße Schäfchen. Genauso sind Sojaprodukte kein Freibrief für hemmungslosen Konsum. Haben Sie schon einmal Sojapuddings probiert? Oder besser gefragt: Haben Sie dieses Produkt schon einmal einer genaueren Betrachtung unterzogen? Da zieht es einem die Söckchen aus, wenn man erkennt, wie viel Zucker darin versteckt ist! Mit leichtem Genuss hat das wenig zu tun, wenn der Zuckergehalt weit über dem von Colagetränken liegt.

9. Behauptung: Fünf Mal am Tag Gemüse essen schafft man nicht

Fünf Mal am Tag Obst und Gemüse? Stimmt nicht. Nicht ganz. Die WHO-Kampagne „5 am Tag" empfiehlt fünf Portionen Obst und Gemüse am Tag. Auf wie viele Zeitpunkte oder Mahlzeiten diese Menge aufgeteilt wird, bleibt immer noch Ihnen überlassen. Zumindest drei Portionen sollten Gemüse sein, maximal ein bis zwei Portionen Obst. Dabei ist eine Portion ungefähr eine Handvoll (125–150 Gramm). Und wer jetzt glaubt, man könne einfach fünf Äpfel essen, hat sich geirrt.

Wir sagen immer: Ohne Obst geht es noch irgendwie, ohne Gemüse aber nicht. In unseren Plänen sind sogar fünf Handvoll Gemüse täglich einberechnet. Das können Sie auch für Ihren Plan als gutes Durchschnittsmaß nehmen. Dazu kommen noch ein bis zwei Handvoll Obst, je nach Typ. Gemüse sollte überhaupt der Traum jedes Abnehmwilligen sein – liefert es doch nicht nur Nährstoffe, die uns Ernährungsberaterinnen freuen, sondern auch Volumen und Ballaststoffe, die den Appetit hemmen und satt und zufrieden machen. Und Sie werden Gemüse früher oder später lieben lernen. Sie glauben, jetzt schon viel Gemüse zu essen? Viele unserer Klienten und Klientinnen nehmen das (irrtümlicherweise) an, kommen dann aber darauf, dass noch mehr geht. Ein heißer Tipp: Versuchen Sie so oft es geht, saisonales Gemüse zu verwenden – noch besser ist es, wenn es regional und biologisch ist. Wir empfehlen das nicht nur aus ökologischen Gründen, obwohl das natürlich ebenso wichtig ist. Es schmeckt auch besser und vielseitiger, wirklich! Im Winter hören wir immer wieder, dass die Tomaten schrecklich schmecken würden; sie wären nur blassrotes Wasser in einer Hülle. Das ist uns nicht neu, sind sie doch wirklich oft recht fahl in der Farbe und wurden dazu noch weit transportiert. Aber wir schreiben nicht vor, dass jemand im Dezember Tomaten essen muss, und fragen nach, ob unsere Klienten es nicht zur Abwechslung mit etwas anderem, zum Beispiel mit Kraut probieren wollen. Ein leckerer Rotkrautsalat ist genau das Richtige in der kühleren Jahreszeit. Die Palette an Gemüse ist gar nicht so klein, und die Vielfalt an Zubereitungsarten schon gar nicht. Gemüse ist alles andere als fad. Wenn wir manchen Personen zusehen, wie sie ihre Gemüseportion (etwa 250 Gramm Gemüse zu Mittag) gestalten, wird uns klar, warum Fadesse aufkommt. Wenn wir hören, dass immer nur Cocktailtomaten gegessen werden, ohne Würze, ohne Kräuter, dann wird uns schon beim Zuhören langweilig. Gemüse lässt sich auf verschiedene Art und Weise schnippeln: reiben, hobeln, in Würfel oder Streifen schneiden. Ehe Sie das nicht ausprobiert haben, sagen Sie nicht, das würde keine Rolle spielen. Das tut es nämlich schon! Wie stark die individuelle Zubereitungsart den Output eines Rezepts beeinflusst, zeigt ein Beispiel aus unserer Institutsküche: Letztens hat Julia eines unserer „Super-simpel-schnell-Rezepte“ gekocht. Simpel, denn in der Büromittagspause muss es wirklich schnell gehen. Es gab also Minestrone. Als Julia die wirklich leckere Suppe servierte, war mein Kommentar: „Also doch lieber serbische Bohnensuppe statt Minestrone?“ Ich glaube, Julia war ein bisschen beleidigt, obwohl es nicht böse gemeint war. Es gab nämlich keine serbische Bohnensuppe, sie hat nur die gewohnte Minestrone gänzlich anders interpretiert – so, wie sie es gewohnt ist. Beim Gemüseschnippeln ist Julia nämlich eine Würflerin. Da gibt es gewürfelte Zwiebeln, gewürfelte Tomaten, gewürfelte Zucchini, gewürfelten Sellerie. Ein und dasselbe Rezept sieht bei ihr gänzlich anders aus, als wenn ich mich an den Herd stelle und die Zwiebeln in feine Streifen schneide, die Karotten hoble oder die Zucchini in grobe Stifte teile. Das Gericht sieht dann nicht nur anders aus, es hat auch ein völlig anderes Mundgefühl. Probieren Sie es aus!

Gemüse kann man übrigens nie zu viel erwischen. Das ist der einzige Freibrief, den wir unseren Klientinnen gewähren. Jede Mahlzeit kann mit so viel Gemüse aufgepeppt werden, wie man mag, solange kein zusätzliches Fett benötigt wird. Auch für zwischendurch ist Gemüse ein herrlicher Snack, beeinflusst er den Blutzuckerspiegel doch nur ganz wenig. Zusätzlich wirkt Gemüse der Übersäuerung entgegen und wirkt entschlackend (so sehr wir diese Worte hassen – im wissenschaftlichen Sinn gibt es nämlich keine Schlacken im Körper –, doch wenn „entschlackend" auf eine Lebensmittelgruppe zutrifft, dann aufs Gemüse!) Vermutlich haben Sie bisher nicht in einem klinisch reinen Raum gelebt und ausschließlich biologisch gespeist. Es liegt daher nahe, dass Ihr Körper einige Giftstoffe gespeichert hat, sei es durch die Luft eingeatmet oder durch Lebensmittel aufgenommene. Viele Giftstoffe werden in den Fettzellen gespeichert, und wer jetzt schnell abnimmt, muss auch diese Giftstoffe loswerden. Leber und Nieren sind damit beschäftigt – und Sie können Ihre Organe unterstützen: Im Gemüse kommen geballt Flüssigkeit zum Ausspülen, Ballaststoffe zum Binden und Antioxidantien zur Inaktivierung der Giftstoffe vor. Es geht also nichts an grünem, rotem, gelbem, orangefarbenem oder violettem Gemüse vorbei. Trinken Sie zusätzlich reichlich zuckerfreie Getränke, um Ihre Nieren zu unterstützen (mindestens zwei Liter pro Tag). Fazit: Gemüse ist Ihr Freund! Sie werden nicht darum herumkommen – und Sie werden es lieben!

10. Behauptung: Ich vertrage kein Obst, aber ohne Obst geht es nicht

„Ich esse doch ohnehin so viel Obst und Gemüse." Oft geht es um das Zweiergespann, wobei das Obst meist zuerst genannt wird. Doch unserer Meinung nach steht das Gemüse an erster Stelle. Es gibt keine Nährstoffe, die Gemüse nicht liefern könnte und die nur im Obst stecken würden. Obst ist eine gesunde Süßigkeit, aber es muss nicht sein. Wer es nicht verträgt, tut gut daran, es vorerst zu meiden. Man kann auch pikant frühstücken, anstatt Müsli mit Obst zu essen. Zwischendurch können auch Nüsse für den kleinen Hunger herhalten, und in den Hauptmahlzeiten ist Obst äußerst selten zu finden. Wer kein Obst mag, kann gut ohne auskommen. Wenn jemand sagt, er vertrage kein Obst, dann kann das verschiedene Gründe haben: Entweder gibt es Kreuzreaktionen auf klassische Allergien, etwa wenn ein roher Apfel am Gaumen kratzt. In diesem Fall genügt es üblicherweise, auf gekochtes Obst wie Apfelmus auszuweichen (das gibt es mittlerweile auch ungezuckert und ist sehr praktisch im Müsli oder Joghurt – und es schmeckt lecker). Der andere Grund kann eine Fruktosemalabsorption, oft auch Fruktoseintoleranz genannt, sein. Von der erblichen heriditären Fruktoseintoleranz, einer Stoffwechselkrankheit, sprechen wir nicht, da sie gänzlich andere Strategien verlangt und die kleinsten Fruktosemengen strengstens überwacht gehören. Bei der Fruktosemalabsorption handelt es sich um eine Verdauungsstörung, bei der der Fruchtzucker nicht aufgenommen werden kann und daher Probleme im Darm verursacht. Die Strategie bei einem derartigen Beschwerdebild ist es, zuerst den Auslöser zu eliminieren, also Obst und manche Gemüsesorten zu meiden, aber auch den Darm zu beruhigen (und mit echtem, wertvollem Essen zu ernähren). Zurück zum Thema: Obst ist nicht lebensnotwendig. Es schmeckt gut und kann Nährstoffe liefern, aber Sie MÜSSEN kein

Obst essen. Und wenn Sie Obst essen, dann planen Sie es ein; etwa 150–300 Gramm pro Tag sind optimal.

11. Behauptung: Tiefkühlgemüse ist schlecht und Dosenprodukte sind denaturiert

Haben Sie sich schon einmal gefragt, was mit Dosentomaten passiert, bevor sie in den Supermarkt zum Verkauf kommen? Die Geschichte der Konservendose begann 1810: Napoleon als Oberbefehlshaber der französischen Armee suchte ein Verfahren zur Haltbarmachung von Nahrungsmitteln, um seine Soldaten auch in Notzeiten ernähren zu können. Ein Pariser Konditor und ein britischer Kaufmann fanden schließlich die Lösung. Früher wurden Dosen durch Verlöten mit Blei verschlossen; das war wirklich noch etwas altertümlich, und damit ging auch eine gewisse Gesundheitsgefährdung einher. Mittlerweile ist das Verfahren zur Herstellung von Dosen völlig sicher. Die Haltbarmachung in Dosen geschieht außerdem nur durch Erhitzen – und sonst gar nichts; es sind keine Konservierungsstoffe dafür nötig, und erhitzt werden die Lebensmittel schließlich auch bei Ihnen zu Hause. Dosenbohnen beispielsweise sind sehr praktisch und im Vorratsschrank eine optimale Basis für ein schnelles Essen. Ob Sie die Bohnen selbst über Nacht in Wasser einweichen und am nächsten Tag kochen, bis sie weich sind, oder ob Sie eine Dose aufmachen, die Bohnen kurz abspülen und gleich weiterverarbeiten, macht aus der Sicht der Nährwerte kaum einen Unterschied. Und die Ausrede „Gesundes Essen ist so mühevoll zu kochen“ fällt im gleichen Atemzug weg. Weitere praktische Dosenprodukte sind Gemüsemais, Fisch naturell und die anfangs erwähnten Dosentomaten.

Und wie sieht es nun mit Tiefkühlgemüse aus? Aufgetautes Gemüse kann man sicher nicht in allen Qualitätsaspekten mit frischem Gemüse vergleichen. Bei einer Blindverkostung für einen österreichischen Privatsender hat Ursula bei drei Kostproben ohne zu schummeln das frische Gemüse herausgeschmeckt – und das vor allem durch die Konsistenz. Bei den Nährstoffen allerdings hat das Gemüse aus der Tiefkühltruhe oft sogar die Nase vorne. Beispielsweise ist Tiefkühl-Blattspinat, der gleich nach der Ernte kurz blanchiert und schockgefrostet wird, reicher an Vitamin C und Folsäure als frischer Blattspinat, der tagelang unter Licht- und Sauerstoffeinfluss auf einen Käufer wartet. Für uns hat sowohl Tiefkühlgemüse als auch frisches Gemüse seine Berechtigung in der gesunden Küche. Fisolen beispielsweise haben nicht das ganze Jahr über Saison und sind somit tiefgekühlt – am besten natürlich und ohne Sauce – sehr zu empfehlen. Genauso gibt es viele Gemüsemischungen, die ohne Röstmargarine und Creme auskommen. Diese kann man beispielsweise sehr gut für Gemüsereis oder Eintöpfe verwenden. Gefrorene Erbsen ziehen wir auf alle Fälle den Erbsen aus der Dose vor. Nicht, weil sie gesünder wären, sondern weil sie grüner sind und frischer schmecken. Nicht zuletzt sind Tiefkühlkräuter wie Schnittlauch, Petersilie und Basilikum sowie Kräutermischungen optimal für Saucen, Salate und Aufstriche zu verwenden. Unser Fazit: Dosen- und Tiefkühlgemüse gehören für uns zum praktischen, gesunden Vorrat dazu und können ohne schlechtes Gewissen gekauft werden.

12. Behauptung: Wer gerne Fleisch isst, kann gar nicht abnehmen

Auch beim Thema Fleisch scheiden sich die Geister. Kürzlich erhielten wir die Anfrage einer Dame, die meinte, sie würde sich so schwer beim Abnehmen tun, weil sie schließlich kein Fleisch esse. Zugegeben, das hörten wir zum ersten Mal. Üblicher ist die gegenteilige Meinung – durch den hohen Fleischkonsum oder durch Fleisch im Allgemeinen kämen die überschüssigen Pfunde. Ähnlich wie beim Thema Milch wollen wir hier keine ethische Grundsatzdiskussion über Vegetarismus anzetteln. Es sei aber festgehalten, dass es sowohl mit als auch ohne Fleisch im Ernährungsplan mit dem Abnehmen klappen kann. Wichtig ist hier – gleich, für welche Seite Sie sich entscheiden –, dass Sie zu den richtigen Lebensmitteln greifen. Denn ein Puddingvegetarier, der sich vorrangig von Kaiserschmarren und Kuchen ernährt, wird vermutlich genauso ein Gewichtsproblem entwickeln wie ein Fleischtiger, der mit zwei Salamisemmeln in den Morgen startet, zu Mittag Leberkäsesemmeln verdrückt und den Tag beim Abendessen mit Spareribs abrundet. Die Devise bei Fleisch und Fleischprodukten lautet: Grundprodukte bevorzugen und Qualität statt Quantität. Kaufen Sie keine verarbeiteten Wurstprodukte wie Extrawurst oder Salami, bei denen Sie nicht sehen, was drin ist. Bevorzugen Sie echtes Fleisch wie Schweinekarree, geräucherte Putenbrust oder Roastbeef als Aufschnitt. Schinken ist meist empfehlenswerter als Wurst, bei der man den Fettgehalt in der Vitrine nur erahnen kann. Im Zweifelsfall raten wir dazu, beim Schinken den sichtbaren Fettrand wegzugeben; dann sind etwa auch Prosciutto und Backofenschinken okay. Egal, bei welchem Tier, es gibt immer empfehlenswertere Fleischteile und welche, die in keinen Ernährungsplan passen. Bauchfleisch vom Schwein ist wahrlich eine Fettbombe, andererseits dürfen Lungenbraten oder Karreesteaks gerne im Einkaufswagen landen. Auch Hühnchen ist nicht immer mager, wenn man zu den Flügeln oder den Hühnerhaxen greift und die knusprige Haut mitisst. Bei einem Brathuhn sollten Sie also immer die Haut entfernen und nur das Brustfleisch essen; und auf das panierte Backhendl während der Abnehmphase lieber verzichten. Es muss auch nicht immer Huhn sein. Rotes Fleisch ist nicht schlechter, wenn man die richtigen Stücke kauft und die Zubereitung stimmt. Kaufen Sie keine fertigen Fleischlaibchen, sondern stellen Sie diese aus magerem Rinderfaschierten selbst her. So haben Sie den Fettgehalt im Fleisch sowie die Ölmenge beim Braten viel besser im Auge. Rinderfaschiertes schmeckt übrigens auch in Sauce Bolognese und im Chili con Carne. Und wenn Sie häufig auswärts essen gehen, sind Sie als Fleischesser sogar meist besser dran als Ihre vegetarischen Kollegen; denn ein Steak mit Salat ist keine kalorische Sünde und sieht auch für Männer nach einem anständigen Essen aus. Die Käsespätzle oder der gebackene Emmentaler als häufige vegetarische Alternative auf der Karte sind allerdings der Fett- und Kalorien-Super-Gau. Viele unserer Klientinnen und Klienten lernen durch unsere Ernährungspläne, dass auch Mahlzeiten ohne Fleisch gut schmecken können und satt machen. Früher fehlten oft nur die Ideen für die Zubereitung. Fleischlose Gerichte sind für viele nur Beilagen, das richtige Essen fehlt auf dem Teller. Im Rezeptteil finden Sie viele Vorschläge für schnelle Gerichte, ob mit oder ohne Fleisch, dennoch sind diese in der Zusammensetzung immer ausgewogen. Im Pläneteil des Buchs finden Sie Wochenspeisepläne, die von der Fleischmenge unterschiedlich und dennoch immer nährstoffdeckend bilanziert sind.

13. Behauptung: Light-Produkte sind gar nicht besser

„Light“ ist rechtlich gesehen kein einheitlicher Begriff. „Light“ können viele Produkte sein, gleich, ob sie weniger Fett, Zucker, Alkohol oder Salz enthalten. Die Masche mit der Figur funktioniert allerdings nach wie vor prächtig.

Ganze Marketingabteilungen kämpfen darum, noch bessere Produkte präsentieren zu können; dabei erfinden sie die Welt nicht neu. Immer wieder gibt es fettfreie Produkte hier, kohlenhydratarme Produkte da. Nur: Weil irgendwo „ohne Zuckerzusatz" vermerkt ist, wird das Produkt noch nicht zu einem empfehlenswerten Lebensmittel. Meist enthält es eine Ansammlung von Zusatz- und Begleitstoffen, anstatt Zucker werden Maltodextrin oder Süßstoffe verwendet. Als naturnahes Lebensmittel verstehen wir so etwas nicht. Lesen Sie einmal die Zutatenliste eines Light-Puddings. Hier ein Beispiel: *Entrahmte Milch, modifizierte Stärke, Inulin, Fruktose, fettarmes Kakaopulver, Verdickungsmittel Carrageen, Aroma, Süßstoff (Acesulfam-K, Natriumcyclamat, Aspartam), Farbstoff Titandioxid.* Verstehen Sie, was Sie hier lesen? Wissen Sie, worum es sich handeln soll? Es geht um einen Pudding, der einfach aus Milch, Zucker, Kakao und Stärke herzustellen wäre. Und was passiert, wenn man solche kohlenhydratreduzierten oder zuckerfreien Süßigkeiten isst? Abgesehen davon, dass sie mit einem ganzen Chemiebaukasten vollgestopft sind, schmecken sie süß. Das kann einen aus der Bahn werfen – nur aufgrund des Geschmacks. Und plötzlich will man mehr davon. Wäre es nicht hilfreicher, den Geschmack natürlicher Süße wie der von Obst wieder zu erlernen, anstatt sich mit extrem süßen Kunstprodukten selbst zu täuschen?

Es muss noch nicht einmal süß hergehen, wenn wir Light-Produkte kritisieren. Haben Sie einmal Light-Kartoffelchips gekostet? Viel um ist nicht beim Geschmack. Aber auch bei den Kalorien tut sich nicht viel. 30 Prozent weniger Fett sind schön, aber die werden durch mehr Kohlenhydrate ersetzt, weil letztlich trotzdem 100 Prozent Produkt in der Packung bleiben müssen. Wer eine ganze 200 Gramm-Packung knabbert, beläuft sich damit auf „nur" 900 statt 1 000 Kalorien. Die Ersparnis ist eher mager. Ganz allgemein sollte man sich fragen, ob durch die Einschränkung der Menge nicht mehr Ersparnis zu erreichen wäre (dass das nicht so leicht ist, ist uns schon klar – wobei Chips auch nicht unbedingt in den Ernährungsplan gehören, egal ob light oder nicht). Es gibt sie aber, die guten Light-Produkte. Für uns sind gute Light-Produkte jene Nahrungsmittel, die auf einem typischen Speiseplan für Abnehmwillige regelmäßig vertreten sein sollten. Das sind Produkte, die entweder natürlich leicht sind oder durch den Entzug von (tierischem) Fett leichter gemacht wurden, dabei aber ohne bedenkliche Zusatzstoffe auskommen. Ganz natürlich und leicht ist Topfen oder Hüttenkäse. Aber auch so mancher fester Käse wie Quargel, Bierkäse oder diverse „Light-Käse" gehören dazu. Sie kommen ganz ohne Zusatzstoffe aus, lediglich bei der Grundzutat Milch wurde entrahmte Milch verwendet. Wer Wurst durch Schinken ersetzt, setzt schon einen ersten guten Schritt. Der Abwechslung zuliebe finden wir auch diverse Frischkäsesorten und verarbeitete Schinkenwaren akzeptabel und verwenden diese auch für unsere Ernährungspläne. Wir Päbstinnen wollen auch nicht heiliger sein als der Papst (der mit dem harten P in der Mitte). Und letzten Endes ist uns klar, dass der Perfektionismus auch hier niemanden weiterbringt. Für uns steht fest, dass die besten Light-Produkte aus der eigenen Küche kommen. Optimal sind nun einmal die unbehandelten und unverarbeiteten Grundprodukte. Zum Beispiel geben wir gerne Tipps, wie sich aus Topfen die vielfältigsten Aufstriche zaubern lassen. Oder für all jene, die weniger Milchprodukte konsumieren wollen, gerne auch aus Tofu, Bohnen oder Linsen. Aber es bringt nichts, hier die Ausschließlichkeit zu fordern, das wäre weltfremd. Und wenn eine unserer Kundinnen im normalen, kleinen Supermarkt einkauft und die Wahl zwischen Doppelrahmstufe und leichtem Frischkäse hat, dann empfehlen wir lieber die leichte Variante. Das nächste Mal wird dann wieder vorbereitet und selbst ein Aufstrich gemixt!

Ähnlich wird bei Light-Limonaden diskutiert, welchen

Einfluss sie auf den Stoffwechsel haben und ob sie nicht den Heißhunger anregen. Kurze Frage: Würden Models und Designer Cola light trinken, wenn es dick machen würde? Wohl eher nicht. Light-Getränke sind ein völlig verzichtbarer Bestandteil der modernen Ernährung, machen aber isoliert betrachtet auch nicht dick. Trotzdem wird kaum ein Ernährungsberater die Brausegetränke aus dem Chemielabor dem guten, frischen Wasser vorziehen. Schließlich stecken in Limonaden, egal ob light oder nicht, unzählige Zutaten drin, die kaum jemand von Ihnen richtig aussprechen kann. Und da sollte man schon skeptisch werden. Welche Nachteile haben also Light-Getränke? Sie enthalten künstliche Süßstoffe, die (angeblich) auch in der Schweinemast verwendet werden. Süßstoffe süßen zwar, lösen rein physiologisch aber keinen Heißhunger aus; sie können aber sehr wohl im Kopf einiger Leute die Lust auf mehr vom Süßen auslösen. Das muss ehrlich gesagt jeder an sich selbst beobachten und für sich entscheiden, ob sich der Konsum von Light-Getränken positiv oder negativ auf das Essverhalten auswirkt. Beispielsweise ist es uns zehnmal lieber, wenn jemand abends beim Ausgehen ein paar Gläser Cola light anstelle von Alkohol trinkt, der möglicherweise Hunger auslöst und einen beim nächsten Würstelstand dazu verleitet, kräftig zuzuschlagen. Hat eine Person allerdings ein Problem damit, reines Wasser zu trinken und konsumiert daher zwei Liter Chemie-Limo pro Tag, wird es jedoch bedenklich. Durch die Zitronen- und Phosphorsäure leiden die Zähne, und die Leber hat beim Abbau der Chemiezusätze auch keine Freude. In diesem Fall wäre unsere Intention, geschmackvolle Alternativen zu reinem Wasser zu finden, etwa Orangen-Melissen-Wasser oder Ingwer-Zitronen-Tee. Halten wir also fest: Ein Glas Diät-Cola pro Tag ist sicherlich nicht der Grund dafür, weshalb es derzeit noch nicht mit dem Abnehmen klappt. Es existieren bestimmt diverse andere Baustellen, bei denen man zuerst Veränderungen umsetzen und damit größere Erfolge feiern kann. Das Erfolgsrezept kann und wird die Diät-Cola aber auch nicht sein.

14. Behauptung: Süßstoff ist besser als Zucker

Ertappt! Jetzt haben Sie uns wirklich erwischt. Wir sind Ex-Junkies, Ex-Süßstoff-Junkies. In unserer frühesten Jugend haben wir damit begonnen, da am Familientisch die kleinen Tabs statt Zucker verwendet wurden. Und der Konsum von Süßstoff ließ auch nach dem Auszug von daheim lange nicht nach; das ging bis zu den Anfängen unseres Studiums. Süßstoff im Tee, Süßstoff im Müsli, Süßstoff im Joghurt und Flüssigsüßstoff über die Erdbeeren. Damit schaukelten wir uns so hoch, bis zuletzt in einer Kanne Tee 15 Süßstofftabletten verschwanden ... Wir grauslich das ist, stellt man erst fest, wenn man seinen Gaumen von dem künstlichen Mist entwöhnt hat. Unsere Eltern haben immer noch die Angewohnheit, Tee extrem mit Süßstoff zu süßen. Wir arbeiten aber daran, das auch noch hinzukriegen!

Süßstoff ist künstlich. Er hat eine chemische Struktur, die unsere Zunge da reizt, wo es süße Lebensmittel auch tun. Dabei hat er kaum oder gar keine Kalorien. Und weil er eine extreme Süßkraft hat, die teilweise hundertfach so hoch ist wie die von Zucker, reicht eine kleine Menge aus. Das heißt aber auch, dass gewisse Produkte mit Süßstoff nicht herzustellen sind. Kekse zum Beispiel: Sie bestehen aus Mehl, Zucker und Fett. Grob gesehen könnte man sagen, man braucht dafür je ein Drittel Mehl, Zucker und Fett. Wenn ich den Zucker weglasse, bekomme ich auch ein Drittel weniger Kekse, weil mir die Menge an Teig fehlt. Im Endeffekt bestehen dann die Kekse zur Hälfte aus Fett und zur Hälfte aus Mehl, und ich erspare mir so letztlich keine Kalorien. Das ist bis jetzt blanke Theorie, denn wir haben noch keine

Kekse dieser Art gesehen – was vermutlich daran liegt, dass Zucker auch andere Qualitäten hat. Zucker hat einen Einfluss auf die Textur. Die Funktion „schmeckt süß“ erfüllt Süßstoff durchaus. Zucker hat aber auch in unserem Gehirn eine bestimmte Wirkung. Das Gehirn kann nur von Zucker leben, wobei es keine Rolle spielt, ob er aus purem Zucker, aus Obst oder aus Vollkornreis kommt, der ja schlussendlich im Körper auch zu Zucker verstoffwechselt wird. Den drogenähnlichen Kick entwickeln nur Speisen, die süß schmecken und hoch konzentriert Zucker liefern. Im Hirn wirkt er über ähnliche Mechanismen wie so manche Drogen. Es sei dahingestellt, ob man auf Zucker wirklich süchtig werden kann, das Phänomen des Zuckermissbrauchs kennen wir aber nur allzu gut. Chemikalien im Hirn, wie etwa Dopamin, bewirken, dass gute Erfahrungen möglichst wiederholt werden und schlechte gemieden werden. Süßes gehört dazu. Zucker greift also ins Belohnungszentrum des Gehirns ein und rührt dort kräftig um. Süßstoff tut das nicht.

Bisher haben wir Süßstoff in unseren Beratungen verpönt. Zu künstlich, zu täuschend und eher als Entschuldigung gebraucht, hat er nicht ins Konzept gepasst. Die klassischen Süßstoffe betrifft das nach wie vor, besonders, wenn sie exzessiv missbraucht werden. Wer täglich zwei Liter Cola light trinkt, muss sich überlegen, ob das die Basis einer gesunden Ernährung sein soll. Wer alle zwei Wochen ein Glas Cola light trinkt, pflegt einen moderaten Umgang und muss damit seine Gesundheit nicht gefährden. Mittlerweile gibt es Süßstoffe natürlichen Ursprungs, bei denen auch wir unsere Meinung neu überdenken mussten. Stevia ist bereits seit geraumer Zeit als Kosmetikum im Handel und nun auch seitens der EU für okay befunden worden. Stevia ist ein unempfindliches Kraut, das unsere Oma „Siasskraut“ („Süßkraut“) zu nennen pflegte. So neu ist die Erfindung offensichtlich nicht. Und für Tees ist sie wirklich praktisch. Doch da kaum jemand ständig ein Kraut zu Hause anpflanzt, um damit seine Speisen zu süßen, wurde der süßende Bestandteil von Stevia, das Steviosid, extrahiert. Dieses wird nun ebenso als Flüssigsüßstoff oder Tablette angeboten. Solange damit ein moderater Umgang gepflegt wird, können wir keine Gründe finden, die dagegen sprechen. Generell gilt aber auch bei Süßstoffen natürlicher Herkunft, dass der übermäßige Verzehr auf Dauer ungesund sein kann. Unser Tipp ist daher: Lernen Sie, maßvoll zu sein. Je weniger Zucker und Süßstoff Sie brauchen, desto sensibler wird Ihre Zunge. Eine Klientin erzählte uns bereits nach einer Woche ohne Süßstoff (die echt hart war), dass das Obst jetzt viel intensiver schmecken würde. Schmecken Sie also wirklich einmal hin! Und verabschieden Sie sich vom Gedanken, dass nur süß gut schmeckt!

15. Behauptung: Wer sich gesund ernähren will, muss „böse Lebensmittel" meiden

Wer sich gesund ernähren möchte, muss seinem Körper alle notwendigen Nährstoffe zuführen. Das sind neben Eiweiß, Fett und Ballaststoffen alle Vitamine, Mineralstoffe und Spurenelemente. Selbst in einem kalorienreduzierten Ernährungsplan bringen wir alle nötigen Nährstoffe durch eine gezielte Lebensmittelauswahl unter. Wer also nicht oder nicht mehr abnehmen, sondern sein Gewicht halten will, hat so gesehen einen gewissen Puffer an Energie für all die nährstoffarmen, ungesunden Lebensmittel (wir nennen sie nur ungern „böse Lebensmittel", sondern liebevoll „Goodies") zur Verfügung. Das wären all die Schokos, Kekse und Chips, die kaum mehr liefern als Fett und Zucker und dennoch ihre Berechtigung haben (nicht physiologisch, aber für Genusszwecke). Diese Berechtigung geben wir diesen Lebensmitteln auch; aber sie sollen mit Maß und Ziel genossen werden und nur dann, wenn man es trotzdem schafft, den Körper gut zu versorgen. In der Abnehmphase also, und besonders dann, wenn es schnell gehen soll, tut man gut daran, „böse Lebensmittel“ auf ein Minimum zu reduzieren. Sie liefern nur leere Kalorien und nehmen wertvollen Lebensmitteln den Platz weg. Sobald man nahe am Wunschgewicht ist, ist es aber durchaus wichtig, den Umgang mit diesen Lebensmitteln wieder zu üben. Würden wir unseren Klienten und Klientinnen zu Beginn der Ernährungsumstellung prophezeien, dass sie nie wieder Schokolade essen dürften, wären sie demotiviert und würden eine Umstellung möglicherweise gar nicht durchhalten. Viel schöner ist doch die Aussicht, später das Eis im Sommer und die Geburtstagstorte ohne schlechtes Gewissen essen zu können. Auch das panierte Schnitzel im Gasthaus hat seinen Platz in einem gesunden Ernährungsplan – nur eben nicht täglich und auch nicht zusätzlich zur Schokolade.

IX. Jetzt geht's los – nach Plan!

Essen nach Plan – was gibt es Schöneres? Für Sie nicht? Klingt es zu sehr nach Diät? Klingt extrem mühsam? Ist es nicht. Versprochen!

Überlegen Sie ehrlich: Welche Tätigkeiten in Ihrem Leben brauchen wie viel Platz?

- Schlafen (Es gibt ein Zuviel und Zuwenig. Zwischen sechs und acht Stunden sind okay.)
- Hygiene (Dazu zählt nicht stundenlanges Schminken, das gilt als Hobby.)
- Kochen (Auch Müslimachen gehört dazu.)
- Essen (Meist nehmen wir uns dafür zu wenig Zeit.)
- Arbeiten (Mit welcher Effizienz?)
- Unterwegssein (Gut, das kann man schwer ändern.)
- Einkaufen (Lebensmittel einkaufen muss man, das geht aber auch effizient in einem Wocheneinkauf – und Shopping, liebe Damen, ist ein Hobby!)
- Hobbys
- Sport und Bewegung (Ehrlich sein! Auf einem Sportgerät zu sitzen heißt noch nicht, dass man auch Sport macht!)
- Internetsurfen, Fernsehen, Smartphone, Facebook (Hier gibt es meist Einsparungspotenzial!)

Wo auch immer Sie 20 Minuten abzwacken können, das sind Ihre 20 Minuten für einen Plan. Den ersten Plan. Und noch eines versprechen wir: Der erste Plan ist der aufwendigste, danach bekommen Sie Routine, und alles ist in zehn Minuten erledigt. Hier haben wir noch gar nicht mit einberechnet, wie viel Zeit Sie sich durch diesen Plan sparen können, netto ist es also ein Zeitgewinn!

Der Ernährungsplan ist in unserer Praxis natürlich ein Zettel Papier mit Rezepten und Zubereitungshinweisen. Für

Sie sollte der Plan zumindest im Kopf existieren. Allerdings spricht gar nichts dagegen und sogar sehr viel dafür, sich für die erste Zeit einen eigenen Plan zu schreiben und zu gestalten, um etwas schwarz auf weiß zu haben, woran man sich halten muss. Der Plan gilt übrigens für Ihr ganzes Leben. Richtig gelesen! Er ist die Basis für Ihre Essensentscheidungen, lässt aber auch Spielräume und muss für verschiedene Situationen variabel bleiben; nur so ist es möglich, sich langfristig daran zu halten. Wir haben gute Erfahrungen damit gemacht, Wochenpläne zu gestalten. Damit bleibt man flexibel, weil viele Situationen eingeplant werden können. Sie haben bestimmt schon verstanden, dass Sie nach der Umstellung nicht einfach wieder da weitermachen können, wo Sie mit Übergewicht und Frust gestartet haben, Ihr Leben zu ändern. Dazu gehört, dass früher oder später alle Lebensmittel erlaubt sind, auch Chips und Schokolade, Kuchen und Eis, Torte und Schweinsbraten. Diese Lebensmittel werden zwar nicht gesünder, wir setzen aber einen vernünftigen Umgang damit voraus. Denn man muss davon nicht zwangsweise dick werden; zumindest dann nicht, wenn man die Mengen dieser Lebensmittel plant und sich ganz nahe am Plan bewegt.

1. Werden Sie zum Projektmanager

Vorbereitung ist das A und O eines guten Projekts. Ein Projekt hat definitionsgemäß einen Anfang und ein Ende. Der Anfang ist jetzt. Das Ergebnis ist Ihr neues Essverhalten. Sie eruieren jetzt, was Ihre Ressourcen sind. Nur wenn Sie wissen, was Sie haben und was Sie brauchen, können Sie gut planen. Haben Sie schon einmal in die Tiefen Ihrer Küchenschränke geschaut, was darin alles lauert? Oder ganz hinten im Kühlschrank nachgesehen? Oder tief im Inneren der Tiefkühltruhe? Verbrauchen Sie, was gut ist, und misten Sie aus, was ungenießbar aussieht oder nicht in den künftigen Ernährungsplan passt. Schenken Sie zur Not all das her, was noch genießbar ist; nur weil Sie es nicht mehr essen möchten, muss es ja nicht gleich in den Müll. Hier gehören Fertiggerichte in Tüten und Dosen dazu, große Vorräte an weißen Nudeln und weißem Reis und natürlich Süßigkeiten und salziges Knabbergebäck aller Art. Wir haben schon Klienten erlebt, die in einen „Essensrausch" verfallen sind, nur weil sie die bald verbotenen Lebensmittel nicht mehr im Haus haben wollten. Also lieber vorsorgen und entsorgen, dann kann Ihnen das nicht passieren. Und danach heißt es, neue Vorräte anzuschaffen – aber das will geplant sein. Wie Sie richtig einkaufen und welche Vorräte Sie immer daheim haben sollten, lesen Sie im nächsten Kapitel.

Doch hier hört die Organisation noch nicht auf. Denn auch aufgrund zu kleiner Schneidbretter und unscharfer Messer kann der Start in die Ernährungsumstellung unnötig erschwert werden. Lachen Sie jetzt nicht – wir würden diese Punkte nicht erwähnen, wenn wir ihnen nicht schon leibhaftig begegnet oder sie mit eigenen Augen gesehen hätten. Wer nur vorgeschnittenes Brot kauft, weil er kein Brotmesser hat, schränkt sich selbst in der Auswahl ein. Wer keine gute Pfanne mit Antihaftbeschichtung hat, wird sich mit den Ölmengen schwertun. Und wer versucht, mit dem Buttermesser Tomaten in Scheiben zu schneiden, wird selbst bei einem simplen Gericht wie Caprese verzweifeln. Wenn das kleine Jausenbrett zum Zwiebelschneiden missbraucht wird, es schon nach der ersten Hälfte übergeht und die Augen wegen des unscharfen Messers noch viel mehr tränen als nötig, dann verliert wohl jeder die Freude am Zwiebelschneiden und letztlich auch am Kochen. Und es dauert unnötig lange. Kein Wunder, dass manche Menschen der Meinung sind, Kochen wäre so umständlich und zeitraubend. Ja, manchen jungen Menschen kann man es nicht krummnehmen, haben sie es doch von zu Hause nicht anders mitbekommen. Dennoch ist es nie zu spät, es zu lernen. Nur: Eine gewisse Grundausstattung muss her. Sie spart Zeit, Geld und Nerven. Das müssen keine teuren Markentöpfe und Designermesser sein! Die Erstausstattung vom guten alten schwedischen Möbeldiskonter reicht völlig aus! Ein großes Brett, ein scharfes Messer, und schon kann das Kochvergnügen wirklich beginnen. Wir empfehlen Ihnen diese Haushaltsgeräte:

- Eine Küchenwaage mit Digitalanzeige
- Einen Wasserkocher
- Ein großes Schneidbrett (Holz oder Plastik)
- Ein großes und ein mittleres scharfes (!) Messer
- Eine Antihaftpfanne
- Einen kleinen Topf mit Deckel (zum Kochen von Reis und Getreide)
- Einen mittleren oder großen Topf (zum Kochen von Kartoffeln, Nudeln sowie von Suppen und Eintöpfen)
- Einen Pfannenwender (Holz oder Plastik)
- Einen Kochlöffel
- Einen Sparschäler (für Karotten, Kartoffeln)
- Eine große Salatschüssel
- Mittelgroße Glas- oder Porzellanschüsseln (für Müsli, Obst)
- Eine feuerfeste Form (für Aufläufe)
- Ein Nudelsieb
- Einige gut verschließbare Plastikboxen (zum Transportieren oder zum Aufbewahren von Essen)
- Einen guten Stabmixer
- Einen Toaster (wenn Sie vorhaben, knusprigen Vollkorntoast zu essen)
- Sonstiges: Teller, Gläser, Häferl, Besteck (je nach Anzahl der Personen im Haushalt)

Jetzt wären also die Grundvoraussetzungen in Ihrer Küche geschaffen. Sie haben richtig eingekauft, und die gesunden

Vorräte warten nur darauf, in leckere Gerichte verwandelt zu werden. Aber eine Sache fehlt noch. Was kann das sein, denken Sie? Besitzen Sie einen Esstisch? Sie werden lachen, aber das ist nicht selbstverständlich. Jedenfalls nicht in kleinen Stadtwohnungen oder in Singlehaushalten. Wir sprechen hier nicht von einem extra angelegten Esszimmer. Es reicht auch eine Bar in der Küche mit Hockern. Die Hauptsache ist, Sie können sich zum Essen hinsetzen. Sie möchten fragen, ob Sie nicht schnell etwas im Stehen essen dürfen? Merken Sie sich die Antwort: Nein! So gut es geht, NEIN! Denn auch Mahlzeiten sollen nicht planlos und nebenbei passieren, sondern bewusst eingenommen werden. Was könnte unbefriedigender sein, als vor dem Kühlschrank zu stehen und einzelne Wurstblätter zu naschen. Klar essen Sie qualitativ schon das Richtige, wenn Sie ein Blatt mageren Käse in den Mund schieben, von einem Stück Brot abbeißen, etwas leichten Schinken essen und einmal mit dem Finger durch den Topfenaufstrich fahren. Doch – abgesehen davon, dass das unhygienisch ist – Sie werden nicht das Gefühl bekommen, richtig gegessen zu haben. Folglich werden Sie unzufrieden sein, Sie werden unrund. Das zahlt sich nicht aus, auch dann nicht, wenn Sie in Eile sind. Mit denselben Zutaten können Sie eine ansprechende Mahlzeit zusammenstellen: Legen Sie die Schinkenblätter auf einen Teller. Geben Sie etwas Aufstrich darauf und formen Sie hübsche Röllchen. Nehmen Sie eine Scheibe Brot, schneiden Sie einen Paprika dazu auf oder eine Tomate, wenn Ihnen das lieber ist. Richten Sie alles schön an, denn auch das Auge isst mit. Wirklich! Nun müssen Sie sich nur noch hinsetzen (ja, jetzt nur nicht mit dem Teller stehen bleiben!) und Sie bekommen eine richtige, komplette Mahlzeit. Es ist ein Unterschied! Zwischendurch naschen ist keine richtige Mahlzeit; wer keine richtigen Mahlzeiten isst, ist unglücklich, und wer unglücklich ist, isst vielleicht noch mehr. Es ist ein Teufelskreis, den Sie bitte durchbrechen, indem Sie ab jetzt immer einen Teller hernehmen!

2. Ab jetzt wird das Einkaufen geplant

Frau K. geht immer nur dann einkaufen, wenn sie Hunger hat. Kurz vor Ladenschluss huscht sie durch die Regale und holt, wonach ihr gerade ist. Häufig landen Nudeln und Sugo-Gläschen im Einkaufswagen oder Fertiggerichte in Tüten. „Das ist praktisch, und falls ich es nicht verbrauche, hält es eine Weile im Küchenschrank", denkt sie. Als Frau K. zu uns in die Beratung kam, mussten wir bereits in der ersten Beratungseinheit ihr Einkaufsverhalten ansprechen, da es gleich zu Beginn geändert werden musste. Wer lange arbeitet und nicht jeden Tag bedarfsgerecht einkaufen kann (oder will), muss vorausplanen. Sorry, daran geht kein Weg vorbei. Wir können schließlich schon jetzt voraussehen, dass wir irgendwann Hunger haben werden. Und wenn man Hunger hat, isst man das, was da ist. Und wenn das Gesunde nicht da ist, hat man ein Problem (wenn man gerade eine Ernährungsumstellung begonnen hat, die gesunde Lebensmittel als Basis vorsieht). Denn was meistens da ist, ist nicht gerade der Inbegriff einer leichten Kost. Nudeln und Reis sind immer da. Vielleicht noch Tiefkühlpizza und (worüber wir uns schon richtig freuen würden) vielleicht auch Dosentomaten. Schwieriger wird es bei den frischen Zutaten, denn die sind nicht lange frisch, wenn nicht richtig geplant wird, was wann verbraucht werden kann.

Selbst bei uns im Büro, wo wir regelmäßig kochen, können wir dieses mittlerweile recht bekannte Phänomen beobachten. Zur Mittagszeit kommt Hunger, und wenn der Kühlschrank nichts mehr hergibt, steht ein Besuch im Supermarkt an. Aber wehe, der Hunger ist schon so groß, dann gibt es kein Halten mehr. Bei uns sind es dann zwar gesunde Produkte, die im Einkaufswagerl landen, aber meist wird es unter dem Einfluss von Hunger auch bei uns viel zu viel; und am Ende der Woche sieht der Kühlschrank noch immer wie frisch bestückt aus. Daraus lernt man oder findet Auswege. Möglichkeit 1: Wenn Sie einen größeren Einkauf planen, nehmen Sie unbedingt einen Einkaufszettel mit. Möglichkeit 2: Wenn Sie nur für eine Mahlzeit einkaufen möchten, überlegen Sie sich auf dem Weg zum Supermarkt, was Sie essen möchten, und kaufen Sie ausschließlich die entsprechenden Produkte. Lassen Sie erst gar keine Impulskäufe zu! Für unsere Klientinnen stellen wir wöchentliche Ernährungspläne zusammen. Wir hören oft, dass sie das praktisch und entspannend finden, weil sie darin genau sehen, was sie für die kommende Woche zu Hause haben sollten. Wir liefern also die Basis für den Einkaufszettel des Wocheneinkaufs.

Hier listen wir für Sie die Produkte auf, die man immer zu Hause haben kann und die im wöchentlichen Großeinkauf frisch besorgt werden sollten. Lange haltbar sind diese Lebensmittel, die Sie immer im Vorrats- oder Tiefkühlschrank haben sollten:

- Vollkornnudeln (Es gibt sehr gute, und die müssen nicht einmal dunkel sein.)
- Naturreis (Wir empfehlen „parboiled“ – das geht einfach schneller.)
- Hafer- oder Müsliflocken ohne Zuckerzusatz
- Tiefkühlgemüse (Blattspinat, passierter Spinat, Fisolen, Brokkoli, Erbsen, Mischgemüse ohne Saucen)
- Dosen- und Tiefkühlfisch (geräucherte Makrele, Thunfisch naturell, Lachsfilets, Seelachs, alle bevorzugt mit MSC-Zeichen für nachhaltigen Fischfang)
- Dosenbohnen, Kichererbsen, Linsen (Praktisch.)
- Dosentomaten, passierte Tomaten (Auch praktisch.)
- Gewürze und Gewürzmischungen (Davon kann es nie zu viel geben.)
- Kräuter (Getrocknet und tiefgekühlt, auch davon kann man nie genug haben.)
- Senf (Nicht für Würstel! Aber für tolle Salatdressings oder als Brotaufstrich.)

- Gekörnte Gemüsebrühe (Am besten bio, ohne Geschmacksverstärker.)
- Olivenöl oder Rapsöl (Als Basisausstattung. Wer mag, auch leckeres steirisches Kürbiskernöl, aber auch davon nur hochwertiges.)
- Apfelessig oder guter Balsamicoessig
- Zwiebeln (Halten richtig gelagert sehr lange.)

Andere Lebensmittel halten nur begrenzt und sollten regelmäßig nachgekauft werden. Ein Mal pro Woche sollten Sie an diese Vorräte denken, je nachdem, welche Mahlzeiten Sie planen:

- Vollkorntoast, Vollkornbrot
- Kartoffeln
- Hühnchen oder Pute
- Frischer oder geräucherter Fisch (Zander, Heilbutt, Forellenfilets, Räucherlachs – alle bevorzugt mit MSC-Zeichen für nachhaltigen Fischfang)
- Bio-Eier
- Frischkäse, Hüttenkäse, Topfen
- Leichter Schinken, magerer Käse (Schnittkäse, Feta oder Mozzarella)
- Halbfettmilch
- Joghurt
- Blattsalat
- Frisches Gemüse (Gurke, Paprika, Tomaten, Radieschen, Zucchini, Brokkoli, Karotten)
- Frisches Obst (Äpfel gehen immer.)

Je nachdem, für wie viele Mäuler man einkauft, wird die Menge unterschiedlich ausfallen. Viele Lebensmittel halten lange und müssen ohnehin nur nach Bedarf aufgefüllt werden. Somit bleibt der Wocheneinkauf überschaubar, und man hat relativ schnell eine gewisse Routine darin, die passenden Produkte zu finden. Was definitiv nicht auf die „Sollte immer zu Hause sein-Liste“ gehört, sind:

- Chips und Knabbergebäck
- Frühstückscerealien mit Zuckerzusatz
- Schokolade, Kekse, Nutella
- Kuchen, Torten, Mehlspeisen
- Milchbrötchen und Striezel
- Panierter Fisch oder panierte Fertigprodukte
- Tiefkühlpommes oder frittierte Kartoffelprodukte
- Eiscreme
- Weißmehl

Wenn Sie jetzt etwas genauer hingeschaut haben, werden Sie bemerkt haben, dass die Soll-Produkte nur wenig verarbeitet, häufig sogar einfache Grundprodukte sind. Das ist Absicht! Denn nur so wissen Sie, was in Ihre Mahlzeiten wandert. Fertigprodukte sind unberechenbar; nicht nur für uns, wenn wir Ernährungspläne erstellen und die Kalorienmengen der Produkte abschätzen müssen. Wir verlassen uns nicht gerne blind auf die Kalorienangaben auf den Produkten. Fertigprodukte haben nur einen Vorteil: Sie nehmen einem das Denken ab. Sonst haben sie eine Reihe von Nachteilen: Sie sind selten wirklich fertig, müssen zumindest aufgewärmt (Dosensuppen), aufgebacken (Tiefkühlpizza) oder zubereitet werden (Tiefkühlfertiggerichte) – ob hier die gewünschte Zeitersparnis wirklich zum Tragen kommt, wagen wir zu bezweifeln. Lediglich etwas Schnippelarbeit fällt weg, die ist mit etwas Übung aber in Grenzen zu halten. Dazu kommt, dass Fertiggerichte fast immer unvollständig sind in dem, was sie an Nährstoffen auf den Teller zaubern (einer Tiefkühlpizza mangelt es definitiv immer an Gemüse, einer Tütensuppe an so ziemlich allem). Für Geschmack, Konsistenz, Haltbarkeit und Optik sind zudem immer irgendwelche Zutaten aus dem Chemiebaukasten enthalten. Aus unserer Sicht muss das nicht sein.

Studien zeigen, dass Einkaufen mit leerem Magen nicht die beste Idee ist. Sie werden es vielleicht schon gehört oder sogar am eigenen Leib gespürt haben: Mit Hunger kauft man mehr ein, man greift zu fettreicheren Snacks und mehr Süßigkeiten. Der Körper ist in diesem Moment sozusagen auf schnelle Energieaufnahme programmiert. Schuld daran ist ein Hormon, das Ghrelin, das das Gehirn stimuliert, Süßes besonders reizvoll erscheinen zu lassen. Wer nach Lust und Laune einkauft, vergisst nicht nur Wichtiges, sondern es landet auch mehr im Wagerl, als man nehmen wollte oder sollte! Mit einem Einkaufszettel ausgerüstet, wird der Supermarktbesuch übrigens noch günstiger – Lockangebote und Schnäppchen können leichter umgangen werden, weil sie nicht auf dem Zettel stehen. Etwas, das man nicht braucht, ist kein Schnäppchen, auch wenn es noch so günstig ist. Denken Sie immer daran! Und wenn die Schnäppchen auch auf dem Einkaufszettel draufstehen – Glück gehabt, dann wird es noch günstiger. Hier einige Tipps für günstiges Einkaufen: Bücken und strecken! Im oberen und im unteren Regalbereich sind die Produkte günstiger; meist gibt es gute Handelsmarken, die den Markenprodukten gehörig Konkurrenz machen, nicht nur im Preis. Saisonale Preisschwankungen nutzen! Tomaten sind teuer, Rotkraut ist es nicht? Warum also nicht Rotkrautsalat statt Tomatensalat zubereiten? Einkaufszettel richtig erstellen! Die Hälfte des Zettels soll Gemüse, Milchprodukte und Obst ausmachen. Ein Viertel des Platzes dürfen Kohlenhydratlieferanten wie Brot, Kartoffeln, Nudeln oder Reis einnehmen. Am besten natürlich als Vollkornprodukte. Der restliche Platz bleibt für Fleisch, Tee und sonstige Produkte.

3. Speisepläne machen das Leben leichter

Als wir Oliver und das >resize-Programm kennenlernten, waren wir anfangs skeptisch, hatten wir doch selbst noch nie nach einem starr vorgegebenen Ernährungsplan gegessen. Und zugegeben – die Vorstellung, dass uns jemand vorschreibt, was wir zu essen haben, behagte auch uns nicht so recht. Selbst wenn wir den Plan persönlich schreiben durften. Wir waren Anhängerinnen allgemeiner Empfehlungen, und die Entscheidung, was auf dem Teller landete, durfte jeder im Moment der Essenszubereitung selbst entscheiden. Um uns vom Gegenteil zu überzeugen, wollten wir zuerst für uns selbst Ernährungspläne schreiben. Der erste Plan war ein ziemliches Theater, denn irgendwie kam das Gefühl auf, man muss sich in der Minute des Zusammenstellens für alle Mahlzeiten der restlichen Woche entscheiden. Diesen Aspekt, mit dem Ernährungsplan eine Vereinbarung für eine Woche einzugehen, müssen wir auch oft unseren Klienten erklären. Doch nur so hat der Plan einen Sinn; er gibt etwas vor, man kauft danach ein und isst danach. Das Positive daran ist: Nicht jemand anderer entscheidet, sondern man kann den Plan selbst beeinflussen. Nur wenn er einmal steht, muss man sich daran halten. Zurück zu unserem ersten Plan: Irgendwann war das Werk vollbracht, und der Plan für eine Arbeitswoche von Montag bis Freitag stand fest. Wir haben das ungemeine Glück, dass wir in unserem eigenen Büro tun und lassen können, was wir wollen, und zu Mittag wurde bei uns schon immer regelmäßig gekocht. Wenn unsere Auswahl, die nun auf dem Plan stand, auch zubereitet werden sollte, dann mussten auch alle Zutaten im Büro sein. Montag früh ging es also ab in den Supermarkt, um die Vorräte fürs Büro aufzustocken. Selbstverständlich zogen wir mit Einkaufszettel los, und siehe da, der Einkauf stellte sich derart strukturiert als wunderbar schnelles und extrem kostengünstiges Unterfangen heraus. Verglichen mit den Ausgaben, die wir haben, wenn wir nur ein Mal am Wiener Naschmarkt (der in der Nähe unseres Büros liegt) Essen gehen – wo wir inklusive Tee knappe zehn Euro pro Person veranschlagen müssen –, konnten wir mit dem gleichen Budget mehr als einen Wocheneinkauf für fünf Mittagessen und fünf Snacks für zwei Personen finanzieren. Zwei Euro pro Person und Tag, das kann überzeugen. Und da es mittags, vor allem am Anfang der Woche, immer noch die Wahlmöglichkeit zwischen einigen Speisen gab, war die Angst vor der Zwangsbeglückung am Mittagstisch schnell verflogen. Die Büro-Mahlzeiten waren also schon gut geplant, fehlte noch der Einkauf für zu Hause, der schnell und ebenso günstig organisiert war. Was da alles wegfällt, wenn man wirklich nach einer Einkaufsliste einkauft – ein Wahnsinn! Zusammengefasst: Wir wurden selbst zu großen Fans eines Ernährungsplans und planen unser Büroessen seither weiter, deshalb, weil es praktisch für die Einkaufsplanung ist. Nie wieder mittags mit knurrendem Magen ziellos durch den Supermarkt rennen! Es war und ist immer noch spannend, neue Gerichte für unsere Klientinnen zu testen; so kam seither noch mehr Abwechslung in unsere Mittagspause. Nur unsere Stammlokale am Naschmarkt vermissten uns in dieser Zeit. Die eigenen und vor allem die zahlreichen Erfahrungen unserer Klienten und Klientinnen zeigten uns, dass Ernährungspläne Halt geben. Man kann sehr einfach nachvollziehen, wie gut man darin ist: Je höher die Plantreue ist, desto besser sind natürlich auch die Ergebnisse auf der Waage.

„Ich habe auch schon früher versucht abzunehmen", gesteht Frau L. „Und ich hatte auch schon einmal einen Ernährungsplan. Ich war nur immer recht unstrukturiert und inkonsequent, habe die Pläne nur mehr oder weniger verfolgt; deshalb hat es wahrscheinlich auch nicht funktioniert. Mit dem Essen nach Gefühl klappte es einfach nicht. Bestimmt habe ich in dieser Zeit gesünder gegessen, aber abgenommen hab ich nicht." Besonders, um nicht planlos zu experimentieren, hilft ein Plan mit strikten Ansagen. Wer den Plan befolgt und die positiven Wirkungen am eigenen Leib spürt, trainiert auch das Gehirn, es öfter zu wollen. Frau G. ließ sich völlig entspannt auf den Ernährungsplan, den wir für sie entwickelt hatten, ein. Nicht nur, dass sie seither besser schläft, sich fitter fühlt und die Hosen lockerer sitzen: „Mir geht die Struktur des Plans schon nach ein bis zwei Tagen ab, in denen ich nicht danach leben kann. Am Montag freue ich mich regelrecht, wenn ich wieder mit meinem Frühstück vom Plan anfangen kann."

Genießen auch Sie die Vorteile eines Lebens mit Ernährungsplan. Diese sind:

- Die Rezepte erleichtern die Einkaufsplanung.
- Ein Plan bringt Zeitersparnis (weil Sie sich über die nächste Mahlzeit keine Gedanken machen müssen).
- Er bringt Abwechslung (immer neue Ideen).
- Es gibt keine Diskussion darüber, ob ich dies darf oder das darf.
- Er gibt bei den Mengen ein Gefühl der Sicherheit.
- Er gibt auch bei der Nährstoffversorgung ein Gefühl der Sicherheit.

Wenn Sie sich Ihren Ernährungsplan selbst schreiben, dann beachten Sie Folgendes: In der ersten Woche testen Sie, mit welchen Strukturen und Mengen Sie gut auskommen. Das ist für jeden anders, daher finden Sie später auch mehrere, ganz unterschiedliche Beispielpläne. Nach einiger Zeit, am besten wochenweise, können Sie Ihren Plan anpassen, damit er noch besser funktioniert. Unsere Grundregeln für die ersten acht Wochen lauten:

- Drei bis fünf Mahlzeiten am Tag.
- Das Frühstück nicht auslassen.

- Mittags und abends mindestens zwei Handvoll Gemüse oder mehr essen. Dazu mengenmäßig definierte Beilagen und Eiweißquellen (Fisch, Fleisch, Eier, Milchprodukte).
- Milch ist ein Getränk – auch im Kaffee gehört sie mengenmäßig eingeschätzt.
- Wasser als einziges Getränk, oder Tee ohne Zucker.
- Kein Alkohol.
- Sie mögen Süßigkeiten? Wir würden sie erst später einplanen. Wenn es nicht ohne geht: Planen Sie eine bestimmte Menge und halten Sie sich daran!

Mehr dazu lesen Sie jetzt gleich!

4. Frühstücksplanung

„Ein gutes Frühstück ist der Garant für einen guten Tag", hat einmal eine Klientin zu uns gesagt. „Es gibt den richtigen Impuls für einen guten Ernährungstag, da kann dann fast nichts mehr schiefgehen." Diese Klientin hatte ihr perfektes Frühstück gefunden. Und abgesehen von kleinen Veränderungen blieb sie dabei. Das war ihr Ritual, und es erstaunte sie sogar selbst, dass sie sich nach vielen Wochen noch immer jeden Morgen auf ihr Frühstück freute.

Früher wollten wir unseren Klienten vor allem in der ersten Zeit der Ernährungsumstellung ganz viele Ideen für das Frühstück mitgeben. Unter anderem aus dem Grund, damit nur niemand das Gefühl bekommt, ein gesundes Frühstück müsse unbedingt ein Müsli sein – was für manche Menschen einfach fad und trostlos erscheint. Aber hier haben wir mit der Zeit auch dazugelernt und sehen das nun ein bisschen anders. Man muss sich wirklich nicht jeden Tag in den frühen Morgenstunden neu erfinden. Ein Frühstück kann simpel, sehr unterschiedlich und trotzdem immer ausgewogen und gesund sein. Ob süß oder pikant, mit Getreideflocken oder Brot. Ja, Frau X. und Herr Y. müssen nicht gleich frühstücken, jedem das Seine. Aber es ist anfangs besser, sich auf wenige Frühstücksvarianten zu einigen, um eine Mahlzeit möglichst schnell unter Kontrolle zu bringen. Unter Kontrolle insofern, als die Mengen passen und es routinemäßig stattfindet – das ist gerade beim Frühstück so wichtig. In den meisten Fällen stellt das Frühstück nach kurzer Zeit der Gewöhnung kein Problem mehr für unsere Klientinnen und Klienten dar. In der Früh haben die meisten Menschen nicht allzu viel Zeit, und das ist in diesem Fall sogar nicht schlecht; denn so bleibt nicht viel Zeit übrig, um sich zu überlegen, was man nicht noch alles essen könnte. Das Frühstück wird mit ein paar routinierten Handgriffen hergerichtet, in einem Moment der Ruhe – bitte, nehmen Sie sich zumindest fünf bis zehn Minuten Zeit dafür – verspeist, und dann kann schon der Tag beginnen. Der Sinn des Frühstücks ist es, den Körper für den Vormittag mit Energie zu versorgen. Ein gutes Frühstück macht munter und nährt den Körper. Oftmals hat es sich bewährt, am Wochenende ein alternatives Frühstück einzuplanen. Auch das hilft, damit das Standardfrühstück für Werktage nicht langweilig wird. Stöbern Sie in den Rezepten und in den Plänen im Anhang. Vielleicht finden Sie hier ein Frühstück, mit dem Sie Ihren Tag starten möchten. „Aber ich habe in der Früh noch gar keinen Hunger", ist die häufigste Erklärung, die wir hören, wenn jemand bisher nicht gefrühstückt hat. Wenn wir die Tagesplanung durchgehen, sehen wir, dass es in den meisten Fällen daran liegt, dass oft sehr spät abends gegessen wird. Wer um 21 Uhr ein mehrgängiges Menü verspeist, vorm Fernseher Chips knabbert oder Süßigkeiten braucht, um „runterzukommen", wird in der Früh kaum Appetit verspüren. Aus diesem Teufelskreis muss man ausbrechen. In den ersten Tagen muss man sich vielleicht sogar dazu zwingen, ein Frühstück zu essen. Es wird aber den gewünschten

Effekt haben – nämlich den, dass bei den späteren Mahlzeiten nicht völlig ausgehungert zugeschlagen wird. Wer nach Plan zu Abend isst, wird auch kein Problem damit haben, in der Früh wieder etwas Hunger zu entwickeln.

Bei unserer Schlank-Challenge beschwerten sich manche Damen darüber, dass die Mengen in den ersten vier Tagen schon zu groß dimensioniert wären. Dabei waren gerade diese Tage sehr streng berechnet. Bemerkt hatten sie lediglich die Umstellung, dass sie nicht mehr den ganzen Tag nichts und abends Unsinniges essen. Nach zwei bis drei Tagen bemerkten wir den Sinneswandel, dass nun durchaus mit Appetit gefrühstückt wurde und auch zu den einzelnen Mahlzeiten etwas mehr Hunger aufkam. Ja, anfangs hat Ihr Körper noch Reserven von Ihrem früheren Lebensstil. Die Verdauung wird sich umstellen und der Hunger-Sättigungs-Rhythmus vielleicht auch. Und das ist gut so. Es gibt keine Ausnahme, bei der wir das Frühstück streichen. Man kann darüber diskutieren, wann es stattfinden soll. Wir bitten unsere Klientinnen, in den ersten zwei Stunden nach dem Aufstehen zu frühstücken. Wenn das nicht klappt, aus welchen Gründen auch immer (zeitlich, organisatorisch, weil man nicht will, aufgrund von Schichtdiensten), bitten wir sie, morgens zumindest etwas zu trinken und dann im Lauf des Vormittags zu frühstücken. Frau K. ist so ein Fall; morgens bekam sie gar nichts herunter. Sie steht früh um fünf Uhr auf und pendelt täglich eine Stunde mit dem Zug zur Arbeit. Hunger will dabei nicht aufkommen. Und Zeit zum Frühstücken hätte sie keine, erklärte sie. Worauf sie sich schlussendlich einlassen konnte, war ein Beerenshake. Sie mischte Haferflocken und Beeren mit Milch und mixte sich einen Shake. Diesen bereitete sie schon am Vortag zu, damit in der Früh keine Zeit dafür eingeplant werden musste. Wir sind glücklich, ein Frühstück in optimaler Zusammensetzung für die Arbeitstage gefunden zu haben. Frau K. konnte sich mit der Idee, schon vor dem Mittagessen etwas zu sich zu nehmen, anfreunden. Den Shake genießt sie nun in zwei bis drei Etappen im Zug und im Laufe des Vormittags im Büro. So fühlt sie sich nie zu voll, aber auch nie zu hungrig. Frau S. pendelt ebenfalls, nur mit dem Auto. Doch sie hat eine Grundregel: Im Auto wird nicht gegessen. Für sie haben wir unsere Frühstücksregeln etwas gelockert. Gleich nach dem Aufstehen um sechs Uhr darf sie weiterhin ihren gewohnten Kaffee mit etwas Milch und ohne Zucker trinken. Um neun Uhr gibt es dann ein frisches Frühstück im Büro, bestehend aus einem knusprigem Weckerl, etwas Hüttenkäse und Gemüse. Jetzt ist nämlich auch ihr Magen wach. Erst beim Besuch beim Bäcker wurde ihr bewusst, dass sie auch früher etwas „gefrühstückt" hatte. Doch statt Nussstangerl und Topfengolatsche holt sie jetzt ein Kornweckerl und manchmal eine Packung Buttermilch als Snack.

5. Snacks planen

Früher waren Snacks bei uns eine tolle Sache, kreativ und bunt – und manchmal sehr mühsam. Ja, da sind wir ehrlich. Seit Oliver bei uns im Team ist, sind Snacks einfach: Obst, Buttermilch, Joghurt. Das ist praktisch und sättigt gut. Zu kreative Snacks bringen gerne aus der Routine. Oliver hat uns erzählt, dass ihm das Wasser im Mund zusammengelaufen ist, als er die süß-fruchtige Snackliste einer Klientin gelesen hat: von Vanilletopfen über heiße Himbeeren auf Joghurtcreme, Joghurt mit Honig und Nüssen bis zu Bananen-Hüttenkäse mit Zimt standen hier die leckersten Kreationen. Klingt reizvoll, nicht? Natürlich sind kleine, süße Zwischenmahlzeiten in den von uns angegebenen Mengen völlig okay. Aber kann man bei diesen Leckereien auch rechtzeitig aufhören? Wie geht es Ihnen, wenn Sie ein Sackerl mit Studentenfutter oder Nüssen öffnen? Können

Sie eine Handvoll davon naschen und die Packung danach zurück in die Schreibtischlade legen? Wenn Sie diese Frage mit einem deutlichen Ja beantworten können – wunderbar, dann haben wir noch eine Snackalternative mehr. Sonst ist es am einfachsten, zu Beginn nur mit Obst als Snack zu arbeiten. Wir legen eine Obstmenge pro Tag fest, und Sie können zwischendurch so viel Obst essen, wie Sie wollen – natürlich ohne Ihre Tagesmenge zu überschreiten. Sie können das Obst auf einmal als Obstsalat am Nachmittag essen, oder Sie wählen die einfachste Variante und essen am Vormittag und Nachmittag je einen Apfel. Sie können Ihr Obst auch als Dessert direkt nach dem Mittagessen oder als Knabberei am Abend vor dem Fernseher essen. Jeder, wie er möchte. Der oder die Snacks dienen bei uns als Regulatorien, etwa als Überbrückungshilfe zwischen zwei Mahlzeiten, bei denen der Abstand zu lang wird; oder wenn eine Plan-Mahlzeit einmal nicht ganz ausreicht. Wir sprechen übrigens ab einem Abstand von sechs Stunden zwischen zwei Mahlzeiten von einem zu großen Abstand. Dann steigt das Risiko, dass man die nächste Mahlzeit ausgehungert angeht und die Mengen übersieht – oder dass dem Heißhunger nachgegeben wird und zu Süßem oder Knabbereien gegriffen wird. Wird der Abstand zwischen zwei Mahlzeiten sehr lange, empfehlen wir, zwischendurch den Snack zu essen, damit man sich bei der nächsten Hauptmahlzeit unter Kontrolle hat. Sie sehen schon: Wann der Snack gegessen wird, ist für uns erst einmal nebensächlich. Insofern lässt sich ein Tagesplan mit nur drei Mahlzeiten schön realisieren, aber auch mit fünf Mahlzeiten ist ein guter Rhythmus zu finden. Niemand wird zu einem unpassenden Essensrhythmus gezwungen, für den man extra früh aufstehen oder das Mittagessen außerhalb der Mittagspause einplanen muss. Wir erwähnen es nur – es ist schließlich nicht so, dass viele unserer Klientinnen so etwas für Diäten nicht schon gemacht hätten. Auch Sport ist für uns ein Grund, zusätzliche Snacks einzuplanen. Im

Kapitel mit den Wochenplänen finden Sie zwei Sportpläne als Beispiel. An sportlich aktiven Tagen gibt es zusätzlich vor und/oder nach der Sporteinheit einen passenden Snack. Entweder, um vor dem Sport schnelle Energie zu liefern, beispielsweise, wenn Kraftsport im Fokus steht und die Maximalkraft gesteigert werden soll; oder damit einem bei langen Ausdauereinheiten nicht die Puste ausgeht. Nach dem Sport fördern eiweißreiche Snacks den Muskelaufbau und die Regeneration. Würden wir den gesamten Ernährungsplan bei Hobbysportlern auf das vorgenommene Sportpensum bilanzieren, hätten wir immer dann ein Problem, wenn Sporteinheiten ausfallen. So können wir das umgehen, und der Plan stimmt immer.

„Eigentlich brauche ich meinen Snack gar nicht mehr", sagte einmal eine Klientin zu mir. „Zu Beginn der Ernährungsumstellung habe ich zwischendurch immer mein Obst gegessen, vor allem am Nachmittag hatte ich richtig Hunger." Beim Blick auf ihre drei Hauptmahlzeiten war mir der Grund für den nicht vorhandenen Hunger zwischendurch nicht ganz klar – bis wir gemeinsam erörterten, dass im Laufe der Zeit die Extras zusätzlich zum Plan mehr geworden waren. Sie nahmen zwar nicht so überhand, dass auf der Waage gar nichts mehr ging, aber der Hunger auf das Obst nicht mehr da war. Sobald diese Klientin die Kekse und die Schokolade am Nachmittag wieder konsequent strich, war der Appetit aufs Obst auch wieder da; und der Zeiger auf der Waage wanderte wieder deutlich nach unten.

6. Die Hauptmahlzeiten: Mittag- und Abendessen planen

In unseren Speiseplänen kommen in der Regel zwei Hauptmahlzeiten pro Tag vor. Wie und wann genau Sie diese unterbringen, ist flexibel. Die Hauptsache ist, dass am Ende des Tages oder der Woche die Bilanz an Nährstoffen stimmt und das Kalorienkonto nicht mit leeren Kalorien überzogen wurde. Überlegen Sie einmal, wie Ihre Tage strukturiert sind. Ist jeder Tag gleich? Gibt es Unterschiede zwischen Werktagen und Wochenende? Haben Sie an manchen Tagen abends fixe Verpflichtungen wie Sportstunden oder den Stammtisch? Müssen Sie aus beruflichen Gründen an manchen Tagen das Mittagessen im Restaurant einnehmen? All das sind wichtige Punkte, um die Sie Ihren Essensalltag herum planen müssen. Denn wer ungeplant in eine schwierige Woche hineinstürzt, wird wahrscheinlich scheitern oder spätestens nach zwei Tagen das Handtuch werfen.

Frau L. ist Bankangestellte mit geregelten Arbeitszeiten. Sie hat eine sehr einfache Wochenstruktur. Montag bis Donnerstag ist vom Ablauf her ident. Das Frühstück findet immer zu Hause statt, damit hatte Frau L. auch nie ein Problem; sie hatte nur das Falsche gefrühstückt. Mittags in der Arbeit isst Frau L. immer um 12 Uhr eine kalte Brotmahlzeit, weil das schnell geht und weil sie nicht bereit ist, immer vorzukochen. Das muss sie auch nicht. Wir haben uns auf eine bestimmte einfache Zusammenstellung der Mahlzeit geeinigt, wodurch die Umsetzung kein Problem darstellt. Am Abend wird bei Frau L. gekocht, wobei sie nur jeden zweiten Tag kochen will. Am Freitag und am Wochenende ändert sich wenig, außer, dass sie an diesen Tagen zu Mittag kocht, weil sie am Freitag früher aus der Bank gehen kann und am Wochenende tagsüber gerne warm isst. Für den Freitag planten wir einen Obstsnack am Vormittag, damit der Hunger bis zum Mittagessen nicht zu groß wird. Für das Wochenende einigten wir uns auf ein pikantes Frühstück mit Ei. Die kalte Jause verschiebt sich am Freitag und am Wochenende auf das Abendessen, bleibt aber von der Zusammenstellung wie gewohnt. Frau L. fand durch den einfachen Rhythmus sehr schnell in ihr Ernährungsprogramm. Abweichungen von ihrem Plan gibt es selten, außer, wenn sie zu einem Geburtstag oder zu einem anderen Fest eingeladen ist. Aber das veränderte schließlich nur maximal eine Mahlzeit pro Woche – und das geht sich in der Gesamtbilanz wunderbar aus.

Der Wochenablauf für Frau L. (Bankangestellte), den wir „abgesegnet“ haben:

Montag bis Donnerstag

8.00: Joghurt mit Früchten und Nüssen (zu Hause)
12.00: Kalte Brotmahlzeit (Büro)
15.00: Obst und Kaffee (Büro)
18.00: Abendessen (selbst gekocht oder aufgewärmt, zu Hause)

Freitag

8.00: Joghurt mit Früchten und Nüssen (zu Hause)
11.30: Obst (Büro)
13.30: Mittagessen (selbst gekocht, zu Hause)
17.30: Kalte Brotmahlzeit (zu Hause)

Samstag und Sonntag

9.30: Großes pikantes Frühstück mit Ei (zu Hause)
14.30: Mittagessen (selbst gekocht, zu Hause)
18.30: Kalte Brotmahlzeit (zu Hause)

Frau W. scheiterte früher an Ernährungsprogrammen und Diäten, die zu unflexibel waren und sich nicht in ihren Alltag integrieren ließen. Sie isst ihr Frühstück teilweise zu Hause und teilweise im Büro. Außerdem hat Frau W. am Montag ihren Sportabend. Nach der Arbeit macht sie sich auf den Weg zu ihrer Turngruppe. Bis sie geduscht und wieder zu Hause ist, kann es schon einmal 22 Uhr werden. „Da stellt sich niemand mehr an den Herd und fängt zu kochen an“, rechtfertigte sie sich. Das verlangen wir auch gar nicht. Aber für diesen Tag brauchten wir für Frau W. unbedingt einen anderen Ablauf. Wir planten für den Sporttag eine kleine Jause um 18 Uhr ein, und nach dem Sport gibt es eine Buttermilch oder einen Topfensnack; etwas, das zu später Stunde nicht im Magen liegt und noch dazu die Regeneration und den Muskelaufbau nach dem Sport fördern kann. Frau W. kommt wunderbar damit klar, auch wenn sie sich am nächsten Tag wieder auf eine warme Mahlzeit am Abend freut. Zusätzlich geht Frau W. aus sozialen Gründen täglich mit ihren Kolleginnen in die Kantine. Wir schlossen einen Kompromiss und einigten uns auf zwei Mal die Woche Kantine. Außerdem haben wir Frau W. empfohlen, den Kantinenplan am Sonntag zu studieren, wenn er bereits online im Intranet einzusehen ist. Frau W. soll sich die zwei besten Tage heraussuchen, um für die anderen Tage etwas mitnehmen zu können. Zu Beginn sahen wir die Kantinenpläne gemeinsam an, damit sich Frau W. bei der Auswahl leichter tat. Frau W. weiß also schon zu Beginn der Woche, dass es etwa am Montag und Mittwoch in die Kantine geht und sie sich am Dienstag sowie am Donnerstag selbst um ihr Mittagessen kümmert. Eine weitere Überlegung für ihr Mittagessen war, dass sie sich entweder eine kalte Mahlzeit mit belegten Broten und Gemüse mitnimmt oder an einigen Tagen eine Portion vom Abendessen des Vortags zum Aufwärmen mitnimmt. Das erfordert, dass Frau W. am Vortag gleich zwei Portionen des Abendessens zubereitet und eine Portion fürs Mittagessen in eine Plastikbox packt. Dafür haben wir spezielle Speisen in den Plan geschrieben, die sich leicht erwärmen lassen. Ein weiterer sozialer Aspekt wurde angesprochen, der Frau W. wichtig ist: Eigentlich kocht sie gerne, nur ein Mal die Woche trifft sie sich am Abend mit ihren Freundinnen in einem Sushi-Lokal. Da Sushi in fast jedem Lokal gleich aussieht, können wir diese Speise leicht in den Ernährungsplan integrieren, und Frau W. braucht auch dieses Ritual nicht zu streichen. Am Wochenende sieht der

Ablauf noch einmal anders aus: Am Samstag und Sonntag wird spät gefrühstückt, dafür aber reichlich. Im Grunde reichen Frau W. an diesem Tag zwei Mahlzeiten und ein Snack. Auch für das Wochenende haben wir eine für beide Seiten zufriedenstellende Lösung gefunden, und Frau W. konnte beginnen, ihre neuen Abläufe zu trainieren. Es sind zwar mehrere Abläufe für verschiedene Wochentage, die Wochen gleichen sich jedoch. So fand Frau W. nach einiger Zeit eine gute Struktur und nahm wunderbar ab.

Der Wochenablauf für Frau W. (Büroangestellte) sieht so aus:

Montag

7.30: Müsli (zu Hause)
10.00: Obst (Büro)
12.30: Kantine (Büro, Mengen und Zusammenstellung abgesprochen)
17.30: Schinkenkornspitz (unterwegs zum Sport)
22.00: Buttermilch (nach dem Sport auf dem Weg nach Hause oder zu Hause)

Dienstag

6.30: Müsli (zu Hause)
9.00: Melange (Büro)
12.00: Kalte Bürojause (Schinken-Käse-Kornspitz mit Salat)
16.00: Obst
18.30: Abendessen (Restaurant, Sushi)

Mittwoch

8.30: Käse-Kornspitz und Melange (Büro)
12.00: Kantine (Büro, Mengen und Zusammenstellung abgesprochen)
15.00: Obst (Büro)
18.00: Abendessen (selbst gekocht: Pastagericht)

Donnerstag

7.30: Müsli (zu Hause)
10.00: Melange (Büro)
12.00: Pastagericht (aufgewärmt vom Vortag)
15.00: Obst (Büro)
18.00: Abendessen (selbst gekocht: Auflauf)

Freitag

8.30: Käse-Kornspitz und Melange (Büro)
12.00: Auflauf (aufgewärmt vom Vortag)
15.00: Obst (Büro)
18.00: Kaltes Abendessen (Vollkornbrot mit Cottage Cheese und Salat, zu Hause)

Samstag und Sonntag

10.00: Brunch mit Ei, Obstsalat (zu Hause)
15.30: Fleisch- oder Fischgericht (zu Hause)
18.00: Joghurt mit Obst

Überlassen Sie also anfangs nichts dem Zufall. Je nachdem, wie viel Zeit Sie investieren wollen, haben Sie mehr oder weniger Spielraum und Abwechslung. Mit ein bisschen Flexibilität können wir für (fast) alle Situationen eine passende Mahlzeitenlösung finden und planen.

Früher arbeiteten wir gerne mit visualisierten Angaben: eine Handvoll Reis, zwei Handvoll Gemüse und eine Handfläche Fleisch oder Fisch beispielsweise. So stimmen die Mengen grundsätzlich auch und es erschien uns sehr praktisch; die Hände hat man schließlich immer dabei. So weit die Theorie – die bei einigen Personen auch sehr gut funktionierte. Andere hatten allerdings ihre Probleme damit. Werden die Mengen gesunder Lebensmittel irgendwann langsam nach oben geschraubt, stockt es mit der Gewichtsabnahme. Fragen und Unsicherheiten tauchen auf: „Wie viel ist das denn wirklich?“ „Können Sie mir nicht zur Sicherheit doch

Grammangaben dazuschreiben?" „Ich fürchte immer, dass ich möglicherweise doch zu viel von etwas esse." „Und wie sieht es mit einem Eintopf oder einem Auflauf aus?" „Das kann ich mir gar nicht vorstellen." Diese Personen fühlen sich mit einem Plan und mit genauen Angaben um einiges sicherer – und es klappt besser mit dem Abnehmen. Der Griff zur Küchenwaage hat anfangs schon etwas Gewöhnungsbedürftiges, fühlt es sich doch mehr nach Diät an. Aber es zahlt sich aus, denn es schult das Gefühl für Mengen ungemein. Probieren Sie es doch einmal aus: Versuchen Sie, 50 Gramm Reis oder Nudeln abzuschätzen, dann stellen Sie die Menge auf die Waage. Sie werden staunen! Das Gleiche können Sie mit Müsli und Haferflocken probieren, mit verschiedenen Brotsorten oder mit Gemüse. Beim Gemüse passiert in der Regel das Gegenteil; es wird gerne unterschätzt, also zu wenig verwendet. Irgendwann weiß man jedoch, wie viele Esslöffel Müsli die persönliche Menge ist. Wir raten dennoch dazu, sich regelmäßig selbst zu kontrollieren, ob man nicht doch hin und wieder zu viel erwischt. Auch wir wiegen immer noch und werden damit nie aufhören. Übrigens: Eine hübsche, flache Design-Küchenwaage, die immer in der Küche parat steht, hilft dabei sehr!

X. „Und ab heute bin ich schlank"

1. Lebensphilosophie Schlanksein

Nichts kann so gut schmecken,
wie Schlanksein sich anfühlt.
(KATE MOSS)

Irgendwann kommt der Punkt, an dem die „Diät" vorüber, das Wunschgewicht erreicht und stabilisiert ist. Allerdings ist die Diät nicht wirklich vorüber – sie hat sich nur gewandelt, nämlich in Ihr höchstpersönliches Ernährungskonzept. Spätestens jetzt sollte Ihnen klar sein, was früher falsch gelaufen ist und was Sie nie wieder tun möchten (und werden). Wenn Sie erkannt haben, dass Sie von irgendetwas zu viel gegessen haben – und warum das passiert ist; beziehungsweise, warum Essen nicht die Lösung ist. Sie wissen jetzt, weshalb Übergewicht entsteht, nämlich, wenn es zu viel vom Falschen gibt. Das trifft wirklich immer und für jeden zu; auch wenn das Richtige und das Falsche nicht für jeden gleich sind, gibt es doch eine große Schnittmenge.

Der eingangs erwähnte Spruch von Kate Moss ist provokativ, drängt er doch auch in die Ecke von Magersucht und Anorexie. Man kann diesen Spruch aber auch positiv für sich auslegen. Wir haben Klientinnen, die sich ein Post-it mit diesem Spruch auf die Keksdose geklebt haben, um bei jedem Griff in die Nähe der leckeren, kleinen Mehlspeise daran erinnert zu werden und dies in die Entscheidung mit einzubeziehen. Schlanksein ist nicht nur ein Effekt – eben der des Dünnseins. Mit dem Schlanksein sind viele andere

Aspekte verbunden, die man spürt. Die kann man jedoch erst bewerten, wenn man den Unterschied für sich selbst herausgefunden hat. Es gibt genug Dicke, die sagen, ich kann mich wunderbar bewegen, ich gehe sogar laufen. Vielleicht wissen diese Menschen nur noch nicht, wie gemütlich und knieschonend es wäre, wenn sie 20 Kilo weniger wiegen würden.

Warum wollten Sie schlank werden? Ist das eingetreten, was Sie sich erhofft hatten? Oder vielleicht andere, mindestens ebenso wertvolle Erfahrungen?

Jemand, der sich Zeit seines Lebens mit Diäten auseinandergesetzt hat, wird nur ganz schwer zu einem Menschen, der sprichwörtlich „essen kann, was er will". Er muss zuerst daran arbeiten, was er „essen wollen kann". Der Stellenwert des Essens ist bei „natürlich schlanken" Personen weit unter dem von Menschen, die ständig drüber nachdenken, ob, was, wie viel und wann sie essen dürften. Natürlich Schlanke essen auch ungesunde Produkte – und es ist ihnen regelrecht „wurscht". Sie essen auch sehr leichte Produkte, ohne zu glauben, dabei verhungern zu müssen. Frau J. ernährte sich stets nach unserem Ernährungsplan. Als sie ein spezielles Rezept probieren sollte, war ihr Feedback: „Das war überhaupt nicht meins, davon wurde ich gar nicht satt." Genau das gleiche Rezept erhielt ein natürlich schlanker Herr (der nicht aufgrund von Gewichtsproblemen bei uns war), und er fand das Rezept perfekt. Das Geheimnis war: Es handelte sich um ein sogenanntes Low-Carb-Rezept; reichlich Gemüse mit viel Eiweiß, dafür kaum Kohlenhydrate. Während unser Herr mit dem Rezept äußerst zufrieden war, war die Dame bereits beim Lesen verunsichert, ob sie denn ohne Kohlenhydrate überhaupt satt werden würde. Eine natürlich schlanke Person isst einfach davon, ohne genauer darüber nachzudenken. Leider kann man das „natürlich schlanke Denken" nicht so schnell einstudieren – man muss es selbst erfahren.

Wir bekommen oft die Frage gestellt, wie lange man sich denn an ein Ernährungsprogramm halten müsse. Darauf können wir nur antworten: Die Entscheidung, abzunehmen ist eine Entscheidung fürs Leben. Wer schlank werden will, muss auch die Entscheidung fürs Schlankbleiben tragen. Nach einem guten Erfolg ist es unwahrscheinlich, dass Sie wieder so dick und unbeweglich werden wollen wie zuvor, denn Sie sind nicht nur optisch ein anderer Mensch geworden. Die alten Gewohnheiten, die Sie in diesen Zustand gebracht haben, die Sie dazu veranlasst hat, abzunehmen, möchten Sie doch nicht wieder hochleben lassen, oder? Halten Sie unbedingt für sich fest, was an Ihren neuen Gewohnheiten besser ist. Es werden nun andere Gewohnheiten sein, die Sie an Ihrem Körper und bei Ihrer Ernährung als „normal" erachten. Sei es, dass Sie Geschmack am neuen Essverhalten finden, dass Sie Ihre schöne Haut lieber mögen oder wie sich Ihr Bauch anfühlt. Wir haben es noch nicht erlebt, dass jemand das Gefühl nach dem Abnehmen nicht außerordentlich angenehm gefunden hätte. Sie können sich neue Kleidung kaufen und vor allem andere Stücke auswählen. Sie können sich besser bewegen, fühlen sich wohler und fitter. All diese neuen, normalen Gewohnheiten haben ihren Ursprung in der Veränderung, die Sie gemacht haben. Nehmen Sie die spürbaren Veränderungen nicht einfach hin. Oftmals vergisst man, dass eine gute Verdauung eben nicht normal ist, sondern Arbeit am eigenen Körper. Dass schöne Haut nicht von nichts kommt, sondern von ausreichend Bewegung, frischer Luft, guter Pflege und guter Ernährung. Auch bei der Ernährung sind nun andere Gewohnheiten normal. Für uns ist es völlig normal, zu Mittag und am Abend Gemüse zu essen. Mittlerweile ist das keine ständig bewusste Entscheidung mehr, vielmehr entscheiden wir uns automatisch für Gerichte, die als Basis richtig viel Gemüse enthalten. Andere Kompositionen existieren gar nicht mehr.

Stellen Sie sich vor, Sie hätten nie das Gehen erlernt, Sie

wären bisher immer auf Knien gekrabbelt – das hat zwar gereicht, war aber immer schmerzhaft. Nun haben Sie zu gehen, sogar zu laufen gelernt. Auf einmal fühlen Sie sich besser, die Schmerzen sind weg und Sie können die Energie effizienter einteilen. Warum also sollten Sie nun wieder zu krabbeln beginnen? Genauso ist es mit der Ernährung. Warum sollten Sie wieder zurück in einen Zustand, der eigentlich nicht optimal war? War er bequem? Na ja, auch nur, weil Sie es nicht anders gekannt hatten. Doch jetzt kennen Sie die Vorteile! Bleiben Sie dabei! Sie können sich immer wieder entscheiden: Halten Sie sich an Ihre Regeln, die Sie für sich selbst aufgestellt und die Sie selbst erprobt haben, und Sie werden Ihr Gewicht halten können. Oder: Halten Sie sich nicht mehr daran, werden Sie den Jo-Jo-Effekt zu spüren bekommen und Ihr hart erkämpftes, tolles Aussehen geht den Bach hinunter. Wir wissen schon: Am Beginn der Ernährungsumstellung ist es vielleicht noch einfach, dranzubleiben und durchzuhalten. Für jeden durchgehaltenen Tag gibt es die Belohnung auf der Waage. Für jedes „brave Monat" gibt es Lob und Anerkennung von Freundinnen und Bekannten. Und wenn das Ziel erreicht ist? Dann müssen Sie trotzdem zigtausend Mal die richtige Entscheidung treffen; den Kuchen der Kollegin ablehnen, das Eis unterwegs, das alle anderen lutschen, und das Gläschen Wein am Abend auslassen. Die Verführung lockt an jeder Ecke, es gibt so viele Versuchungen, so viele Möglichkeiten, ins alte Verhaltensmuster zu kippen. Und selbst wenn man „brav" ist, kommt von nirgendwo Anerkennung. Niemand erkennt diesen außergewöhnlichen Erfolg. Das ist deprimierend, oder? Nicht, wenn Sie wissen, warum Sie es tun wollen!

2. Wenn das Gewicht schon früher haltmacht

Meist kommen unsere Klienten nach einer Woche höchst motiviert zu uns und fangen, nachdem sie gewogen wurden, zu rechnen an: Also, ich habe in der ersten Woche 1,5 Kilo abgenommen. Hm, das heißt, wenn ich noch neun Kilo abnehmen möchte und das so weitergeht, bin ich nach sechs Wochen fertig. Klingt gut, ist aber leider realitätsfremd. Unser Körper ist keine Rechenmaschine und funktioniert nicht nach dieser einfachen Schlussfolgerung. In der ersten Woche sind schließlich noch viel Wasser und Darminhalt für die Gewichtsabnahme verantwortlich und nicht ausschließlich reines Fett. Die Gründe für ein Plateau beim Abnehmen sind vielfältig. Sie können physiologischer Natur sein oder vom eigenen Verhalten her kommen. Schauen wir uns einmal die physiologische Seite an. Jede Frau kennt das: Mit den speziellen Tagen des Monats sind auch lästige Nebenerscheinungen verbunden. Manche Damen werden leicht reizbar, andere bekommen unreine Haut, andere wiederum speichern mehr Wasser im Körper. Und Wasser zeigt sich genauso wie Fett als Gewicht auf der Waage. Es kann also sein, sofern Sie sich genau an Ihren Ernährungsplan halten, dass Sie während dieser Tage mit dem Gewicht stehen, obwohl Sie gerade Fett im Körper abbauen. Durch das Mehr an Wasser gleicht sich der Fettverlust kurzfristig aus, und es macht den Anschein, als ginge gerade nichts weiter. Also für alle Damen: Wenn sich der Zeiger der Waage einmal nicht nach unten bewegt, rechnen Sie nach. Befinden Sie sich in den Tagen vor Ihren Tagen, ist das ein möglicher Grund für den Stillstand. Für alle, die neben der Ernährungsumstellung auch mit Sport anfangen, kann es durchaus vorkommen, dass durch den gleichzeitigen Körperfettabbau und Muskelaufbau die Zahl auf der Waage für eine Zeit gleich bleibt. Hier raten wir dazu, das Maßband zur Hand zu nehmen, denn Muskelmasse ist straffer und kompakter als Fettgewebe. Wenn Sie an Umfang verlieren, sind Sie also nach wie vor auf dem richtigen Weg. Und irgendwann purzeln auch die Kilo wieder. Die gesteigerte Muskelmasse ist eine Investition in die Zukunft, denn nur Muskeln verbrennen Fett, und der logische Schluss ist daher: Wer mehr Muskelmasse hat, verbrennt auch in Ruhe mehr Kalorien. Und das kann sich auszahlen.

Neben den körperlichen Gründen schleichen sich nach anfänglicher Genauigkeit Woche für Woche völlig unbewusst die kleinen Fehler ein, die das Gewicht zum Stillstand bringen können. Das sind manchmal ganz kleine Schlampereien, etwa dass man nicht mehr den Löffel zum Bemessen der Ölmenge verwendet, dass man die Brotmenge nur abschätzt und nicht abwiegt und sich Gleiches bei Nudeln, Reis und Kartoffeln angewöhnt. Wenn es nur bei diesen Ungenauigkeiten bleibt, wird der Gewichtsverlust nur langsamer werden. Kommen jedoch zu diesen Vereinfachungen zusätzliche nicht im Plan berücksichtigte und vorher vereinbarte Extras dazu, ist der Gewichtsstillstand vorprogrammiert. In dieser Situation suchen auch unsere Klienten nach Erklärungen; sie befürchten, dass der Körper schon jetzt nichts mehr hergeben mag oder der Stoffwechsel verlangsamt wurde. Oft hilft es, sich auf die Anfänge der Ernährungsumstellung zu besinnen. Fragen Sie sich, was Sie damals anders gemacht haben, als es noch so gut funktioniert hat. Und nehmen Sie diese Verhaltensweisen wieder in die tägliche Routine auf. Machen Sie ein „Reset“ zurück zur Woche 1, ordnen Sie Ihre Prioritäten neu. Ist das Stück Torte am Wochenende oder das Feierabendbier wirklich so wichtig, oder möchten Sie nicht doch wieder, dass die Kilo purzeln? Vielleicht befolgen Sie auch einen unserer Ausgleichstage, um wieder in die frühere Genauigkeit hineinzufinden. Sie werden sehen: Der Zeiger auf der Waage wird sich bald wieder nach unten bewegen!

3. Der Weg ist noch nicht zu Ende – Die Haltephase

Die Kunst liegt nicht darin, etwas zu bekommen, sondern es auch dann noch zu wollen, wenn man es hat.

Manche Klientinnen und Klienten haben bereits vor Beginn der Ernährungsumstellung die Befürchtung: „Nach der Diät kann ich doch niemals wieder normal essen, oder?“ Morgens Nutellabrot, mittags Fischstäbchen, abends Pizza. Ist das normal? Was ist eigentlich „normal“? Wenn Sie fragen „Darf ich nachher wieder normal essen?“, was meinen Sie damit? Sind es die Mengen, die Sie zu dem Übergewicht geführt haben, das Sie jetzt quält? Oder die Lebensmittel, die Sie derzeit (in zu großer Menge) essen? Wenn Sie es nicht ohnehin schon ahnen, wir verraten Ihnen eines: Das „Normal“, das Sie kannten, wird nach der „Diät“ zu einem völlig anderen „Normal“ geworden sein. Die Umstellung endet schließlich nicht plötzlich – nicht, wenn es nach uns geht. Und das sollte auch Ihr Ziel sein. Wenn Sie Ihre neue Figur lieben, werden Sie das alte Essensmuster nicht mehr zurückhaben wollen. Auch rein physiologisch gesehen werden Sie nach der Diät nicht mehr so essen können wie zuvor; außer, Sie mutieren in der Zwischenzeit zu einem Spitzensportler. Das geschieht nicht dadurch, dass Ihr Stoffwechsel durch die Diät ruiniert wurde, sondern weil ein 60-Kilo-Körper einfach weniger Energie braucht, um versorgt zu werden, als ein 90-Kilo-Körper. Jetzt ist weniger Gewicht zu tragen, weniger Blut durch die Adern zu pumpen und nicht zuletzt weniger Essen zu verdauen. Aber eine gute Nachricht gibt es doch noch: Sie können, um Ihr Gewicht zu halten, auf jeden Fall mehr essen als während der Gewichtsreduktionsphase. Ganz im Sinne einer flexiblen Kontrolle (die später noch beschrieben wird) werden Sie wieder alle Lebensmittel essen können – nur vielleicht wollen Sie das dann gar nicht mehr, zumindest nicht in der Menge wie früher oder in der Häufigkeit. Möglicherweise schmecken Ihnen nicht mehr alle früheren Lieblingsspeisen so gut wie vorher. Oder Sie möchten bestimmte Lebensmittel nicht mehr essen, weil Sie wissen, dass Sie damit nicht so gut umgehen können, etwa weil sie Heißhunger oder ein maßloses Verlangen in Ihnen auslösen. Was gute Essensmuster zum Gewichthalten sind, erfahren Sie in einem späteren Kapitel, wo es um das 6:1- oder 5:2-Konzept geht.

Bei herkömmlichen Diäten ist es meist so, dass man mit dem Programm aufhört, sobald man sein Gewicht erreicht hat; das ist allerdings auch häufig deren Problem. Wir integrieren in die Ernährungsumstellung unserer Klienten auch eine Stabilisierungs- und Haltephase, denn vom Abnehmen zum Gewichthalten ist es ein fortlaufender Prozess, kein plötzlicher Sprung. Die meisten Menschen, die zu uns kommen, konnten vorher schon abnehmen (zumindest haben es viele bereits in mehreren Anläufen probiert). Zu ihrem Leidwesen beherrschten sie allerdings auch das Zunehmen sehr gut. Nur das Dazwischen, das Gewichthalten, war das Problem. Um das zu üben, müssen wir anfangs zu einem Gewicht kommen, das man auch halten möchte. Und dann geht es erst richtig los! Diese Haltephase sollten Sie also weder ignorieren noch unterschätzen. Jetzt erst stellt sich heraus, wie sich Ihr restliches Ernährungsleben gestalten wird. Basis dafür sind all jene Strategien, die Sie beim Abnehmen begleitet haben. Die werden Sie immer wieder brauchen, also merken Sie sich diese gut! Diese Kontrollpunkte für die Haltephase sollten Sie beachten:

- Stellen Sie ein Mal pro Woche Ihr Körpergewicht fest.
- Gewöhnen Sie sich an, Portionsgrößen zur eigenen Kontrolle immer wieder einmal zu überprüfen und nachzuwiegen (Brot, Nudeln, Reis).

- Verwenden Sie immer noch Teelöffel oder Esslöffel zum Messen des Öls in Ihren Mahlzeiten?
- Schreiben Sie einen Tag lang mit, wie Sie ihn „nach Gefühl" gestaltet haben und vergleichen Sie Ihr Gefühl mit Ihrem letzten Plan. Erkennen Sie grobe Unterschiede?
- Wenn Sie das Gefühl haben, es läuft aus dem Ruder, planen Sie wieder ein paar Tage durch und leben Sie nach Plan, um vom unorganisierten Essen wegzukommen.
- Richten Sie den Blick auf die unbewussten Zwischendurch-Extras. Wie viele sind es? Sind sie noch im Rahmen?

4. So bleiben Sie am Ball – auch mit Ausrutschern

Hinfallen ist keine Schande,
aber Liegenbleiben.

Abnehmen ist nicht leicht, Gewichthalten aber auch nicht. Veränderungen sind anfangs recht mühsam, doch irgendwann hat man sich daran gewöhnt und muss nicht mehr stetig daran denken und sich bewusst entscheiden. Es fließt irgendwie – und das ist gut so. Ein bisschen verhält es sich wie in der Physik: Bis man einen Festkörper in Bewegung bringt, braucht es Anstrengung. Denken Sie nur an das Verschieben eines großen Kastens. Bis sich da etwas rührt, brauchen Sie viel Kraft. Wenn er sich dann bewegt, geht es gleich viel leichter, weil Sie schon ein bisschen Schwung aufgebaut haben. Genauso bekommen Sie selbst immer mehr Schwung in dem, was Sie tun. Geben Sie jetzt nicht auf, denn leider ist das oft der Punkt, an dem man alles sein lässt, weil es ohnehin gerade so gut rennt. Doch damit es rennt, benötigt es Anstrengung, nicht ein „Wurschtigkeitsgefühl". Sobald Sie vom Kurs abweichen, brauchen Sie umso mehr Kraft, um wieder reinzukommen! Und je weiter Sie vom Kurs weg sind, desto schwieriger ist es, wieder seinen eigentlichen Weg zu beschreiten.

Sie sind eingeladen und essen ein Stück Kuchen? Auf einer Feier trinken Sie ein Glas Sekt oder sogar zwei? Wie gehen Sie mit Ausrutschern um? Sollten sie geplant werden? Oder ruinieren sie den gesamten Erfolg? Geschehen ist geschehen, Sie werden Fehltritte nicht rückgängig machen können. Verbringen Sie bitte nicht zu viel Zeit damit, diese vergangenen Ereignisse zu analysieren und zu beleuchten, denn ändern können Sie jetzt nichts mehr. Investieren Sie die Kraft und Zeit lieber, mit Ihrem Programm weiterzumachen. Ausrutscher kommen vor und werden auch in Zukunft vorkommen. Das passiert; wenn man Herausforderungen annimmt, werden auch Fehler gemacht, also Handlungen, die nicht im Programm stehen. Ohne Fehler lernen wir nichts. „Erfahrung ist die Summe all unserer Irrtümer." Ziehen Sie also Erfahrungen aus Ihren Fehlern. Kleine „Ausrutscher" sind uns daher lieber, solange sie kontrolliert erfolgen und der Weg zurück nicht so weit ist. In zwei Tagen verlernen Sie nicht, wie es mit Ihrer Ernährung eigentlich laufen sollte. Ein dreiwöchiger Urlaub kann Sie jedoch durchaus komplett aus der Bahn werfen – jetzt wieder zurückzufinden kann extrem schwierig werden. Wir wollen natürlich nicht, dass Sie sich deshalb dem Urlaub entsagen – aber ziehen Sie auch im Urlaub immer eine Linie durch, die Sie nicht komplett aus der Bahn wirft.

In unseren Beratungen versuchen wir unseren Klienten klar zu machen, dass es bei all dem, was wir machen, nicht nur ums Abnehmen geht (auch, wenn es für sie die offensichtlichste Änderung ist). Das Abnehmen ist für uns lediglich ein

Zeichen, dass die Änderungen, die wir besprechen und einführen, auch befolgt und trainiert werden. Es ist aber noch kein Garant dafür, dass das daraus resultierende Gewicht auch gehalten werden kann. Dafür ist es notwendig zu verstehen, dass das höchstpersönliche Ernährungskonzept erst gefunden werden muss. Haben Sie Rechnen gelernt, ohne Fehler zu machen? Oder haben Sie Radfahren gelernt, ohne einmal umgefallen zu sein? Nein? So ist es auch beim Erlernen neuer Verhaltensweisen in der Ernährung. Rückschläge gehören dazu; allerdings passt das Wort „Rückschlag" nicht so recht, schließlich bringt einen auch ein solcher weiter nach vorn. Rückschläge sind Lernprozesse. Probieren geht über Studieren, sagt ein Sprichwort. „Darf ich Schokolade essen?", ist eine häufige Frage, die oft kommt, wenn das Zielgewicht schon recht nahe ist. „Warum soll ich jetzt noch darauf verzichten, ich habe doch schon so viel erreicht?", ist man geneigt zu denken. Probieren Sie es aus, lautet unsere Devise. Aber sehen Sie es nicht als endgültige Entscheidung, ab jetzt so viel Schokolade essen zu können, wie Sie wollen. Es ist ein Versuch, den man gegebenenfalls wieder zurücknehmen muss, wenn man merkt, dass er nicht klappt.

Frau U. hat bereits zwölf Kilo abgenommen und ist mit ihrer neuen Figur überaus glücklich. Auch ihre persönliche Linie im Speiseplan hat sie gefunden. Sie hat viele Ideen für kalte und warme Mahlzeiten, und auch ihr Frühstück ist ein tägliches Ritual. Nur die Schokolade geht ihr ab. Also haben wir in der Stabilisierungsphase verschiedene Strategien probiert, wie wir Süßigkeiten wieder in den Plan integrieren können. Das war anfangs gar nicht so leicht. Um zu sehen, wie Frau U. einen Tag ohne Plan auskommt, haben wir uns zuerst darauf geeinigt, sechs Tage nach Plan zu essen und einen Tag ohne Plan, an dem sie machen kann, was sie möchte. Frau U.s Erfahrungen waren kurios; die erste Woche hat sie an ihrem „freien Tag" nach wie vor ihr gewohntes Frühstück und ihre kalte Mahlzeit zu Mittag gegessen. Sie aß so, wie sie es kannte und gewohnt war. Abends bereitete sie einfach ein Essen aus dem Plan zu. Demnach verzeichnete sie bei der Abwaage auch wieder ein Minus und war stolz auf sich. Aber das Ganze ging ein bisschen am Ziel vorbei, schließlich wollten wir die spätere Normalität üben. Also haben wir in der darauf folgenden Beratung den freien Tag gemeinsam besprochen und schriftlich festgehalten, damit Frau U. das Gefühl hat, tatsächlich alles essen zu dürfen. Das Frühstück wurde durch ein Briochekipferl ergänzt, das sie früher sehr gerne, aber viel zu oft gegessen hatte. Und am Nachmittag planten wir als Extra einen Kaffee mit Kuchen bei ihrer Schwiegermutter. Zu dem Kuchen hatte sie seit Wochen Nein gesagt (Sie merken schon, Frau U. war früher eine Naschkatze). Diese Vorgehensweise hat tatsächlich geklappt. Frau U. hat sich die ganze Woche auf den Sonntag gefreut und die Extras genossen, hatte aber keine Probleme, am Montag wieder in den Plan hineinzufinden. Später haben wir es nochmals mit einem gänzlich freien Tag probiert, aber durch die Unkonkretheit hatte Frau U. wieder Probleme damit. Diesmal ging es in eine ganz andere Richtung: Das nicht gewohnte, üppigere Frühstück löste einen durchgehenden Heißhunger bei Frau U. aus. Sie hatte über den ganzen Tag hinweg das Gefühl von Kontrollverlust und war froh, als sie am Montag wieder nach Plan essen konnte. Beim Plan kann sie sich an etwas festhalten, er gibt Sicherheit. Schlussendlich fanden wir einen Mittelweg; wir vereinbarten, dass sich Frau U. zu Beginn der Woche einen Tag heraussuchte, an dem sie nicht 100 Prozent nach Plan essen wollte. Je nach Anlass sollte sie vorab beschließen, was das Extra sein sollte. Meist war es etwas Süßes, aber es kam auch vor, dass Frau U. zu einem Grillnachmittag eingeladen war und sich etwas Deftiges als Extra aussuchte. Zu Beginn waren die Extras noch ein großes Thema in unseren Gesprächen, allerdings gewöhnte sich Frau U. im Laufe der Zeit an die neue Regel und kam wunderbar damit klar.

5. Nie wieder Schoki oder Bier?

Wer nicht genießt,
wird ungenießbar.
(KONSTANTIN WECKER)

Wir betreuen nun schon lange Zeit Menschen beim Abnehmen. Und da können wir eines nicht verheimlichen: Wir WISSEN, dass gemogelt wird! Ja, wir wissen, dass man sich selbst betrügt. Da erstellen wir einen Plan für eine Woche, besprechen, welche Frühstücksvarianten enthalten sein sollen – und schwupps, wird anders gefrühstückt, als es am Plan steht. Zum Abendessen wird ein Glas Wein getrunken. Oder am Wochenende ein Eis gegessen. Auch wir lernen daraus: Diese Momente – wir nennen sie Genussmomente – gehören früher oder später trainiert. Vielleicht nicht gleich zu Beginn, aber die Zeit kommt, zu der man sich fragt: „Nie wieder Schokolade?" Doch wer vorher mit Schokolade ein Problem gehabt hat, hat es noch nicht gelöst, nur weil er sich jetzt gesünder ernährt oder für eine gewisse Zeit die Schokolade gänzlich weglässt. Das wäre schön, klappt nur nicht 100-prozentig. Die Schokolade selbst ist schließlich nicht das Problem. Klar ist sie kalorienreich, aber rein rechnerisch müsste man alleine zehn Tafeln Schokolade essen, um ein Kilo zuzunehmen – wenn die restliche Ernährung gleich bleibt. Das Problem ist vielmehr, dass Menschen, die mit Schokolade ein Problem hatten, einen neuen Umgang mit ihr entwickeln müssen; und dass die restliche Ernährung selten gleich bleibt, wenn man bei einem Punkt zu mogeln anfängt.

Warum gönnt man sich eigentlich Schokolade? Oder warum genießt man ein Bier? Denn Wasser trinkt man. Und Obst isst man. Genuss ist eine Frage der Definition. Warum ist es so schwierig, Produkte zu genießen, die als gesund gelten? Oder Lebensmittel zu ehren, die als notwendig gelten (wie Wasser)? Warum sagt niemand: „Ich genieße ein Müsli in der Früh, die Erdbeeren am Nachmittag und die Suppe am Abend." Essen muss man, das ist klar, und diese Mahlzeiten gelten als Nahrung. Essen ist ein Grundbedürfnis, ohne Nahrungsaufnahme geht nichts. Irgendetwas muss man also zwingend essen, und mit Zwang lässt sich nicht genießen – auch das ist einleuchtend. Genuss hat aber weder mit Menge noch mit bestimmten Lebensmitteln zu tun. Es kommen immer wieder Menschen zu uns in die Beratung, die uns erzählen, dass sie auf Genuss nicht verzichten könnten. Das ist für uns ganz normal, denn auch wir würden niemals auf Genuss verzichten wollen. Es stellt sich nur die Frage, was die jeweilige Person unter Genuss versteht. Genussfähigkeit lässt sich lernen und anerziehen. Genossen werden aber tendenziell immer die Produkte, die als „verboten" oder selten angesehen werden – die sogenannten „Sünden" oder „Ausrutscher". Was wir auch in unseren Beratungen hören ist, dass etwa eine Kugel Eis keinen Genuss darstellen würde. Das müsste dann schon ein Eisbecher sein. Mit Schlagobers. Denn hätte man eine Kugel Eis vor sich, wäre sofort der Gedanke da: „Was ist, wenn dieses eine Kugerl weg ist?" Doch wer so weit in die Zukunft denkt – was ist, wenn der Genuss vorüber ist –, kann nicht einmal das genießen, was er vor sich hat.

Frau Ch. ist sich sicher: „Wenn ich einmal sündige, nehme ich sofort wieder zwei Kilo zu." Doch um zwei Kilo Fettmasse zuzunehmen, müsste sie weit über 10000 Kilokalorien zusätzlich essen. Schafft sie das mit einem kleinen Ausrutscher? Wohl nicht, denn das wären über 20 Tafeln Schokolade mit jeweils 100 Gramm, und die sind schon sehr energiedicht. Wer sich nicht täglich wiegt, bekommt solche Schwankungen meist gar nicht mit. Vor einem Besuch beim Asiaten, natürlich mit All-inclusive-Buffet (ja, da gehen auch Ernährungsberaterinnen hin), haben wir das aus Eigeninteresse getestet; denn eine Klientin hatte uns erklärt, dass sie immer von asiatischem Essen zunehmen würde. Am Tag zuvor ging es also für einen ersten Wert auf die Waage. Am Testtag wurde auch noch einmal morgens gewogen – ohne Unterschied zum Vortag. Der Tag selbst war normal gestaltet, nur mittags ging es ab zum Buffet und zum Genießen. Da gibt es dann schon einmal als Vorspeise Sushi und Maki, dazu Sprossensalate und Misosuppe. Dass man danach schon dezent satt ist, wird ignoriert, denn die Auswahl ist bestechend, und der Teriyaki-Grill wartet. Es wird gewählt: Lachsfilet mit gebratenem Gemüse. So weit, so gesund. Die Nachspeise folgt sogleich mit einem geschätzten Dutzend Verlockungen, vorportioniert in einem gläsernen Kühlschrank. Gewählt wird ein Esslöffel-Portiönchen Tiramisu, etwas Litschi-Kompott, ein Löffel Pudding, einige Kokos-Kugerl und eine Schale Obstsalat. Alles in allem viel zu viel für eine Mahlzeit, aber lecker, und schließlich ist es im Sinne der Wissenschaft. Was schätzen Sie, war die Folge? Ganze zwei Kilo mehr auf der Waage waren es nicht, aber 1,5 Kilo gingen sich aus. Wahnsinn, oder? Die 1,5 Kilo waren nach drei Tagen „Normalessen“ wieder weg. Gewichtsschwankungen von einem Tag auf den nächsten sind normal, und in solch großem Stil sind diese zumeist durch Wasserverschiebungen im Körper und durch größere Mengen an Schwerverdaulichem im Verdauungstrakt begründet. Manchmal speichert unser Körper mehr, manchmal weniger Wasser. Und das sieht man auf der Waage. Wenn man also einmal über die Stränge schlägt, kann man gar nicht zwei Kilo Fett zunehmen. Das Gefährliche ist nur, dass man sich nach einem sündenreichen Tag auf die Waage stellt und – geschockt von der Tatsache, dass es mehr ist – aus dem Rhythmus geworfen wird, frustriert ist und resigniert. Planen Sie also im Idealfall ihre „Sünden“ vorher ein. Sie möchten auf eine Geburtstagsparty gehen? Nehmen Sie sich vor, dass Sie ein Glas Sekt zum Anstoßen trinken und ein Stück

Geburtstagstorte essen werden. Das ist realistisch, und das erlaubte Sündigen hilft, nicht komplett über die Stränge zu schlagen. Sie werden sehen, am nächsten Tag finden Sie so wieder leichter in den Ernährungsplan hinein, weil Sie sich an Ihre Regeln gehalten haben und das „Eh-schon-egal-Gefühl“ nicht auftauchen wird.

6. Flexible Kontrollmechanismen versus rigide Kontrolle

Wir sind bestrebt, die Situation, in der wir uns befinden, gedanklich zu kontrollieren. Diese kognitive Kontrolle ist eine bewusste, gedankliche Strategie, um beispielsweise unangenehme Situationen erträglicher zu machen. Ein Sportler etwa quält sich bei bestimmten Übungen, weil er seine Gedanken auf den Nutzen lenkt; so kann er die Situation besser meistern. Auch das Essverhalten lässt sich durch verschiedene Kontrollmechanismen gedanklich steuern. Besonders, wenn man am Essverhalten etwas ändern will, werden sie eingesetzt. Dabei ist es sinnvoll, zu wissen, welcher Typ man selbst ist, welche Mechanismen man bisher angewendet hat, und kritisch zu hinterfragen, ob diese zielführend sind. Um das Essverhalten in neue Bahnen zu lenken, wird meist ein *gezügeltes Essverhalten* antrainiert. Striktes Kalorienzählen zählt dazu.

Pudel und Westenhöfer, zwei Ernährungspsychologen, schreiben über eine Dame, die eindeutig gezügelt isst: „Eva N. achtet sehr auf ihr Gewicht. Jeden Morgen führt ihr erster Weg zur Waage. Das Frühstück besteht aus einem Knäckebrot mit etwas Magerquark, zu dem sie schwarzen Kaffee trinkt (Zucker in den Kaffee hat sie vor zwei Jahren aufgegeben – wegen der Kalorien). Im Laufe des Tages achtet sie drauf, dass nicht mehr als 1 800 Kalorien zusammenkommen. Wie viele Kalorien die meisten Lebensmittel haben, hat sie im Kopf. Dass sie mittags in der Kantine möglichst Salate bevorzugt und den Nachtisch weglässt, versteht sich von selbst. Eines ihrer Lieblingsgetränke ist inzwischen Cola light." Die Psychologen schreiben weiter, mit dem gezügelten Essen muss nicht automatisch verbunden sein, dass man auch abnimmt. Gezügeltes Essen beschreibt lediglich die Absicht, die Nahrungsaufnahme zum Zweck der Gewichtskontrolle einzuschränken. Das Problem ist vielmehr, dass es vielen gezügelten Essern nicht gelingt, das Essverhalten dauerhaft zu kontrollieren und damit eine dauerhafte Gewichtsreduktion zu erreichen. Aber warum? Irgendwo muss auch das Konstrukt „gezügeltes Essen" eine gewisse Störanfälligkeit haben, und das tut es auch: Nämlich da, wo es um sehr strenge Kontrollmechanismen geht – die rigide Kontrolle. Die rigide Kontrolle ist eine äußerst strenge mentale Zensur. Meist zum Zweck der Gewichtsabnahme eingesetzt, schränkt man das Essen durch sie und die dadurch entstehende Selbstüberwachung sehr stark ein und macht das auch, wenn sich physiologischer Hunger meldet oder wenn man eine Mahlzeit beendet, obwohl man nicht satt ist. Ganz typisch für gezügelte Esser ist das Sich-Verbieten bestimmter Lebensmittel. Es gibt quasi *erlaubte* Lebensmittel und *verbotene* Lebensmittel. Ein rigider Gedanke wäre etwa „Ich esse nie wieder Schokolade" oder aber „Ich esse nur mehr Light-Produkte". Auch sehr starre Pläne sind eine Form der rigiden Kontrolle. Gegessen wird nicht aus eigenem Interesse, sondern nach dem, was der Plan verlangt.

Wir sehen das so: Für eine Zeit lang ist es gut, nach Plan zu leben, denn viele Menschen haben sprichwörtlich keinen Plan, was sie früher alles gegessen hatten oder was sie überhaupt essen sollten. Ein Plan hilft, um überhaupt wieder einen Normalzustand herstellen zu können: um normale Mengen fühlen zu können, um selbst zu erfahren, wie es ist, mehr Gemüse zu essen, um sich endlich einmal zügeln zu können. Es mag aus der Sicht der Psychologen problematisch sein, wenn jemand ständig gezügelt isst. Es ist aber definitiv auch problematisch, keine Grenzen zu kennen. Und diese Grenzen sollte man selbst erfahren, um sie einordnen zu können. Etwa bei der Frage: „Wie viel ist eine normale Portion?" Auf Dauer gesehen sind derartig starre Vorgaben aber nicht zielführend, weil sie relativ störanfällig sind. Die Wahrscheinlichkeit, über diese strengen Grenzen zu stolpern, ist nämlich durchaus hoch. Bei diesem Alles-oder-nichts-Prinzip ist schon die kleinste Abweichung ein Scheitern und löst schlechtes Gewissen aus. Beispielsweise ist es unter der Prämisse einer rigiden Kontrolle schon problematisch, ein Bonbon mehr zu essen, als man „darf" oder als man sich selbst genehmigt. Ein Bonbon macht kalorientechnisch gar nichts aus, es kann aber eine Gegenregulation auslösen, die das mentale Kontrollsystem komplett aussetzen lässt. Der typische Gedanke ist der „Es ist eh schon wurscht"-Gedanke. „Jetzt habe ich schon wieder versagt, es spielt ohnehin keine Rolle, was ich weiter esse." „Alles oder nichts" gibt es auch in der langfristigen Aufrechterhaltung der rigiden Kontrolle des Essverhaltens. Diätphasen mit strenger Kontrolle wechseln mit weniger gezügelten Phasen. Viele unserer Klienten kennen diesen Teufelskreis aus strenger Diät und hemmungslosem Schlemmen.

Die rigide Kontrolle hat Vor- und Nachteile: Sie haben die Kontrolle über die Mengen und dadurch ein Sicherheitsgefühl, beschäftigen sich mit neuen (leichteren) Lebensmitteln, lernen neue Essstrukturen und sich auf Vorgaben einzulassen. Allerdings ist die rigide Kontrolle langfristig störanfällig und wenig flexibel. Warum gibt es kein Mittelding, wenn die rigide Kontrolle doch nichts Dauerhaftes ist, mag man jetzt denken. Wir haben erkannt, dass wir kein Mittelding brauchen, sondern einen sinnvollen Ablauf von Kontrollmechanismen in der Ernährungsumstellung. Die Vorteile des rigiden Kontrollsystems wollen wir für uns nutzen. Die Nachteile wollen wir ausblenden, indem wir möglichst flexible Pläne vorgeben. Bei der langfristigen Ernährungsumstellung legen wir Wert darauf, langsam und bewusst auch Genussmomente einzuplanen und zu üben. Langfristig lassen wir mehr Flexibilität in unsere Pläne einfließen, etwa durch die 6:1- und 5:2-Tage (dazu etwas später mehr). Hier sind wir schon bei der zweiten Variante des gezügelten Essverhaltens, der flexiblen Kontrolle. Die flexible Kontrolle zeichnet sich durch flexiblere und zeitlich überdauerndere Einstellungen und Verhaltensweisen aus, sagen die Ernährungspsychologen Pudel und Westenhöfer. Das ist optimal, wenn man erkannt hat, welche Verhaltensweisen für einen selbst positiv sind. Manche Menschen müssen erkennen, dass die Schnitzelsemmel nicht dazugehört, andere müssen erkennen, dass dürftige Salate ohne Dressing auch nicht dazugehören können. Im Zentrum der flexiblen Kontrolle steht, das alltägliche Essen etwas einzuschränken, ohne dies als zeitlich beschränkte Diätmaßnahme zu verstehen. Da die Kontrolle sowohl durch kleinere Portionen als auch durch die Auswahl leichterer Lebensmittel erfolgt, ermöglicht die flexible Kontrolle eine größere Vielfalt; es *dürfen* alle Lebensmittel genossen werden, wenn auch manche nur in einer bestimmten Menge. Insofern können situative Aspekte leichter berücksichtigt werden: „Aber auf der Berghütte gibt es nur fettigen Käse, Grammelschmalz und Butterbrot", meinte einmal eine Klientin. Natürlich sind das alles keine Lebensmittel, die in rauen Mengen verzehrt werden sollen; aber um zu zeigen, dass diese durchaus in einen rundherum bewussten Plan integriert werden dürfen, haben wir ihr ganz plakativ ein großes Grammelschmalzbrot mit Zwiebeln auf den Plan geschrieben. So konnte sie es nach ihrer Wanderung mit gutem Gewissen genießen.

Ein Beispiel für die flexible Kontrolle von Genussmomenten zeigt diese Sondervereinbarung in einem Ernährungsplan eines jungen Mannes nach einem halben Jahr strenger

Pläne: Nach dieser Zeit sahen wir es als passend an, auch Genussmomente einzuplanen, und zwar in realistischen, für den Klienten passenden Mengen. Für eine Woche waren das sieben Bier, 100 Gramm Salzgebäck und 100 Gramm Schokolade. Pro Tag macht der Konsum oder Nichtkonsum einen Unterschied von nicht einmal 400 Kalorien aus. Dennoch nahm er auch beim heftigsten Konsum all dieser Genussmomente nachhaltig ab, weil er den restlichen Ernährungsplan mengenmäßig gut einhalten konnte – auch aufgrund der liberalen Vorschriften zu Süßigkeiten und Bier. Die Erfahrung zeigte, dass er diese Vereinbarung in der ersten Woche ausgenutzt, später aber nicht mehr unbedingt gebraucht hatte. Für ihn war es aber gut zu wissen, dass er auch diese Lebensmittel jederzeit essen dürfte und könnte, wenn er wollte. Ein bewusstes Essverhalten ist demnach nicht so störanfällig, wenn der Umgang mit bestimmten Lebensmitteln flexibel gestaltet werden kann. Basis für uns ist allerdings, dass die Rahmenbedingungen stimmen. Eine flexible Kontrolle kann nur auf einem sicheren Fundament gut und sicher aufgebaut werden. Und diese Sicherheit gewinnt man durch die Erfahrung, dass der eigene Plan funktioniert – und zwar auch, wenn bestimmte Extras dazu geplant werden.

7. Von 6:1 und 5:2

Wir können also noch so gut gemeinte, perfekte Ernährungspläne berechnen – es werden Zeiten kommen, in denen unsere Klienten und Klientinnen davon abweichen; in denen sie ein Glas Sekt zum Anstoßen trinken oder bei Kuchen oder Torte zum Geburtstag einer lieben Freundin nicht Nein sagen können (oder wollen). Nehmen Sie sich ruhig einmal frei vom Gedanken, alles richtig machen zu müssen – aber erst, wenn die Basisernährung stimmt. Unseren Klientinnen empfehlen wir – wenn sie schon nahe am Zielgewicht sind oder sogar schon in der Stabilisierungsphase angekommen sind –, dass sie sich zuerst einen freien Tag in der Woche (6:1) gönnen, an dem sie bei einer Mahlzeit essen können, was sie wollen. So lässt sich der Gusto kontrolliert ausleben; das hilft, die Motivation aufrechtzuerhalten und Essanfälle zu vermeiden. Sobald Sie also ein unendlicher Appetit auf Schokolade, Kuchen, Pizza oder Salami packt, warten Sie auf Ihren 6:1-Tag, an dem Sie solche Speisen ohne schlechtes Gewissen genießen können. Später sind sogar zwei freie Tage okay (5:2). Dadurch wird auch der Ausrede mit Geburtstagen, Einladungen oder anderen Festivitäten etwas entgegnet.

Zu Beginn ist es besser, mit nur einem freien Tag zu beginnen. Ein freier Tag ist noch kein Drama. Sie haben vielleicht bei einer Feier Torte gegessen oder Alkohol getrunken. Am nächsten Tag drücken Sie imaginär den Reset-Knopf und beginnen am Morgen wie gewohnt mit Ihrem Frühstück, essen zwei ausgiebige Hauptmahlzeiten mit reichlich Gemüse und wenig Fett. Sie werden so nicht allzu heftig aus der Bahn geworfen und finden rechtzeitig in Ihre Umlaufbahn zurück. Erst als zweiten Schritt in der Haltephase empfehlen wir zwei freie Tage in der Woche. Probieren Sie aus, wie es Ihnen leichter fällt. Wir haben beobachtet, dass sich manche Menschen leichter tun, wenn die zwei freien Tage nicht aufeinander folgen; wenn etwa am Dienstagabend beim Italiener gegessen wird und man sich ein Mal am Wochenende auf Kaffee und Kuchen mit einer Freundin trifft. Für manche Menschen ist es leichter, nach nur einer Mahlzeit abseits vom Plan wieder in die Struktur zurückzufinden. Wer es ein ganzes Wochenende krachen lässt, tut sich oftmals am Montag schwer, den dann vermeintlich strengen Plan wieder einzuhalten. Umgekehrt beobachten wir auch Klienten, denen der Plan unter der Woche überhaupt kein Problem bereitet, am Wochenende aber die Versuchungen kommen. In diesem Fall ist es passender, sich das Wochenende freizunehmen. Das heißt nicht, dass man dann alle Regeln komplett vergessen muss. Wer unter der Woche fünf Tage lang bestimmte Gewohnheiten lernt und trainiert, wird diese hoffentlich am Wochenende nicht links liegen lassen. Häufig bleibt das Frühstück ähnlich wie sonst auch. Manchmal wird reichhaltiger gefrühstückt, dafür gibt es nur eine Hauptmahlzeit. Nur weil man sich gedanklich freinimmt, heißt das noch nicht, dass man nun an zwei Tagen geballt all das essen muss, was sonst „verboten“ ist und man sich unter der Woche aufgespart hat. Diese freien Tage dürfen ruhig genossen werden, denn es gibt sogar Studien darüber, dass sie zum Gewichthalten gar nicht verkehrt sind. Dafür gibt es mehrere Gründe, körperliche und psychische. Wir sprechen hin und wieder bildhaft davon, den Körper quasi zu verwirren, indem er nicht jeden Tag dieselbe Energiemenge bekommt, sondern manchmal auch richtig viel. Dem Körper wird so suggeriert, das kein Nährstoffmangel herrscht und er daher überhaupt keinen Grund hat, das „Kraftwerk hinunterzufahren“ oder weniger zu verbrennen. Psychologisch gesehen, ist es recht einfach: Das Gehirn kennt kein Nein. Wenn Sie sich ab sofort Pizza und Nudeln, Eiscreme und Kuchen verbieten, würden Sie verstärkt daran denken, was Sie nicht dürfen. Das berühmte Phänomen tritt ein, würden wir sagen: „Denken Sie jetzt nicht an ein rosarotes Krokodil.“ Das Gehirn schafft es zwar, diese Information zu filtern – allerdings so, dass das „nicht“ unwesentlich wird und der Fokus auf dem Krokodil liegt. Und schon bekommt es den Gedanken an das rosa Reptil nicht mehr weg. Das ist auch der Grund, weshalb wir in Beratungen ungern Verbote aussprechen, auch wenn das sehr einfach wäre. Kein Zucker, keine frittierten Speisen, kein Weißmehl. Viel produktiver ist es jedoch – zumindest langfristig –, wenn wir Ihnen sagen, was Sie essen sollten; was ausreichend Nährstoffe liefert, satt macht und zudem auch noch schmeckt. Positive Ratschläge und positive Verstärkung statt Verbote und Bestrafung. Wie wir wissen, reagieren wir Menschen auf Verbote von einst geliebten Dingen vorerst mit Widerstand. Niemand mag es, wenn einem alles vorgeschrieben wird.

6:1 oder 5:2 sind sozusagen Mechanismen zum kontrollierten Mogeln. Solche gelegentlichen Ausrutscher müssen Sie dann auch nicht so nennen. Sagen Sie lieber „Genussmoment“ dazu, ohne zu vergessen, dass es bei dem Moment bleiben soll und nicht zum Dauerzustand mutieren darf. Und ehrlich gesagt: Sie müssen sich auch nicht regelmäßig absichtlich in solche Situationen bringen. Ja, es ist okay, an seinem Geburtstag ein Stück Torte zu essen. Nein, es ist nicht okay, jedes Mal, wenn Sie eine Aida-Konditorei von der Ferne sehen, gleich hineinzuschneien und zuzuschlagen. Verstehen Sie Ihr Kalorienkonto wie ein Bankkonto: Man kann es ein bisschen überziehen, aber es kostet auch etwas. Je länger und heftiger man es überzieht, desto schwieriger ist es, es wieder auszugleichen. Wir sprechen hier nicht von spontanen Gelüsten, sondern vom schlauen Schummeln. Und schlaues Schummeln ist möglichst geplant. Spontane Gelüste sind nämlich sehr tückisch: Sie kommen unangemeldet als plötzlicher Heißhunger – und Sie können ab sofort an nichts anderes mehr denken. Möglicherweise können Sie zwei oder drei Mal widerstehen, aber irgendwann schlägt das Gelüst so stark zu, dass gleich der restliche Tag mit darunter leidet, weil Sie so deprimiert sind, es vermasselt zu haben. Dann bleibt es nicht bei einer Pizza, sondern abends kommen noch Chips und ein paar Bierchen dazu. Oder Kekse, oder was immer Sie reizt. Kontrollieren Sie die Situation. „Ich könnte das Eis jetzt essen, aber niemand zwingt mich. Das Eis würde bedeuten, dass ich weniger abnehme, vielleicht sogar zunehme. Ist es mir das wert? Warum möchte ich überhaupt ein Eis?“ Wir schreiben Ihnen nicht vor, wie Sie sich zu entscheiden haben. Wir hätten nur gerne, dass Sie der Entscheidung etwas Raum widmen. Nicht das Eis entscheidet über Sie! Sie machen das schon selbst. Kontrollieren Sie Ihren Gusto.

Wenn Ihr Verlangen nach Eis zwar vorhanden, aber nicht allzu groß ist – optimal. Dann genügt vielleicht eine kleine Portion, es muss nicht der größte Eisbecher mit Schlagobers sein. Schieben Sie Ihre Gelüste nicht auf den Sankt-Nimmerleins-Tag auf, an dem Sie vor lauter angestautem Gusto gar nicht mehr aufhören können. Bestimmte Situationen lassen sich planen. Wer Geburtstag hat, weiß das üblicherweise im Voraus. Auch andere Feiertage sind nicht spontan. Wenn es sich noch mit Ihrer Planung ausgeht, heben Sie sich einen Ihrer 6:1- oder 5:2-Tage dafür auf. Und für andere spontane Festivitäten lässt sich ein „Notfallkonzept" für das Auswärtsessen entwickeln. Unsere Ausgleichstage könnten so etwas sein. Wir setzen sie für unsere Klientinnen immer dann ein, wenn es nach Weihnachten oder Silvester wieder zurück in die Umlaufbahn gehen soll, wenn es nach der Geburtstagssause oder dem unvermeidlichen Tortenverkosten bei Oma eine Zäsur braucht. Mehr zu den Ausgleichstagen gleich im nächsten Kapitel.

8. Ausgleichstage als bewusste Gegensteuerung

Ausgleichstage oder Powertage sind strukturierte Stoffwechseltage, die eher einen psychologischen als einen physiologischen Grund haben. Sie sollen einen Bruch schaffen zu dem, was vorher war, eine gewisse Zäsur enthalten und damit den Einstieg oder den Wiedereinstieg in das Ernährungsprogramm erleichtern. Bei einem Punkt müssen Sie jetzt hart sein: Es geht bei diesen Tagen um alles andere als um Genuss! Es geht darum, sich möglichst wenig mit dem Thema Essen auseinanderzusetzen, indem bewusst eine gewisse Monotonie geschaffen wird. Das heißt jetzt nicht, dass grausliche, ungenießbare Produkte gegessen werden, aber eben auch nicht die Sterneküche schlechthin. Es darf natürlich weiterhin gewürzt werden, es darf bei den Zutaten variiert werden. Aber mehr auch nicht. In der Beratung setzen wir diese Tage dann ein, wenn der Alltagstrott das Leben nach Plan zu sehr eingeholt hat und man selbst in ein „Wurschtigkeitshandeln" abdriftet. Oder dann, wenn man glaubt, dass man bereits alles im Griff hat, man die Mengen ohnehin schon richtig einschätzt oder man auch nach eigenem Gefühl essen kann. Das Problem ist: Das Gefühl trickst einen aus, denn langsam, aber sicher werden die Mengen größer. Wenn dann mit einem, zwei oder vier Powertagen plötzlich doch wieder etwas weitergeht, auch auf der Waage, dann kommt die Motivation wieder; die Zahl auf der Waage ist der Beweis: Da geht noch was. Man kann es noch.

Solche Powertage eignen sich aber auch hervorragend als praktische Konzepte für Stresstage, die gerne einmal in Katastrophen enden. Unser Kollege Oliver berät bei uns nur an ein bis zwei Tagen pro Woche. Da kommt es vor, dass er oft mehrere Stunden durchgehend in Beratungsgesprächen sitzt und für ausgiebige Pausen zum Essen-Zubereiten oder gar Kochen wenig Zeit bleibt. Zumindest sind die Pausen häufig schlecht planbar, ein Klient kommt früher, der nächste später – jetzt muss das Essen praktisch sein, dabei aber auch Körper und Geist fit halten. Für ihn hat sich an solchen Tagen der Obst-Milch-Tag etabliert: Er dippt Topfen mit Apfel- oder Kaki-Spalten, je nach Saison. Und wenn es schnell gehen muss, trinkt er zwischendurch eine Packung Buttermilch. Ob er lieber „etwas Echtes" essen würde? Ja, schon, aber das tut er ohnehin am nächsten Tag wieder. Wenn die Zeit aber nicht reicht, ist seine Planung mit Obst und Milchprodukten ein gutes und schnell vorzubereitendes Tageskonzept. Das Grundkonzept der Powertage ist sehr einfach: Es gibt eine bestimmte Tagesmenge an Lebensmitteln (die wir in der persönlichen Beratung individuell bilanzieren). Diese Tagesmenge wird idealerweise auf vier Mahlzeiten im Abstand von drei bis vier Stunden aufgeteilt. Interpretieren Sie in diese Tage nichts hinein, was sie nicht können. Milchprodukte sind gut, vor allem, wenn sie mager sind und reichlich Eiweiß liefern, aber sie sind kein Wundermittel. Genauso wie Reis oder Kornspitz-Weckerl keine Wunder wirken können. Es geht hier einzig und alleine darum, einfache, schnelle Kombinationen zu finden, die je nach Geschmack hergenommen werden können. Gerade nach Feierlichkeiten, egal ob Silvester, Geburtstag, Hochzeit oder Weihnachtsfeier, ist der Magen oft ohnehin etwas flau. Da bietet sich ein Ausgleich richtig an. Probieren Sie es einmal aus! Olivers Obst-Milch-Tag und weitere Powertage finden Sie im Kapitel mit den Speiseplänen.

9. Und wöchentlich kommt das Wochenende

Feiern, Party, lustige Runde? Es gibt Knabbereien und Süßes, und auch der Alkohol kommt nicht zu kurz? Muss man da immer Nein sagen? Wer auf die Ernährung achtet, wird bei Partys schnell zur Spaßbremse. Und wer will das schon? Ihnen geht es wahrscheinlich am besten damit, wenn Sie Ihre neu gewonnene Einstellung bezüglich „gesunder Ernährung" nicht an die große Glocke hängen. Sonst haben wir wieder die Situation, dass sich die Personen Ihrer Umgebung indirekt kritisiert fühlen, weil sie selbst trinken und schlemmen. Aber Sie müssen schließlich nicht bedingungslos mitmachen, zumindest nicht bei allem. Gemeinsam mit unseren Klientinnen und Klienten haben wir bereits einige Bewältigungsstrategien getestet und Erfahrungen gesammelt.

Alkohol? Trinken Sie die erste Runde mit und bleiben Sie bei zuckerfreien Getränken – keine Cocktails. Und wechseln Sie nach jedem Glas Alkohol zu Wasser. Das rehydriert den Körper, verhindert eine böse Katerstimmung und Kopfschmerzen. Gehen Sie im Idealfall nicht mit Hunger auf eine Party, es sei denn, sie startet mit einem Dinner, und Sie wissen, dass eine vollständige Mahlzeit serviert wird. Wenn Sie präventiv das Abendessen ausfallen lassen, um die Party-Kalorien auszugleichen, geht das meist nach hinten los; irgendwann findet man sich mit der Hand in der Chipsschüssel wieder. Gibt es Häppchen und Sie bekommen zu später Stunde Hunger? Alles mit Eiweiß ist gut. Sushi, Sashimi, Nüsse, Oliven, Antipasti, Schinken oder Käse. Aber meiden Sie Brot. Und bitte lassen Sie die Finger von Chips und anderem salzigen Knabberzeug. Lieber echtes Essen anstatt frittierter „Ich-will-mehr-davon-Snacks"! Seien Sie ehrlich: Es gibt kein Halt, solange die Schüssel nicht leer ist.

In der Haltephase bietet sich das Wochenende perfekt für unsere 6:1- und 5:2-Tage an. Nehmen Sie sich diesen Tag oder Ihre zwei lockeren Tage her und lassen Sie bewusst auch solche Genüsse zu, die unter der Woche keinen Raum im Plan erhalten. Den meisten Klientinnen fällt nach einem 5:2-Wochenende auf, dass sie sich unheimlich auf ihr gewohntes Frühstück am Montag freuen, auf ihre geregelten Mahlzeiten und die satt machenden Gemüseportionen. Denn wer am Samstag kräftig über die Stränge schlägt, verbringt den Sonntag häufig lethargisch auf der Couch, um sich von den Schlemmereien zu erholen. Schließlich ist der Körper nach einigen Monaten Ernährungsumstellung den Alkohol, den Zucker und das viele Fett nicht mehr gewohnt. Müdigkeit und Antriebslosigkeit versuchen sich breitzumachen. Lenken Sie jetzt ein! Auf ein 5:2-Wochenende können fünf tolle Ernährungstage nach Plan folgen, die den Körper wieder mit Nährstoffen auffüllen. Sie werden die Energie, die Sie vermisst haben, bald wieder haben und zu schätzen wissen.

10. Die verflixten Feiertage

Feiertage sind Schlemmertage? Ist das in Ihrer Familie auch so? Selbst wir können das bestätigen. Weihnachten ist das beste Beispiel: Da wird groß aufgekocht und einige Tage lang gut und viel gegessen. Und natürlich verlocken Naschereien und selbst gebackene Kekse an jeder Ecke im Haus. Wie soll man jetzt standhaft bleiben? In den Beratungen rund um die Advents- und Weihnachtszeit, aber auch um persönliche Feste wie Geburtstage und Hochzeiten, dominiert diese Frage. Eine Antwort, wie man mit diesen Tagen umgehen soll, ist nicht leicht. Denken Sie einmal an Ihre Familien-Feiertage. Wenn es sich um einen einzelnen Tag handelt, beispielsweise um den 24. Dezember, dann genießen Sie um Himmels willen diesen Heiligen Abend und essen Sie mit Genuss, was auf den Tisch kommt. Sie müssen aber nicht alle Gänge bis zum letzten Brösel aufessen. Und das Essen selbst ist, wenn wir ehrlich sind, selten das Problem. Der volle Keksteller und der Baum mit den verlockenden Süßigkeiten sind mehr Garanten für wachsende Schwimmreifen. Probieren Sie, sich im Umgang mit den Keksen eine Regel anzugewöhnen, beispielsweise: Ich nehme mir vom Keksteller die fünf Kekse, die mich am meisten ansprechen und die ich unbedingt kosten möchte und lege sie auf meinen kleinen Keksteller. Wählen Sie aus, greifen Sie zu und versuchen Sie, diese Kekse zu genießen. Wenn Sie wissen, dass Sie nach fünf Keksen unmöglich aufhören können, dann lassen Sie am besten die Finger von ihnen. Aber Sie müssen auf keinen Fall beim Essen selbst ein Theater machen. Hier gelten die normalen Essensregeln einfach ganz besonders: Langsam essen, jeden Bissen gut kauen und aufhören, wenn Sie satt sind. Je ungesünder das Essen ist, desto stärker sollte man bei der Menge maßhalten. Das bedeutet flexible Kontrolle, ohne sagen zu müssen: „Das ist mir zu fettig!" Verwechseln

Sie das bitte nicht mit Hungern – Sie müssen zu Weihnachten wirklich nicht mit Hunger vom Tisch aufstehen.

Ein einzelner Feiertag mit ein bis zwei gemeinsam mit der Familie gegessenen Mahlzeiten bringt noch kein Ernährungskonzept zu Fall. Werden es mehrere Tage, sagen wir drei oder vier, wird das schon schwieriger. Nicht, weil die Tage dann so viel Energie liefern, dass Sie Unmengen zunehmen würden. Problematischer ist es deswegen, weil der alte Trott langsam, aber sicher wieder zurückkommt, der gewohnte Rhythmus gestört wird und Hunger- und Sättigungsgefühl übergangen werden. Wir wollen nicht sagen, dass Sie nicht ein Mal im Jahr ein paar Tage mit der Familie feiern dürfen. Aber seien Sie sich einfach bewusst, dass das keine Kleinigkeit ist und dass Sie für das Danach ein Konzept brauchen. Passen Sie also Ihren Essensrhythmus den Gewohnheiten der Familie und Ihrem möglicherweise an Feiertagen anders gestalteten Tagesrhythmus an; aber vereinbaren Sie mit sich selbst, dass Sie wieder nach Plan leben, sobald die bestimmten, vorher festgelegten Tage vorbei sind. Sonst neigt man dazu, die richtige Ernährung hinauszuzögern. Da sind noch die restlichen Weihnachtssüßigkeiten in der Wohnung und die übrig gebliebenen Kekse von der Oma. Das muss schließlich auch noch alles aufgegessen werden, oder?

So oder so ähnlich neigt man dann dazu, die anfangs drei bis vier weniger optimalen Feiertage auf mindestens eine Woche auszudehnen. Und dann ist der Wiedereinstieg in den Ernährungsplan hart. Aber natürlich ist es möglich – und das haben auch schon viele unserer Klienten bewiesen. Wichtig ist, dass man sich die Problematik an Feiertagen bewusst macht und sich knallhart an die eigene Vereinbarung hält, ab wann wieder nach Plan gegessen wird und welche Tage frei sind. Im Idealfall – aber das ist erst möglich, wenn man sein persönliches Essensmuster bereits gefunden hat – kann man sich relativ kurzfristig auf neue Situationen, egal ob an Feiertagen oder im Urlaub, einstellen. Wenn man sein Hunger- und Sättigungsgefühl trainiert hat und man seinem Körper vertrauen kann, dann wird man auch mit überladenen Buffets und großen Portionen, die einem ungefragt aufgetischt werden, keine Schwierigkeiten mehr haben. Denn dann sucht man bewusst vom Buffet aus, was einem schmeckt und auch guttut, und isst nur so viel, bis man satt, aber nicht vollgestopft ist. Genauso verhält man sich vor großen Tellern mit großen Portionen. Man isst mit Genuss, macht aber halt, wenn der Körper satt ist. Wir geben zu, das ist ein harter und manchmal schwieriger Weg. Und es gelingt ehrlich gesagt auch uns nicht jedes Mal. Auch wir schlagen ab und zu über die Stränge, wir sind immerhin auch nur Menschen. Aber wir empfinden dieses Über-die-Stränge-Schlagen nicht als tolles Erlebnis, das wir gerne öfter hätten, sondern es ist eine Art Ermahnung, dass wir das unseren Körpern nicht regelmäßig antun möchten. Denn es tut nicht gut, die Feiertage mit Magenschmerzen oder Völlegefühl auf der Couch zu verbringen. Doch das ist ein ehrliches Signal des Körpers, wenn man es übertrieben hat.

11. Alle Jahre wieder – Im Urlaub gelten keine Regeln?

Wir sind immer davon ausgegangen, dass Urlaubstage oder Urlaubswochen eine Herausforderung für unsere Klienten darstellen. Das ist auch in der Regel so, schließlich fällt die gewohnte Routine weg, und die gelernten Abläufe sind in einem Hotel oder wenn man in fremden Ländern unterwegs ist, nicht mehr so leicht umzusetzen. Dennoch hat uns ein Klient eines Tages eines Besseren belehrt. Er kam nach drei Wochen aus dem Urlaub zurück, und beim Wiegen trauten wir unseren Augen nicht: Vier Kilo weniger in drei Wochen!

Und das war mittendrin im Abnehmprozess. Seine Erklärung dafür war einfach: Im Urlaub hatte er Zeit, sich aufs Essen, aufs Abnehmen und auf den Sport zu konzentrieren. Das war für ihn keine Belastung, sondern eine Bereicherung. Viele Menschen gehen aber mit einer anderen Einstellung in die Urlaubszeit. Endlich Freizeit, nicht arbeiten müssen, kein Stress – und jetzt soll ich auch noch hungern? Nicht mit mir, das mache ich erst nach dem Urlaub wieder. Jetzt möchte ich genießen und mich nicht kasteien. Die Wahrheit liegt wie so oft in der Mitte. Wir raten unseren Klientinnen und Klienten nicht dazu, im Urlaub eine 100-prozentige Strenge walten zu lassen und alle Lebensmittel sowie die Küchenwaage im Reisegepäck mitzunehmen. In der Urlaubszeit sollte das Ziel sein, das Gewicht zu halten, oder die Gewichtszunahme sollte in einem überschaubaren Rahmen bleiben. Darauf sollte man sich auch einstellen, damit man dann nicht enttäuscht ist. Im Idealfall findet man auch im Urlaub einen gewissen Essensrhythmus. Der darf gerne vom gewohnten Rhythmus abweichen, wichtig ist nur, dass man nicht in ein ständiges Essen ohne Hunger verfällt.

Abgegrenzte Mahlzeiten mit Essenspause und ein erneutes Essen erst dann, wenn wieder Hunger verspürt wird, helfen sehr, im Urlaub nicht unnötig viel zuzunehmen. Und mit den ganzen lieben Sünden handhaben wir das recht pragmatisch. Eine Klientin, die in ihre Heimat nach Frankreich fahren wollte, wünschte sich beispielsweise eine süße Spezialität, die sie in Frankreich immer bei einem bestimmten Bäcker gekauft hat. Wir haben uns darauf geeinigt, dass es kein Problem ist, wenn sie statt des gewohnten Frühstücks zwei Mal ihren Bäcker aufsucht. Das löste eine riesige Vorfreude in ihr aus. Sie konnte sich auf ihre geliebte Mehlspeise freuen und hatte somit kein Problem mehr damit, in den Restaurants gesunde Salate zu wählen. Wenn man im Urlaub völlig unkontrolliert dreimal täglich übers Buffet herfällt, auf dem ohnehin jeden Tag fast das Gleiche steht, hat das mit Genuss nicht mehr viel zu tun. Wenn man den Urlaubsort und das Hotel nicht kennt, kann man am ersten Urlaubstag das Angebot am Buffet begutachten und sich einige Speisen heraussuchen, die man im Laufe der Woche probieren will. Dann gibt es möglicherweise am ersten Tag Rührei zum Frühstück, am nächsten das Müsli und am dritten das lecker aussehende Brot mit Schinken. Aber es ist nicht notwendig, sich jeden Tag quer durchs Buffet zu futtern. Was hat man schließlich davon? Man liegt vollgegessen am Pool und kann sich nach zwei Stunden noch immer nicht bewegen. Da kann uns niemand erklären, dass das ein Gefühl von Erholung ist. Es gibt so viele schöne Eindrücke im Urlaub. Tolles Wetter, fremde Kulturen, interessante Menschen. Essen ist und soll nur ein kleiner Teil davon sein. Und wenn wir uns auf Holidaycheck die Hotelkritiken durchlesen, haben wir kaum einen Urlauber entdeckt, der vom leckeren Essen geschwärmt hat. Eher häufen sich die Vorwürfe, das Hotelessen wäre ungenießbar; und trotzdem kommen alle mit ein paar Extrakilo nach Hause. Das ist unlogisch. Bei Ihnen soll das im nächsten Sommer nicht mehr so sein, oder?

12. Und plötzlich ist doch wieder alles anders

Unsere Klientinnen und Klienten machen meist nicht den ersten Anlauf, um abzunehmen. Viele haben bereits Diäten gemacht – und bei den meisten läuft es so lange ganz gut, bis schicksalhaft ein gewisses Ereignis eintritt. Das Leben läuft leider nicht immer rund. Das Schicksal treibt so seine Streiche, man kann nicht immer alles beeinflussen. Ein Kind, das nicht geplant war, kündigt sich an. Ein Unfall passiert, der einen aus der täglichen Routine reißt. Oder Liebeskummer. Aber auch schöne Dinge zählen dazu: Ein Kind, das lange geplant war und nun endlich da ist. Ein langer Urlaub in der Ferne. Eine Geburtstagsparty, die länger und feuchtfröhlicher wurde, als man wollte. Beruflicher Erfolg, den man verdient, der einen jedoch mehr und mehr fordert. Das sind Ereignisse, die einen manchmal unerwartet treffen und die man nicht immer planen kann. Ereignisse, die sehr viel Freude, aber auch körperliche oder seelische Schmerzen bringen können. Ereignisse, die jedenfalls vieles durcheinanderbringen können. Es handelt sich vor allem um Ereignisse, die alles andere rundherum unwichtig erscheinen lassen können. Wem die Themen Ernährung und Fitness im Verhältnis zu einem möglichen Schicksalsschlag als klein und unwichtig erscheinen, wird ihnen keine Aufmerksamkeit mehr widmen. Die Ernährungsumstellung, die Lebensumstellung ist aus, bevor Sie sie richtig integrieren konnten. Schade darum, oder?

Frau M. hat es geschafft. Sie hat 15 Kilo abgenommen und fühlt sich pudelwohl. Jedes Mal, wenn sie zu uns kommt, strahlt sie vor Glück und präsentiert sich neu eingekleidet. Sie braucht ihren Ernährungsplan gar nicht mehr zu lesen, sagt sie. Sie hat ihn gedanklich schon gespeichert und hält ihn nach wie vor streng ein. Es läuft gut für sie, so gut, dass sie an einem stressreichen Tag die freudige Nachricht bekommt, dass ihre Beförderung durch ist und sie nun in eine andere Zweigstelle wechseln wird. Am neuen Arbeitsplatz wird sie gebührlich begrüßt, es wird mit Sekt angestoßen und die Kollegen haben Kuchen mitgebracht. „Da kann man schlecht Nein sagen“, denkt sie, „sonst mache ich mich gleich am Anfang zur Außenseiterin.“ In der Mittagspause trifft sie sich mit den neuen Kolleginnen in der Kantine, das ist unausweichlich, außerdem geht es hier nicht nur ums Essen, sondern auch um den sozialen Kontakt, denkt sie. Die Kollegen werden sicher über die Abteilung sprechen, da entgeht ihr wichtige Information, wenn sie nicht dabei ist. Was Frau M. auffällt, ist die große Süßigkeitenschale, die ihre neue Kollegin strategisch günstig auf dem Tresen bereitstellt, wo sich die Kollegen gerne und regelmäßig bedienen. Zu allem Überfluss wird diese Schale täglich neu befüllt. Sie selbst hatte früher alle süßen Verführungen aus dem eigenen Büro verbannt und ihre Kollegen angehalten, sie nur ja nicht mit Kuchen zu locken. Mit diesen Vereinbarungen mit sich selbst und ihrem Umkreis hatte sie das Thema Süßigkeiten gut im Griff, denn was sie nicht sieht, muss sie auch nicht haben. Das hatte sie gut organisiert, doch das genauestens geplante Kartenhaus droht jetzt zusammenzubrechen. Muss es so weit kommen?

Wir richten uns in unserem derzeitigen Leben alles schön praktisch ein. Wir passen unsere Essensregeln den jeweils aktuellen Gegebenheiten an, und das ist auch gut so. Es kann jedoch ein recht instabiles Konstrukt sein. Auch wenn es in den eigenen Augen so aussieht, als könne kommen, was wolle, können schon die kleinsten Veränderungen im Alltag das wackelige Gerüst ins Wanken oder sogar zum Einsturz bringen. Wichtig ist, dass man sich bewusst ist, dass so eine Situation eintreten und man wieder aufstehen und das Kartenhaus neu aufbauen kann. Rückschläge machen bekanntlich stärker, und je mehr schwierige Situationen durchlaufen und überwunden werden, desto mehr Stärke gewinnt man. Kommt man später wieder nur annähernd in eine ähnliche Situation, ist man darauf besser vorbereitet. Möglicherweise hat man bereits Strategien für solche Situationen entwickelt, falls sie wiederkommen sollten. Frau M. wird sich künftig hüten, in einer neuen Abteilung zu locker mit ihren Prinzipien umzugehen. Diese hat sie immerhin nicht vergessen. Schließlich kann man den Kolleginnen selbstbewusst und bestimmt vorleben, wie man seine Ernährung im Griff hat. Denken Sie in die Vergangenheit: Vielleicht gab es hier schon die eine oder andere Diät. Was waren die Gründe, die Sie dazu bewegt haben, aufzuhören? Überlegen Sie, ob Ihnen das wieder passieren kann. Welche Umstände können die Umsetzung eines Plans bis an Ihr Ziel verhindern?

Niemand führt ein perfektes Leben. Der eine ist so beschäftigt, dass es ihm schwerfällt, das regelmäßige Training im Alltag unterzubringen. Die andere sucht immer noch Zeit, um sich mit der neuen Ernährungsstrategie anzufreunden und diese umzusetzen. Es schadet nicht, die persönlichen Stolpersteine zu kennen, um diesen Fallen in Zukunft aus dem Weg gehen zu können.

Es war kein unmittelbarer Schicksalsschlag damit verbunden, aber in einem Beispiel aus der Vergangenheit einer Freundin hat eine Änderung in den Lebensumständen doch eine einzelne Gewohnheit zu Fall gebracht. Lassen wir sie selbst erzählen: „Ich habe vor vielen Jahren meine erste Mundhygiene beim Zahnarzt gemacht. Nach Gesprächen über die perfekte elektrische Zahnbürste ergänzte die Zahnärztin noch, wie wichtig doch Zahnseide sei. Daraufhin habe ich mir also vorgenommen, täglich Zahnseide zu benutzen. Total motiviert wurde die beste Zahnseide eingekauft, gut sichtbar ins Bad gestellt und Tag für Tag benutzt. Das sollte doch machbar sein, dass die Zahnseide wie Zähneputzen auch irgendwann dazugehört. Natürlich musste ich anfangs noch aktiv daran denken, um nicht darauf zu vergessen, aber irgendwann wurde es ein automatisierter Vorgang, der einfach dazugehört. Ich dachte, ich würde nun bis zu meinem Lebensende täglich Zahnseide verwenden. Aber dann kam der Tag, an dem ich in eine neue Wohnung umziehen musste. Die Zahnseide verschwand in den Tiefen eines Umzugskartons und bekam nicht sofort ihren gewohnten Platz, griffbereit neben dem Spiegel. Es hat nicht nur ein paar Tage gedauert, bis ich draufgekommen bin, dass etwas fehlt; erst ein halbes Jahr später kam mir in den Sinn, dass in der Früh doch etwas anders war. Irgendwann kam mir dann die Zahnseide aus einem vergessenen Karton entgegengekugelt – und erst jetzt wurde mir klar, dass ich völlig darauf vergessen hatte. Zuvor hatte ich Hunderte Meter Zahnseide über zehn Monate durch meine Zahnzwischenräume geschleust, und nun wurde mir bewusst, dass ich das neue Verhalten trotz der langen Zeit nicht internalisiert hatte. Mir wurde klar, dass ich noch länger trainieren musste und ich die Erinnerung an den Zahnseidenspender in meinem Blickfeld noch immer brauchte, damit ich sie nicht vergaß. Keine Sorge, mittlerweile funktioniert das mit der Zahnseide wieder prächtig. Aber diese Situation hat mir bewusst gemacht, wie schwer es ist, neue Gewohnheiten zu automatisieren."

Auch Kranksein bringt die tägliche Routine gehörig durcheinander. Und kaum ist der Winter da, fängt die Erkältungszeit an. Auch unsere Klienten erwischt es trotz bestmöglicher Nährstoffversorgung ab und zu, und daher kommt es natürlich vor, dass einmal einer der wöchentlichen Termine ausfällt. Jetzt mag man meinen, dass man krank im Bett liegend keinen Appetit hat und vor lauter Halsweh ohnehin nichts schmeckt und gar nicht ans Essen denken mag. Das mag für Menschen zutreffen, die Essen nur als Nahrungsaufnahme betrachten. Nicht aber für Personen, die mit Essen mehr verbinden als die Versorgung mit Nährstoffen. Und Kranksein ist hier eine willkommene Ausrede.

Frau C. lag im November einige Tage lang krank im Bett und grübelte vor sich hin: „Das ist schon verdammt unfair, dass ausgerechnet ich jetzt krank werde. Wahnsinn, mir tun alle Knochen weh. Mein Kopf dröhnt, das ist kaum auszuhalten. Und jetzt soll ich mich auch noch an den Ernährungsplan halten? Also den Orangensaft trinke ich ja nur wegen dem Vitamin C." Dass der leckere Saft genauso viel Zucker enthält wie Cola, wird erst einmal verdrängt. „Und die Schokolade tut jetzt auch gut, irgendwie beruhigt sie den Hals. Ich esse sonst ohnehin nicht viel, bekomme sowieso kaum etwas hinunter. Und da ich krank bin, kann ich die Produkte vom Plan auch gar nicht einkaufen gehen. Ich esse am besten einfach die Reste, die noch da sind. Und mit dem Plan fange ich dann wieder an, wenn ich gesund bin." Frau C.s Krankheit zog sich fast über eine Woche hin und bescherte ihr bei der nächsten Messung ein Plus von zweieinhalb Kilo. „Das wäre jetzt wirklich nicht nötig gewesen“, ärgerte sich Frau C. „Hätte ich im Urlaub gut geschlemmt, könnte ich jetzt besser mit der Gewichtszunahme leben, aber so? Ich habe nur vor mich hin genascht, völlig planlos und ohne wirklich etwas davon zu schmecken. Mein Geschmackssinn war in den letzten Tagen quasi nicht vorhanden. Also, das darf mir nicht mehr passieren. Das nächste Mal bin ich vorgewarnt!“

Unser Tipp: Beobachten Sie sich in kritischen Situationen wie in der oben erzählten selbst und ziehen Sie Ihre Schlüsse daraus. Wie reagieren Sie zum Beispiel üblicherweise auf Essen, wenn Sie krank sind? Schlafen Sie den ganzen Tag und vergessen Sie fast aufs Essen? Diese Personen neigen dazu, rasant Gewicht zu verlieren, wenn sie krank sind, doch auch das ist nicht gesund. Seien Sie aber auch ehrlich zu sich, wenn Sie anders ticken. Haben Sie das Gefühl, Süßigkeiten wären in dieser Situation ein Trostpflaster, Sie könnten die Krankheit mit all ihren Nebenwirkungen und Unannehmlichkeiten damit besser überstehen? Ist der Tag plötzlich zu lange, und Sie greifen aus Langeweile in die Süßigkeitenlade? Dann sollten die Alarmglocken läuten. Wenn Sie das nächste Mal krank im Bett liegen, seien Sie darauf vorbereitet und tappen Sie nicht in die Essen-als-Trostpflaster- oder Essen-aus-Langeweile-Falle. Unser Tipp im Krankheitsfall ist, sich so gut es geht weiterhin an seine Regeln und an seinen Plan (auf Papier oder im Kopf) zu halten. Krankwerden plant man nicht, das ist klar. Vielleicht kommt man auch nicht zum Einkaufen und das Kochen ist jetzt einfach zu anstrengend. Wir raten aber dazu, zumindest eine große Portion Gemüsesuppe oder Hühnersuppe vorzubereiten; die ist leicht aufzuwärmen und daher praktisch. Suppe wärmt, füllt den Magen und liefert wertvolle Nährstoffe. Machen Sie sich bewusst, dass regelmäßige Mahlzeiten gerade jetzt wichtig sind und Heißhunger dadurch erst gar keine Chance bekommt.

13. Lust auf Bewegung?

Die beste Turnübung ist
das rechtzeitige Aufstehen vom Esstisch.

Sport ist vieles. Sport ist Herausforderung, Zeitvertreib, die Möglichkeit, Stress abzubauen. Wer seine Form von Bewegung gefunden hat, wird darin aufgehen und sie vermissen, wenn ein paar Tage ohne die gewohnten Bewegungseinheiten verlaufen. Doch wer Sport nicht gewohnt ist, für den ist er im Geiste nur Überwindung, Stress und ein Energieräuber. Viele Klienten und Klientinnen fragen uns gleich in der ersten Beratungseinheit, ob sie denn jetzt auch Bewegung machen müssen. Es ist verständlich, dass die Frage wichtig ist, denn für viele ist fix im Kopf verankert, dass man nur durch Sport und weniger Essen abnehmen kann. Nun ist es bei uns so, dass unsere Klienten in der ersten Beratungseinheit schon recht viel Neues erfahren, und wir uns wünschen, dass es in der darauffolgenden Woche umgesetzt wird. Das ändert schon einmal einige Bereiche im Leben, etwa das Einkaufen, das Vorausplanen und das Zubereiten von Mahlzeiten. Was viele unserer Klientinnen vereint, ist ein lobenswerter Perfektionismus; viele wollen von der ersten Minute an von null auf hundert und hätten daher auch gerne ein Fitnessprogramm. Nach dem Motto: „Wenn schon, denn schon!" „Entweder ganz, oder gar nicht!" Für uns beinhaltet das jedoch ein Risiko der Überforderung, besonders, wenn zuvor überhaupt kein Sport gemacht wurde. Nicht, dass ein oder zwei Stunden Sport so anstrengend wären. Aber es geht nicht um den Sport an sich; die Sportart muss schließlich auch sorgfältig ausgewählt werden, das Equipment muss perfekt passen und der Terminkalender umorganisiert werden.

Wir haben das Gefühl, dass die Menschen, die zu uns in

die Beratung kommen, den ersten Schritt über die Ernährung gehen wollen. Daher ist es auch gut, wenn die erste Zeit sehr intensiv für die Umsetzung des Ernährungsprogramms genutzt wird. Sobald die Ernährung routiniert und gut läuft, kann man über die ersten Sporteinheiten nachdenken. Wer bisher schon Sport gemacht hat, sollte unserer Meinung nach weiterhin seine Fitnesseinheiten einplanen, wie es für ihn angenehm und passend ist. Wer neu beginnt, muss sich ein paar Gedanken machen: Wo passt Sport in den Wochenplan hinein? Welche Sportarten würden mir Spaß machen? Bin ich ein Teamsportler oder eine Alleingängerin? Brauche ich Musik oder suche ich die Ruhe? Stellen Sie sich diese Fragen und probieren Sie ruhig einige Sportarten aus. Testen Sie die Fitnesscenter in Ihrer Umgebung. Nicht jede ist eine geborene Läuferin, und nicht jeder Mann muss Fußball mögen. Ideal ist es, wenn Sie einige Sportarten mögen, die gewisse Unterschiede aufweisen. Dann reduzieren sich nämlich die später unweigerlich auftretenden Ausreden, die jeweilige Sportart gerade nicht machen zu können. Tennisspielen macht Spaß, aber Sie brauchen eine Halle und einen Partner. Ein Fahrradergometer zu Hause ist praktisch und zeitsparend, aber auf Dauer langweilig. Laufen im Freien ist ebenfalls zeitsparend und sehr effektiv, aber bei Regen oder Minusgraden nicht für jeden die bevorzugte Variante. Sport gehört auf lange Sicht gesehen also genauso geplant wie das Essen. Heißer Tipp: Tragen Sie ruhig in Ihrem Terminkalender Sport-Dates ein. Montag: Fitnesscenter mit Conny. Mittwoch: Fünf-Kilometer-Runde laufen. Samstag: Tennis mit Kurt. Falls es am Mittwoch regnet, kann man auf Donnerstag verschieben, aber dann fix. Wir haben es getestet, es wirkt: Sobald die Termine im Kalender stehen und man daran erinnert wird, hält man sich strikter daran und behält besser den Überblick darüber, was man wirklich gemacht hat.

Was löst Sport in uns aus? Eine Klientin hat es einmal

auf den Punkt gebracht: „Wenn es mir gelingt, meine Mahlzeiten einzuhalten und gut nach Plan zu essen, dann habe ich viel mehr Lust auf Sport. Es ist schon komisch: Sobald es mit den Ausrutschern anfängt, sinkt die Motivation, Laufen zu gehen, sofort. Das war schon immer so; entweder lief alles perfekt, oder alles ging gleichzeitig den Bach runter." Das gesunde Essen ist häufig ein positiver Verstärker für den Drang, sich zu bewegen. Ein guter Essenstag wird mit einer Sporteinheit ergänzt und dadurch noch viel besser. Häufig hören wir von Klienten, dass es diese Woche gar nicht klappen konnte mit dem Abnehmen, weil es keine Zeit für den Sport gab. Ja, Sport ist ein wichtiger Teil, wenn man gesund Gewicht reduzieren und es halten möchte; aber der Kalorienverbrauch beim Sport wird häufig überschätzt und ist sicher nicht der einzige Grund, warum es mit dem Abnehmen besser klappt. Vielmehr ist es ein Umdenken im Kopf. „Jetzt hab ich gerade diese anstrengenden Gymnastikübungen gemacht, jetzt werde ich doch nicht so blöd sein und den Kuchen essen!" Und so steigt die Lust auf gesundes Essen nach dem Sport und man greift automatisch lieber zu Salat und Vollkornbrot (und diese Aussage ist nicht einmal auf unserem Mist gewachsen, sondern stammt ebenfalls von unseren Klienten). Leider wirkt der Sport aber nicht immer so positiv wie oben beschrieben. Gerade, weil der Kalorienverbrauch oft drastisch überschätzt wird, kann es auch passieren, dass einige den Sport als Freibrief für häufigeres Sündigen sehen. Da wird dann ein bis zwei Mal die Woche ein bisschen Aerobic gemacht, und schon glaubt man, man könnte sich jeden Tag mehr erlauben. Nachtisch hier, ein Schlückchen Wein zum Abendessen und ein paar Süßigkeiten zwischendurch, schließlich macht man Sport. Ein Trugschluss! Das klappt vielleicht bei Leistungssportlern oder Menschen, die Sport zum Beruf gemacht haben. Für den Rest der Menschheit wird er aber keinen Freibrief beim Essen geben, auch wenn sie sich noch so gerne und viel bewegt. Haben Sie schon einmal ehemalige Leistungssportler beobachtet? Häufig nehmen sie nach ihrer Karriere sichtbar einige Kilo zu. Warum ist das so? Na ja, wer sein Leben lang intensiv trainiert hat, ist es auch gewohnt, ordentlich zu essen. Dann ist aber das Extremtraining vorbei und die Ernährungsgewohnheiten bleiben gleich. Das kann nicht gut gehen – dafür muss man nicht viel rechnen.

Wie managen wir also den Sport in unseren Ernährungsplänen? „Darf ich mehr essen, als am Plan steht? Ich mache jetzt schließlich Sport", hören wir oft von unseren Klientinnen. Da das, was man sich vornimmt, und das, was man umzusetzen schafft, regelmäßig weit auseinandergeht, können wir nicht vorab planen, wie der Ernährungsplan adaptiert werden soll. Man nimmt sich beispielsweise vor, täglich Laufen zu gehen. Schließlich ist man gerade extrem motiviert. Aus irgendeinem Grund fällt das Pensum aber niedriger aus, weil es friert, weil es stürmt oder weil eine kleine Verletzung dazwischenkommt. Es geht sich nur eine Laufeinheit pro Woche aus. Wenn wir jetzt den gesamten Plan üppiger gemacht hätten und die Sporteinheiten fallen zufällig aus, wäre dann jemandem geholfen? Eben. Aus diesem Grund vereinbaren wir zusätzliche Sportsnacks mit unseren Klienten, die nur dann gegessen werden dürfen, wenn auch wirklich Sport gemacht wird. Egal, ob das Müsliriegel, Eiweiß-Snacks wie süße Topfencreme oder ein Joghurt-Shake sind. Es handelt sich trotzdem um gesunde Mahlzeiten, die zusätzlich Energie und Nährstoffe liefern. Einige unserer Sportsnacks finden Sie im Teil mit unseren Rezeptideen.

Entwickeln Sie bitte keine falschen Vorstellungen darüber, was Sport bewirkt. Die Annahme, mit Bauchübungen schmelze das Fett am Bauch, ist nur halb richtig. Schön wäre es, aber so pauschal kann man das leider nicht sagen. An welchen Stellen unser Körper bei negativer Energiebilanz das Speicherfett abbaut, ist so etwas wie Schicksal. Auffällig ist es schon, dass kaum eine Person mit dem Bereich, den der

Körper für den ersten Fettabbau vorgesehen hat, zufrieden ist. So ist das häufig der Busen, der bei Frauen zuerst kleiner wird, und leider nicht der Bauch. Oder andersrum: Wenn der Busen schrumpfen soll, weil er einfach zu groß ist, geht vermutlich zuerst der Po weg – zumindest empfindet das die sich mit Bauch- und Brustübungen quälende Person so. Das mag man unfair nennen, es ist aber leider so. Für einen flachen Bauch oder einen Sixpack bei Männern ist letztlich der Körperfettgehalt ausschlaggebend. Beim Sixpack ist es häufig so, dass der Mann noch so viel trainieren kann – die tollen Muskeln werden durch eine mehr oder weniger dicke Schicht Bauchfett umhüllt, was sie einfach nicht hervortreten lässt. Wer einen Sixpack sein Eigen nennen möchte, muss also Fett verbrennen. Und wer einen flachen Bauch haben will, ebenso. Muskeln verbrennen Fett sehr gut, nur muss man sie erst einmal haben. Das ist der Grund, warum Muskeltraining grundsätzlich gut ist, um auch die Fettverbrennung in Gang zu bringen. Dazu gehört aber mehr, als nur Crunches zu machen. Eine positive Nachricht haben wir allerdings schon: Bauchübungen sind eine tolle Sache, um das Muskelkorsett um Rücken und Bauch zu kräftigen. Und ein straffes Muskelgerüst um den Bauch herum hält die Organe fester zusammen. Der Bauch tritt so optisch weniger hervor, ist also besser eingepackt. Und das sieht einfach flacher und schöner aus. Also auf geht's: Crunches machen schöner! Wenn sie auch nicht das bewirken, was sich viele erhoffen – den Fettabbau am Bauch. Dafür muss man zusätzlich beim Essen ansetzen oder durch Sport eine negative Kalorienbilanz schaffen. Denn irgendwann, wenn auch erst nach ein bisschen Zeit, wird der Körper auch das überflüssige Bauchfett einschmelzen.

XI. Ernährungspläne und Ausgleichstage

Für eine gesunde Ernährung braucht man weder spezielle Lebensmittel aus dem Reformhaus noch spezielle Kochbücher. Wir arbeiten mit normalen Zutaten aus dem Supermarkt und mit relativ simplen Rezeptideen. Schließlich muss alles im Alltag verschiedenster Personen zu realisieren sein. Es müssen Ideen dabei sein, die man mit der Familie umsetzen und die man im Büro essen kann, die man Gästen servieren oder im Restaurant essen kann. Und das, ohne ständig das Gefühl zu haben, dass man gerade eine Diätmahlzeit isst. Das Wort „Diät" gibt es ab sofort in Ihrem Wortschatz nicht mehr! Das ist jetzt Ihre normale Ernährung, das sind ordentliche, nährstoffreiche und sättigende Mahlzeiten! Das ist der Normalzustand – und Sie lieben ihn!

In unseren Beratungen erarbeiten wir für unsere Klientinnen und Klienten individuelle Pläne, die in den Tagesablauf und zu den jeweiligen Vorlieben und Abneigungen passen. Wir berücksichtigen nicht nur Vorlieben in Bezug auf spezielle Lebensmittel, sondern auch bei Frühstücksritualen, Essenszeiten und familiären Bedingungen. Das müssen auch Sie tun, wenn Sie Ihren Ernährungsplan erstellen möchten. Unsere Pläne, die wir Ihnen gleich vorstellen, sind immer für eine Woche gedacht und sichern für diesen Zeitraum die Nährstoffzufuhr der jeweiligen Person. Es ist dabei nicht notwendig, jeden Tag exakt die richtige Menge Vitamin C oder Magnesium zuzuführen. Wichtig ist, dass sich die Wochenbilanz ausgeht; so ist die Nährstoffzufuhr einfacher und vor allem praktikabler zu erreichen. Wenn in einem Plan zum Beispiel nur ein Frühstücksvorschlag angeführt ist, bedeutet das, dass jeden Tag gleich gefrühstückt wird. Das Frühstück soll zum Ritual werden und den Impuls setzen, dass ein guter Essenstag beginnt, an dem man sein Essverhalten gut unter Kontrolle hat. Zu viele verschiedene Möglichkeiten in der Früh sind am Anfang einer Ernährungsumstellung oft sogar hinderlich. Wenn wir Personen über eine längere Zeit betreuen, arbeiten wir später mit Frühstückslisten, die eine gewisse Wahlmöglichkeit zulassen. Lustig ist, dass sich die Klienten darüber sehr freuen. Wir beobachten jedoch, dass trotz der variablen Liste sehr konstant das Gleiche gefrühstückt wird. Es gibt möglicherweise ein Winterfrühstück und ein Sommerfrühstück, es werden Müsli- und Obstsorten getauscht, aber viel mehr Abwechslung brauchen die wenigsten am frühen Morgen. Hat ein Frühstück den Zusatz „5x" und der zweite Vorschlag „2x", ist das erste fünf Mal pro Woche (meist an den Werktagen), das andere zwei Mal pro Woche (meist am Wochenende) zu essen. Je nach Wunsch planen wir mehr oder weniger Rezepte für Mittag- und Abendessen ein. Aufwendig gekochtes Essen macht schließlich nicht automatisch schlanker, möglicherweise aber satter. Daher ist ein Minimum an Eigeninitiative beim Kochen nötig, sicher aber muss Kochen nicht zum liebsten Hobby werden. Wenn im Plan ein Rezept mit dem Vermerk „2x" versehen ist, bedeutet das, dass dieses Rezept in der Woche zwei Mal vorkommen soll. Man kann also das Rezept zwei Mal an voneinander getrennten Tagen frisch zubereiten oder gleich die doppelte Menge kochen und die halbe Portion am nächsten Tag aufwärmen. Manche Personen finden das praktisch, für andere stellt es eine Schwierigkeit dar. Die große, doppelte Portion kann immerhin dazu verleiten, mehr als die erlaubte Menge zu essen. In diesem Fall empfehlen wir, die zweite Portion für den nächsten Tag gleich nach dem Kochen in eine Plastikbox zu packen und auf keinen Fall den vollen Topf auf den Tisch zu stellen. In den meisten Fällen ist es auch okay, das Mittag- und Abendessen zu tauschen, es sei denn, wir haben uns auf ein spezielles Abendessen, beispielsweise auf kohlenhydratarme Gerichte, geeinigt.

Einige beispielhafte Wochenpläne finden Sie auf den folgenden Seiten. Die dazugehörigen Rezepte finden Sie im nachfolgenden Rezeptteil. Sehr einfache Mahlzeiten ohne Rezept wurden hier direkt im Plan eingetragen. Die unter „Snacks“ vermerkten Speisen können als eigenständige Mahlzeit eingenommen werden, beispielsweise am Nachmittag, um den möglicherweise größeren Abstand zwischen Mittag- und Abendessen zu überbrücken. Snacks eignen sich für bestimmte Personen aber auch ideal als Dessert nach einer Hauptmahlzeit oder als Zusatz zum pikanten Frühstück am Wochenende. Setzen Sie den Snack also als Regulatorium ein und finden Sie heraus, in welchen Situationen und zu welchen Tageszeiten er ihnen hilft.

Oft bekommen wir die Frage gestellt, ob die Pläne auch für Sportler geeignet wären. Natürlich brauchen auch sie eine gesunde Kost, die unter Umständen etwas reichhaltiger sein darf, um den erhöhten Energie- und Nährstoffbedarf zu decken. Unsere sportlichen Klienten und Klientinnen bekommen zum Beispiel an den Tagen, an denen Sport getrieben wird, Snacks vor oder nach dem Training, um den erhöhten Nährstoffbedarf für die Leistungsfähigkeit und Regeneration zu gewährleisten. So wird nur, wenn wirklich das Sportprogramm absolviert wurde, mehr gegessen, und wir verhindern, dass Gewichtsfrust auftritt, wenn sich der Sport einmal nicht ausgeht.

1. Wochenplan

Frau A. (37 J., 1,70 m, 85 kg) lebt in einem Singlehaushalt. Mit ihrem Freund führt sie eine Wochenendbeziehung und stürzt sich unter der Woche in die Arbeit als Assistentin der

Geschäftsführung in einem Büro. Sie frühstückt unter der Woche immer süß, und das Frühstück muss vor allem ein Kriterium erfüllen: Es muss schnell gehen. Am Wochenende ist ihr das Frühstück mit ihrem Freund allerdings heilig. Sie schläft dann länger und isst bevorzugt ein pikantes Frühstück mit Ei. Unter der Woche nimmt sie sich ihr Mittagessen ins Büro mit oder kauft im Supermarkt ein, denn die Kantine ist gar nicht ihr Ding. Am Abend hat sie sich zwar angewöhnt, selbst etwas zuzubereiten oder manchmal auch zu kochen, aber Frau A. sagt explizit, dass Kochen nicht ihr Hobby ist. Sie will nicht jeden Tag am Herd stehen, und die Rezepte sollen mit einfachen Zutaten realisierbar sein. Sie bevorzugt Zutaten, die man überall, also auch im Supermarkt um die Ecke, bekommt. Am Samstagabend hat sich ein besonderes Ritual etabliert: Ihr Freund kocht liebevoll für sie beide. In ihrem Wochenplan soll daher auch ein Rezept enthalten sein, das genauso für einen Mann passend ist und bei dem die Portionsgröße stimmt. In der ersten Beratung hat sie ein Thema angesprochen, das eigentlich ein Tabuthema für sie war: Sie wünscht sich für ihren Wochenplan zusätzlich, dass die neue Ernährung auch ihre Verdauung anregt, denn so richtig klappt es nicht mit dem täglichen Geschäft am stillen Örtchen. Der sitzende Job schafft dafür nicht die besten Voraussetzungen. Oft macht ihr sogar ein Blähbauch zu schaffen, was ihr gerade in Meetings sehr unangenehm ist, wenn es im Bauch blubbert und gluckert. All das sind Aspekte, die man unserer Meinung nach auch für einen gesunden Ernährungsplan berücksichtigen muss. Daher haben wir uns gemeinsam mit Frau A. auf ein passendes Frühstück geeinigt: Es gibt ein schnelles Müsli mit Leinsamen und darmschonenden Haferflocken, damit auch die träge Verdauung wieder in Schwung kommt. Haferflocken sind für den Darm schonender als Weizen- oder Dinkelflocken, da die Ballaststoffe dieser Flocken sehr viel Feuchtigkeit binden können und auch nicht so grob sind. Das Wochenendfrühstück mit ihrem Freund konnten wir ebenfalls einplanen. Hier wird einfach der Obstsnack zum Obstsalat und ergänzt das pikante Frühstück zu einem gemütlichen Brunch. Das Mittagessen haben wir so gewählt, dass Frau A. in jedem Supermarkt um die Ecke fündig wird. Ihrer Verdauung zuliebe achtet Frau A. jetzt darauf, wirklich echte Vollkornweckerl zu finden, sie liest häufiger die Zutatenlisten und fragt auch einmal genauer nach. So richtig anders ist das gar nicht für sie, denn Frau A. achtete bereits vor dem Ernährungsplan bei Nudeln, Reis und Toast konsequent darauf, Vollkornprodukte zu kaufen; so haben wir insgesamt kein Problem mit der Ballaststoffzufuhr. Frau A.s Freund war übrigens begeistert von der neuen Ernährungslinie. Obwohl anfangs skeptisch bezüglich Diät und Lebensmittelauswahl, war er positiv überrascht, dass gesundes Essen so lecker schmecken kann. Was ihn besonders freute: Er schaffte es manchmal kaum, seine Portion aufzuessen.

Frühstück

1 Kaffee mit 150 ml Halbfettmilch
5x – Müsli mit Joghurt und Obst
2x – Brunch: 75 g Vollkornbrot, 2 TL Frischkäse (max. 10% Fett), 1 weiches Ei, 35 g Schinken (max. 8% Fett), 150 g Gemüse nach Wahl. Obstsnack als Obstsalat

Snack

Obstsnack (täglich 250 g)
1 Kaffee mit 150 ml Halbfettmilch

Mittagessen

3x – Schnelle Weckerlkombi mit Käse: 75 g Weckerl (1 Kornspitz), 2 TL Frischkäse (max. 10% Fett), 50 g Käse (max. 13% Fett), 250 g Gemüse als Rohkost
2x – Lachs-Tramezzini: 2 Scheiben Vollkorntoast, 50 g Räucherlachs, 1 EL Frischkäse (max. 10% Fett), 200 g Gurke

2x – Cottage-Cheese-Jause: 100 g Weckerl, 250 g Cottage Cheese, 250 g Gemüse als Salat mit 1 TL Öl, Essig, Salz, Kräuter

Abendessen

2x – Pizzatoast mit Salat
2x – Reisfleisch mit Huhn und Erbsen
2x – Pasta mit mediterraner Gemüsesauce
1x – Geschnetzeltespfanne mit Pilzen, Zucchini und Nudeln

2. Wochenplan

Frau X. (59 J., 1,63 m, 75 kg) ist Hausfrau. Sie kocht leidenschaftlich gerne – und das hat im Laufe der Zeit leider auch Spuren hinterlassen, findet sie. Eigentlich hat sie das Gefühl, sich durchaus vernünftig zu ernähren, sie isst auch nicht mehr als früher, glaubt sie. Trotzdem bleiben Jahr für Jahr ein paar Kilo an den Hüften kleben, die nicht mehr weg wollen. In der Früh isst Frau X. gerne Buttersemmeln mit Marmelade. Mit Müsli konnte sie sich noch nie anfreunden, und etwas Pikantes, vielleicht auch noch Gemüse, bekommt sie schon gar nicht hinunter. Der Appetit kommt erst im Laufe des Vormittags oder spätestens zu Mittag, und dann hat sie es gerne deftig. Da sie bereits in Pension ist, bevorzugt sie es, mittags zu kochen. Das mag auch ihr Mann lieber, weil er es immer schon so gewohnt ist. Am Abend dagegen reicht ihr eine Kleinigkeit. Wir sind aber darauf gekommen, dass sie auch abends gerne etwas Warmes isst, weil sie das besser sättigt. Frau X. ist ein Gewohnheitstier. Sie isst seit Jahren zur gleichen Zeit und ähnlich große Portionen. Dass sie mit den Jahren nicht mehr gleich viel essen kann, wie vor 20 oder 30 Jahren, hatte sie nie bedacht. Für uns Beraterinnen war es nicht leicht, ihr für die Buttersemmel in der Früh eine

Alternative anzubieten. Da sie für den Topfentoast allerdings weiterhin ihre selbst gemachte Marmelade verwenden darf, konnten wir sie schlussendlich doch noch davon überzeugen. Für das nächste Jahr haben wir uns darauf geeinigt, dass sie ihre Marmeladen zuckerreduziert mit einem 3:1-Gelierzucker einkocht, der mittlerweile in vielen Supermärkten erhältlich ist. Eines war auffällig: Frau X. mag keine halb leeren Diätteller! Aus diesem Grund ist es für sie wichtig, dass die Portionen zu Mittag und am Abend nicht zu klein ausfallen. Da sie fast immer selbst kocht und kaum auswärts essen geht, ist das kein Problem, denn mit Gemüse kann sie ihre Mahlzeiten immer ergänzen und optisch „strecken“. Ihre Vorliebe für Knabbereien am Abend vor dem Fernseher haben wir ebenfalls in unserer Planung bedacht. In diesen Momenten greift Frau X. nun zu Gemüserohkost, die sie schon vorzeitig zubereitet, wenn noch gar kein Gusto vorhanden ist. Einfach, damit etwas da ist, wenn die Lust nach einem Snack aufkommt. Zwei Mal in der Woche darf sie auch den geliebten Räucherlachs dazu essen, was zusätzlich ihrer Vitamin-D-Versorgung guttut.

Frühstück

Toast mit Topfen und Marmelade
1 Kaffee mit 100 ml Halbfettmilch

Snack

Obstsnack (täglich 250 g)
1 Kaffee mit 200 ml Halbfettmilch
Gemüserohkost (200 g Gemüse nach Wahl: Karotten, Paprika, Kohlrabi, Gurke etc.)
2x – 50 g Räucherlachs (als Ergänzung zur Gemüserohkost)

Mittagessen

2x – Würstelgulasch mit Kartoffeln
2x – Gemüserisotto mit Feta

2x – Spaghetti Bolognese
1x – Cordon bleu natur mit Gemüsereis
Individuelle Vereinbarung: Die Gemüsemengen können in jedem Rezept nach Bedarf erhöht werden.

Abendessen

3x – Karotten-Raffelsalat mit Käsebrot
2x – Letscho mit Spiegelei
2x – Thunfisch-Bruschetta

3. Wochenplan

Herr B. (34 J., 1,80 m, 92 kg) hatte früher nie Gewichtsprobleme. In den letzten Jahren, seit er die 30 überschritten hat, haben sich aber einige Extrakilo um den Bauch angesetzt. Der Schwimmreifen muss weg, daher wird jetzt die Ernährung umgestellt. Herrn B.s größter Fehler war, dass er nie gefrühstückt hat. Als Ausgleich dafür gab es untertags viele Snacks, die er nie als komplette Mahlzeit wahrgenommen hat. Und am Abend, wenn dann der berufliche Stress nachließ, wurde kräftig gegessen – und das auch mit gutem Gewissen, schließlich war tagsüber das Essen viel zu kurz gekommen. Zu Mittag oder am Wochenende geht Herr B. mit seinen Freunden gerne Sushi essen, das möchte er wenigstens zwei Mal die Woche beibehalten. Ansonsten ist Herr B. ein Routinemensch, der wenig Abwechslung und auch nicht jeden Tag eine warme Mahlzeit braucht. Die Mahlzeiten sollen einfach sein und satt machen, er mag keinen unnötigen Schnickschnack.

Wir haben uns mit Herrn B. darauf geeinigt, das Frühstück ins Büro zu verlegen. Ohne viel Variation, es sollte einfach ein Ritual daraus werden. Am Montag werden die Zutaten eingekauft, und so ist das Frühstück bis Freitag kein

Problem mehr. Für den Zwischendurch-Snack werden ebenfalls am Montag Äpfel und Studentenfutter eingekauft. Ein Sackerl mit 250 Gramm Nüssen und Trockenfrüchten soll hier für die ganze Woche reichen, so übersieht man auch die Menge nicht. Sushi ist für uns eines jener Restaurantessen, die wir mengenmäßig relativ gut einschätzen können. Daher ist es kein Problem, dass Herr B. zwei Mal die Woche auswärts isst, sofern er sich an die vereinbarten Mengen hält. Der Fisch hilft uns sogar, die früher mangelhafte Versorgung mit Omega-3-Fetten und Vitamin D in den Griff zu bekommen.

Frühstück

Fresh-Müsli
1 Kaffee mit 100 ml Halbfettmilch

Snack

Obstsnack (täglich 300 g, 2 Äpfel)
250 g Studentenfutter für eine Woche

Mittagessen

3x – Schnelle Weckerlkombi mit Prosciutto: 100 g Weckerl, 100 g Prosciutto (ohne Fettrand), 250 g Gemüse
2x – Salatschüssel mit Feta: 1 Schüssel fertige Salatmischung (Blattsalat, Karotte gerieben, Mais, Tomaten, Gurke), 75 g Feta (max. 10% Fett), Dressing mit 1 TL Öl und Essig, 100 g Weckerl
2x – Sushi: 8 Lachs-Sushi, 1 Miso-Suppe, Sojasprossensalat
Täglich als Dessert: 1 Kaffee mit 100 ml Halbfettmilch

Abendessen

3x – Wurstsalat, dazu 100 g Vollkornbrot
2x – Thunfisch-Pasta, dazu 2 Handvoll Blattsalat mit 1 TL Öl, Essig, Salz

2x – Weißer Bohnensalat mit Mozzarella und Tomaten, dazu 100 g Vollkornbrot

4. Wochenplan

Frau L. (29 J., 1,69 m, 69 kg) ist derzeit in Karenz und daher zu Hause bei ihrem kleinen Sohn. Seit sie abgestillt hat, möchte sie sich wieder um ihre Figur kümmern und in ihre alten Jeans passen. Zurzeit bringt die junge Mama 69 Kilo auf die Waage. Das ist zwar kein medizinisches Übergewicht, aber es sind 11 Kilo mehr als zu Beginn der Schwangerschaft. Für sie zu viel. Immer wieder belohnt sich Frau L. mit Süßigkeiten für die anstrengenden Tage und Nächte. Heißhunger ist oft die Folge der unregelmäßigen Mahlzeiten, die daraus resultieren, dass sie ihre eigenen Bedürfnisse zurückstellt. Frau L. ist der Meinung, eigentlich sehr gesund zu essen. Sie isst kein Fleisch, dafür aber gerne Fisch, und auch der Körnerkost sowie Tofu ist sie nicht abgeneigt. Gemüse schmeckt ihr ebenfalls, es kommt nur in letzter Zeit deutlich zu selten auf den Tisch. Frau L. erklärt, dass sie am liebsten Wasser trinkt und gesüßte Getränke nicht ihr Problem seien. Selbst Kaffee hat Frau L. bereits vor der Schwangerschaft nicht so gerne getrunken, der würde ihr nicht abgehen. Viel lieber trinkt sie stattdessen eine Tasse Tee.

Für Frau L. ist ein strukturierter Essensalltag wichtig, auch wenn sich der Rhythmus mit dem Baby ständig ändert. Frau L. hat erkannt, dass das Essen nach Plan eine große Hilfe für sie ist, um Portionsgrößen und Essensmengen pro Tag wieder neu zu lernen. Für Frau L. ist ein recht schlanker Plan vorgesehen, da sie bereits Normalgewicht hat und eine sehr schlanke Figur anstrebt. Daher planen wir die Abendessen sehr leicht und kohlenhydratarm, dafür aber mit großen Gemüseportionen, damit Frau L. auch satt wird und genug

Vitamine bekommt. Um dem Süßhunger Herr zu werden, starten wir den Tag mit einem fruchtigen Müsli. Zusätzlich haben wir süße, aber gesunde Zwischenmahlzeiten eingeplant.

Frühstück

Topfen-Himbeer-Müsli

Snack

250 g Obst
200 g Naturjoghurt mit 30 g Marmelade (70% Fruchtanteil)

Mittagessen

2x – Gemüse-Couscous mit Garnelen
2x – Tofu-Paprikaschnitzel mit Kräuterreis
2x – Lachs auf Gemüse-Olivenragout mit Kartoffeln
1x – Backrohrkartoffeln mit Tsatsiki und Salat

Abendessen

3x – Variable Gemüsesuppe
2x – Käse-Gemüse-Omelette mit Salat
2x – Serbische Bohnensuppe

5. Wochenplan

Frau M. (32 J., 1,74 m, 70 kg) läuft für ihr Leben gerne. Derzeit trainiert sie auf den Halbmarathon. Sie läuft zwar mittlerweile ihren Trainingskolleginnen davon, trotzdem ist sie mit ihrer derzeitigen Figur unzufrieden. Sie versteht nicht, warum sie trotz ihres sportlichen Ehrgeizes eine normale Figur mit in ihren Augen einigen Problemzonen hat und nicht eine stromlinienförmige Läuferinnenfigur. Gemeinsam mit Frau M. haben wir herausgefunden, dass sie sich immer für ihre Sporteinheiten mit Essensextras belohnt hat. In der Annahme, wenn man Sport macht, kann man essen, was man will, hat sie bei jeder Mahlzeit ein bisschen über die Stränge geschlagen oder die Details nicht so genau genommen. Olivenöl ist sehr wertvoll, daher floss das grüne Gold literweise in die gesunden Salatkreationen. Statt Süßigkeiten griff Frau M. zu Nüssen, da diese besser für den Körper sind. Sie hat allerdings ein großes Problem damit, aufzuhören; wenn ein Sackerl einmal offen ist, ist es ohne zu merken auch schon weggenascht.

Wir haben uns darauf geeinigt, die geliebten Nüsse ins Frühstück zu verlagern. Hier kann Frau M. die vorgegebene Menge viel besser einhalten. Von Light-Produkten hält Frau M. recht wenig, sie mag es lieber natürlich, sagt sie. Da sie aber gerne Milchprodukte isst, kamen so jeden Tag etwas zu große Mengen tierischer Fette zusammen. Wir besprachen mit Frau M., dass viele fettreduzierte Milchprodukte keine schlechten, künstlichen Light-Produkte sind, sondern die bessere Wahl, wenn sie als Sportlerin mageres Eiweiß essen möchte. Frau M. plant ihre drei Sporteinheiten üblicherweise am frühen Abend nach der Arbeit ein. Meist hat sie bereits vor dem Start etwas Hunger. In der Annahme, es wäre schlecht für die Fettverbrennung, hat sie sich bisher nie getraut, vor dem Sport etwas zu essen. Nach dem Sport ist dann der Hunger riesig groß, und es fällt ihr unglaublich schwer, beim Abendessen diszipliniert zu sein. Wir klärten mit Frau M., dass ein kleiner Sportsnack vor dem Training helfen kann, eine bessere Leistungsfähigkeit zu erreichen. Ein Sportsnack nach dem Laufen hilft außerdem, die Regeneration der Muskulatur zu fördern. Mit einer einfachen Rechnung konnten wir ihr zeigen, dass der Kalorienverbrauch beim Laufen dennoch um ein Vielfaches größer ist, als die Snacks Kalorien beinhalten. Und was viel wichtiger ist: Der Hunger nach dem Sport ist viel geringer und damit auch die Gier nach großen Mahlzeiten.

Frühstück

Nussmüsli mit Honig
1 Kaffee mit 150 ml Halbfettmilch

Snack an sportfreien Tagen

Obstsnack (täglich 350 g)

Snacks für Sporttage

1 Banane vor dem Laufen
1 Packerl Buttermilch nach dem Laufen

Mittagessen

2x – Thunfisch-Ajvar-Wrap mit Gemüse
2x – Mozzarella-Tomaten-Tramezzini: 75 g Vollkorntoast, 1 EL Tomatenmark, 125 g Mozzarella (eine Kugel, 10% Fett), 250 g Tomaten, Basilikum, Salz, Pfeffer
2x – Griechischer Salat: 2 Handvoll Blattsalat, 200 g Gemüse (Gurke, Tomate, Paprika, Zwiebel), 75 g Feta (10% Fett), 5 Oliven, 1 TL Öl, Essig, Salz, dazu 100 g Vollkornbrot
1x – Putenbrust-Weckerl mit Cocktailtomaten: 100 g Weckerl, 75 g Putenbrust-Aufschnitt, 250 g Cocktailtomaten

Abendessen

3x – Schinken-Nudeln
2x – Couscoussalat mit roten Bohnen
2x – Lachs mit Brokkoli-Erdäpfelpüree

6. Wochenplan

Herr S. (25 J., 1,85 m, 85 kg) liebt Sport. Besonders, wenn man davon einen guten Body bekommt. Mindestens vier Mal die Woche wird im Fitnesscenter mit Hanteln trainiert. Er hat sein Körpergewicht dadurch auch schon um zehn Kilo gesteigert. Um ein noch besseres Körperbild zu erzielen, möchte er seine Ernährung nun seinem Training anpassen. Die Körperfettreduktion und eine Definition der Muskeln ist jetzt sein Ziel, denn wenn man schon so hart trainiert, soll man den Sixpack auch sehen. Bisher hat sich Herr S. wenig Gedanken über seine Ernährung gemacht. Er hat einfach mehr gegessen, damit das Gewicht auch hochgeht. So hat sich neben mehr Muskelmasse aber auch einiges an Fett angesammelt, das nun den Sixpack versteckt.

Da Herr S. allen Veränderungen in seinem Speiseplan gegenüber sehr offen war (Sportler sind unserer Erfahrung nach generell hart im Nehmen) und auch keine großen Abneigungen an den Tag legte, war die Erstellung eines einfachen Plans gar nicht so schwierig. Wir haben auf eine optimale, dem Training angepasste Eiweißzufuhr geachtet, dabei aber immer den Fettgehalt der Speisen im Auge behalten. Besonders ein Eiweißsnack nach dem Training unterstützt weiterhin das Muskelwachstum. Über den gesamten Tag hinweg möchten wir aber eine leicht negative Energiebilanz erreichen, damit das überschüssige Körperfett verschwindet.

Frühstück

6x – Sportler-Müsli
1x – Wochenende: Schinkenrührei mit Schnittlauch

Snack an sportfreien Tagen

Obstsnack (täglich 350 g)

Snack für Kraftsporttage

Apfel-Topfen-Snack: 250 g Magertopfen, 350 g Apfel; Apfel in Spalten schneiden, damit den Topfen dippen

Mittagessen

3x – Brot mit Cottage Cheese und Salat mit Ei und Mais: 120 g Vollkornbrot, 250 g Cottage Cheese, Salat aus 250 g Blattsalat und Gemüse, 1 hart gekochtes Ei, 100 g Mais, 1 EL Öl, Essig, Salz
2x – Roastbeef-Weckerl: 120 g Weckerl, 100 g Roastbeef-Aufschnitt, Senf, 250 g Gemüse
2x – Käse-Weckerl mit Senf und Gurkerl: 120 g Weckerl, 100 g Käse (max. 13% Fett), Senf, 200 g Essiggurken

Abendessen

3x – Nudelsalat mit Thunfisch: 75 g Vollkornnudeln, 150 g Thunfisch (naturell, Dose), 250 g Gemüse, 1 TL Öl, 2 EL Naturjoghurt, Essig, Kräuter, Salz
2x – Hühnerbrust mit Gemüse-Erbsen-Reis: 175 g Hühnerbrust, 1 TL Öl, 75 g Naturreis (parboiled), 200 g Gemüse (Zwiebel, Karotte), 75 g Erbsen, 1 TL Öl, Kräuter, Salz
2x – Fisch mit Kartoffeln und Salat: 175 g Fischfilet (weiß), 1 TL Öl, Zitronensaft, 250 g Kartoffeln, 250 g Blattsalat und Gemüse mit 1 TL Öl, Essig, Salz

Hinweis: Herr S. erhält von uns besondere Sportlerrezepte, die mengenmäßig durchaus von den Rezepten zum Abnehmen abweichen können. Da er sehr schlichte Zubereitungsweisen präferiert, notieren wir für ihn lediglich die Mengen der Zutaten, die Zubereitung gestaltet er selbst mit Gewürzen und Kräutern.

7. Wochenplan

Herr K. (45 J., 1,79 m, 120 kg) ist ein Karrieremensch. Durch den vielen Stress und die vielen wichtigen Businesstermine, die immer mit Geschäftsessen verbunden sind, haben sich in den letzten Jahren zu den ohnehin stattlichen 100 Kilo weitere 20 Kilo Übergewicht angesammelt. Da der Arzt aufgrund der Blutwerte Alarm schlug, suchte Herr K. bei uns Hilfe. Schnell war klar: Hier müssen spezielle Pläne her. Es ist nicht so einfach möglich, die Geschäftsessen zu streichen, denn das würde die Compliance, also das Mitwirken des Klienten, behindern. Daher müssen wir die Restaurantbesuche in unsere Planung mit einbeziehen, war unsere Strategie.

Herr K. war zu unserer Freude durchaus anpassungswillig, vor allem was die Auswahl im Restaurant betrifft. Er hat schnell gelernt, dass er den Brotkorb nicht schon mit der Vorspeise leer essen muss (und auch später nicht) und dass bei Geschäftsessen tagsüber auch Alkohol nicht Pflicht ist. Es war eine Umstellung, aber ein „Nein danke, ich trinke keinen Alkohol" wurde ohne größere Diskussionen hingenommen. Auch ist es seiner Ansicht nach für Männer nicht nötig, immer ein Dessert zu bestellen. Nach einem saftigen Steak ist es daher keine Schande, zum Kuchen Nein zu sagen. Nicht jeder ist schließlich ein Süßliebhaber, denkt er, dafür muss er sich nicht rechtfertigen. Herr K. bestellt seither bei der Dessertrunde eine Melange, und niemandem fällt auf, dass er eigentlich „auf Diät" ist. Am Abend kommt Herr K. oft recht spät aus dem Büro. Zu Hause muss das Abendessen daher wirklich schnell gehen. Weil er mittags meist schon eine warme Mahlzeit hatte, ist eine einfache Brotmahlzeit am Abend für ihn ideal. Mit einem Salat kann Herr K. gut jene Mengen an Gemüse aufholen, die eventuell im Restaurant zu kurz gekommen sind. Nun fehlte noch das Frühstück. Herrn K. hat früher nie gefrühstückt, sodass dies eine Neuerung für ihn war. Allerdings war er dadurch weder auf eine süße noch eine pikante Richtung fixiert. Seinen zu hohen Cholesterinwerten zuliebe haben wir uns auf ein Haferflocken-Müsli mit Leinsamen geeinigt. Für zwischendurch ist eine Buttermilch ein idealer Snack, da Herr K. sie überall besorgen und auch unterwegs trinken kann, wenn der kleine Hunger kommt. Um sich an seine tägliche Obstportion zu erinnern, hat sich Herr K. einen Obstkorb bestellt, der per Lieferdienst ins Büro kommt. Dieser wird seither auf den Schreibtisch gestellt, und zwar bewusst dorthin, wo früher die Naschereien der gesamten Kollegenschaft gestanden haben. Mittlerweile greifen auch die anderen im Büro zu und füllen den Korb sogar wieder auf.

Frühstück

5x – Haferflocken mit Joghurt und Obst: 50 g Haferflocken, 250 g Naturjoghurt (1% Fett), 150 g Obst
2x – Wochenende: Weiches-Ei-Frühstück mit Schinken
Dazu 1 Espresso schwarz

Snack

Obstsnack (täglich 250 g)
1 Packerl Buttermilch

Mittagessen im Restaurant

2x – Steak mit Gemüse: Großes Steak ohne Kräuterbutter und ohne Sauce, Grill- oder Ofengemüse oder Salat selbst mariniert mit 1 TL Öl und Essig
2x – Gegrillter Fisch mit Kartoffeln und Salat: Fisch im Ganzen oder Fischfilet, gebraten oder gegrillt, ohne Butter und ohne Sauce, dazu 2 eigroße Kartoffeln, Gemüse gedünstet, gegrillt oder aus dem Ofen oder Salat, selbst mariniert mit 1 TL Öl und Essig
2x – Sushi: 1 Sushi-Set mittel (8 Stück Sushi, 3 Maki), pikanter Krautsalat
Dessert: 1 Melange

Mittagessen am Wochenende
2x – Überbackene Zucchininudeln

Abendessen
3x – Brotjause mit Käse und Salat: 100 g Vollkornbrot, 3 TL Frischkäse (max. 10% Fett), 75 g Käse (max. 13% Fett), 250 g Gemüse als Salat mit 1 TL Öl, Essig, Salz
2x – Chefsalat mit Ei: 1 Ei (hart gekocht), 30 g Käse (max. 13% Fett), 30 g Schinken (max. 8% Fett), 250 g Blattsalat und Gemüse, 1 TL Öl, Essig, Salz, dazu 75 g Vollkornbrot
2x – Caprese: 125 g Mozzarella (1 Kugel, 10% Fett), 250 g Tomaten, 1 TL Öl, Basilikum, Salz, Pfeffer, dazu 50 g Vollkorntoast

8. Powerplan: Der Reis-Gemüse-Tag

Gemüse geht immer. Und Reis wirkt entwässernd. Für Menschen, die gerne Kohlenhydrate essen, kann so ein Tag hin und wieder befriedigend sein. Hier gibt es dann nämlich Kohlenhydrate satt.

Tagesmenge

- 200 g Naturreis
- 1 000 g Gemüse nach Wahl
- 4 TL Öl
- Kräuter, Salz, Pfeffer
- Dazu kommen mindestens 2 Liter ungesüßte Getränke wie Wasser, Mineralwasser oder Kräuter- und Früchtetees.

Wir empfehlen, einige Gerichte vorzukochen. Reis kann vorgekocht schnell verwendet werden. Hier einige Rezepte, wie der Reis-Gemüse-Tag umgesetzt werden kann:

Gemüsecremesuppe mit Reiseinlage

- 250 g Gemüse, nach und nach in 1 TL Öl andünsten.
- 250 ml Gemüsebrühe zugeben, 10–15 Minuten weich dünsten, pürieren.
- 50 g Reis kochen und als Einlage verwenden.

Gemüsereis

- 50 g Reis kochen.
- 250 g Gemüse klein schneiden.
- 1 TL Öl in einer Pfanne wärmen, Zwiebel andünsten, restliches Gemüse hinzufügen.
- Reis zugeben und mitbraten, mit Kräutern würzen.

Gemüsetopf mit Reis

- 50 g Reis kochen.
- 250 g Gemüse grob schneiden und in 1 TL Öl andünsten.
- Mit 250 ml Gemüsebrühe aufgießen und Gemüse garen, bis es weich ist.
- Gekochten Reis hinzufügen.
- Mit Gewürzen und Kräutern abschmecken.

9. Powerplan: Der Obst-Milch-Tag

Obst ist gesund. Allerdings liefert es auch Zucker und wird daher in unseren normalen Ernährungsplänen mengenmäßig genau bilanziert. Manchen unserer Klienten geht Obst sehr ab. Wer sich an allen geliebten Obstsorten einmal richtig satt essen mag, kann einen Obst-Milch-Tag einlegen. Er enthält nur kalte schnelle Kombinationen aus Obst und Joghurt, Topfen oder Buttermilch als Eiweißquellen. Das ist sicherlich nichts für jeden Tag, aber gerade im Sommer genießen es manche Klientinnen, weil es so praktisch vorzubereiten ist.

Tagesmenge

- 1 000 g Obst (max. 2 Bananen)
- 4 Portionen Milchprodukt (250 g Topfen, 250 g Naturjoghurt, 500 ml Buttermilch)
- Dazu kommen mindestens 2 Liter ungesüßte Getränke wie Wasser, Mineralwasser oder Kräuter- und Früchtetees.

Praktisch an diesem Powertag ist, dass nicht gekocht und nur wenig vorbereitet werden muss. Es kann sogar spontan direkt aus dem Supermarkt etwas besorgt werden. Dazu einige Vorschläge:

Beeren-Joghurt

- 250 g Beeren (frisch oder tiefgekühlt)
- 250 g Joghurt

Mango-Topfen-Creme

- 250 g Mango zerkleinern und pürieren.
- Topfen mit etwas Mineralwasser cremig rühren.
- Mangomus hinzufügen.

Buttermilch-Shake

- 500 ml Buttermilch
- 250 g Obst (etwa 1 Banane, Himbeeren)
- Mixen, bis eine cremige Textur entsteht.
- Nach Bedarf mit Mineralwasser aufgießen.

Apfelspalten mit Topfen

- 250 g Apfel in Spalten geschnitten
- 250 g Topfen mit Apfelspalten direkt aus der Packung dippen.

10. Powerplan: Der Kornspitz-Tag

Tagesmenge

- 3 Kornspitz
- 3 TL Frischkäse
- 3x 50 g Belag (Schnittkäse max. 13% Fett, Schinken max. 8% Fett)
- 1000 g Gemüse und Blattsalat
- 3 TL Öl (für das Dressing, zum Anbraten)
- Kräuter, Salz, Gewürze, Essig
- Dazu kommen mindestens 2 Liter ungesüßte Getränke wie Wasser, Mineralwasser oder Kräuter- und Früchtetees.

Wer es simpel mag, isst drei Schinkenkornspitz. Wer variieren mag, macht sich einen bunten Salat aus dem Gemüse oder brät das Gemüse an. Beispiele gefällig?

Schinkenkornspitz mit Gurkensalat

- Kornspitz mit Schinken füllen.
- Gurke hobeln, mit Essig und 1 TL Öl sowie Gewürzen und Kräutern marinieren.

Käsekornspitz mit Tomaten

- Kornspitz halbieren, mit Frischkäse und Schnittkäse füllen.
- Cocktailtomaten dazu essen.

Mozzarella-Kornspitz

- Kornspitz mit Frischkäse, Mozzarella und Tomatenscheiben füllen.
- Restliche Tomaten dazu essen.

Überbackene Kornspitz-Schiffe

- Kornspitz längs halbieren.
- Tomatenmark darauf streichen, mit Käse und Gemüse belegen und im Ofen bei 180 °C überbacken.

XII. Rezeptideen

Warum arbeiten wir überhaupt mit Rezepten? Letztlich scheitert eine gesunde Ernährung nicht daran, dass es nicht genügend tolle Rezepte gäbe. Fast jedes Rezept lässt sich auf die eine oder andere Art und Weise optimieren und abwandeln. Fast – denn beim „halbwegs gesunden Wiener Schnitzel" sind wir dann doch gescheitert. Dieses Rezept wird es nie geben, selbst mit Vollkornbröseln, magerem Fleisch und ohne Pommes muss es in die Friteuse – und das macht es ungesund. Punkt.

Die nachfolgenden Rezeptideen sind alle durchschnittlich bilanziert, weder besonders leicht noch besonders üppig. Bei uns hat auch nicht jedes Frühstück oder jedes Mittagessen gleich viele Kalorien. Das müssen sie auch nicht, denn jeder Mensch hat einen anderen Energie- und Nährstoffbedarf, und wir setzen die unterschiedlichen Mahlzeitenvorschläge passend zu den jeweiligen Ernährungsplänen zusammen. Es ist manchmal erstaunlich zu beobachten, dass die subjektive Sättigung nicht primär vom Energiegehalt der Speise abhängt, sondern vielmehr vom Volumen, also der Menge auf dem Teller. Aus diesem Grund schreiben wir bei den einzelnen Mahlzeiten keine Kalorienangaben zu den Rezepten, denn das könnte dazu führen, dass man sich gewisse Mahlzeiten nicht zu essen traut oder bestimmte Mahlzeiten das Gefühl auslösen, davon nicht satt zu werden. Für uns ist es wichtig, dass in der Wochenbilanz die Energiezufuhr stimmt. Auch wären manche Mahlzeiten schlichtweg zu groß, müssten sie eine bestimmte Kalorienzahl erfüllen.

Die Zubereitungshinweise in den Rezepten sind als Hilfestellung zu verstehen. Scheuen Sie sich als geübter Koch oder geübte Köchin aber nicht, andere Gewürze oder Kräuter zu verwenden oder einzelne Zubereitungsschritte zu ändern.

Gibt es beispielsweise Cordon bleu natur mit Gemüsereis, können Sie selbstverständlich auch ein Cordon bleu natur mit Kräuterreis und gedämpftem Gemüse daraus machen. Wichtig ist, dass die Mengen der Zutaten (vor allem Fleisch, Öl, Nudeln, Reis) eingehalten werden. Die Gemüsemengen sind als Mindestmengen zu verstehen, diese können Sie also, wenn Sie mögen, auch erhöhen; vor allem, wenn Sie ein Volumentyp sind, also von großen Portionen eher satt werden, kann das hilfreich sein. Im Chili beispielsweise hat gut und gerne mehr Gemüse Platz, aber auch im Thunfisch-Mais-Salat mit Bohnen.

Bei den Milchprodukten verwenden wir ausschließlich fettreduzierte Naturprodukte, und die empfohlenen Fettstufen sind bei den Zutaten angeführt. Hier lassen sich leicht und ohne Verlust von Menge Fettkalorien einsparen. Bei den Kohlenhydratbeilagen empfehlen wir immer, der Vollkornvariante (Vollkornnudeln, Vollkorntoast, Naturreis) den Vorzug zu geben. Falls Sie oder Ihre Familie kein Fan von Vollkornprodukten sind, raten wir dazu, diesen im ersten Schritt zumindest eine Chance zu geben. Kommen die Gerichte dennoch nicht an, können Sie zu Weißmehlprodukten greifen und diese 1:1 mit Vollkornprodukten mischen, etwa bei Nudeln oder Reis. Halten Sie sich aber unbedingt an die Mengen. Wenn Sie Weißmehlprodukte verwenden, ist es besonders wichtig, dass Sie die Gemüse- und Ölmengen einhalten, damit die Gerichte trotzdem noch den Großteil der Kriterien erfüllen.

Wir werden in den Beratungen oft gefragt, ob es gesunde süße Hauptmahlzeiten gibt und ob wir nicht die eine oder andere Süßspeise in den Wochenspeiseplan einberechnen könnten. Anfangs waren wir skeptisch, erfüllt doch der Großteil der österreichischen Süßspeisen nicht unsere Kriterien. Außerdem sollen Süßspeisen in erster Linie schmecken; und das tun sie nicht, wenn man jeglichen Zucker meidet und das Fett gegen null hin berechnet. Die 100-prozentig gesunden Süßspeisen gibt es also nicht. Was wir jedoch feststellten war, dass wir einige Klientinnen und Klienten hatten, denen es half, ein Mal pro Woche Süßspeisen plankonform essen zu dürfen. Es waren jene Klienten, die früher täglich Süßes brauchten und davon immer auch zu viel aßen. Aus diesem Grund gibt es im letzten Teil der Rezepte auch ein paar Vorschläge für süße Hauptmahlzeiten. Im Idealfall kombinieren Sie diese mit einem Salat oder einer Gemüsesuppe als Vorspeise.

Übersicht Rezepte

1. Frühstück

Apfel-Buttermilch-Müsli

Zutaten: 35 g Haferflocken, 200 g Buttermilch (natur, 1% Fett), 125 g Apfel, 1 TL Rosinen, Zimt

Zubereitung: Haferflocken mit Buttermilch, geriebenem Apfel, Rosinen und Zimt vermischen und stehen lassen, bis die Haferflocken weich sind. Alternativ: Haferflocken mit Wasser über Nacht quellen lassen, in der Früh Buttermilch, geriebenen Apfel, Rosinen und Zimt unterheben.

Fresh-Müsli

Zutaten: 50 g Haferflocken, 200 g Naturjoghurt (1% Fett), 100 ml Orangensaft

Zubereitung: Haferflocken mit Joghurt und Orangensaft vermischen und stehen lassen, bis das Müsli weich ist. Alternativ: Haferflocken mit Orangensaft über Nacht quellen lassen, in der Früh Joghurt unterheben.

Nussmüsli mit Honig

Zutaten: 250 g Naturjoghurt (1% Fett), 2 TL Honig, 25 g gehackte Nüsse (z. B. Walnüsse), 25 g Haferflocken

Zubereitung: Joghurt mit Nüssen, Haferflocken und Honig anrichten.

Müsli mit Joghurt und Obst

Zutaten: 35 g Haferflocken, 1 TL Leinsamen, 200 g Naturjoghurt (1% Fett), 150 g Obst nach Wahl

Zubereitung: Haferflocken und Leinsamen mit Joghurt und Obststücken vermischen und stehen lassen, bis die Flocken weich sind. Alternativ dazu können Sie die Haferflocken und den Leinsamen mit etwas Wasser über Nacht quellen lassen, in der Früh heben Sie dann Joghurt und Obststücke unter.

Sportlermüsli

Zutaten: 50 g Haferflocken, 15 g Sojaflocken, 15 g Nüsse, 250 g Naturjoghurt (1%), 125 g Banane, 1 TL Honig

Zubereitung: Flocken mit Joghurt vermischen, Obststücke unterheben, mit Honig und Nüssen garnieren.

Toast mit Topfen und Marmelade

Zutaten: 50 g Vollkorntoast, 75 g Magertopfen, 2 TL Marmelade (70% Fruchtanteil)

Zubereitung: Toastscheiben knusprig toasten, dick mit Topfen und dünn mit Marmelade bestreichen.

Toast mit Hüttenkäse und Honig

Zutaten: 50 g Vollkorntoast, 75 g Hüttenkäse (natur), 2 TL Honig

Zubereitung: Toastscheiben knusprig toasten, dick mit Hüttenkäse und dünn mit Honig bestreichen.

Topfen-Himbeer-Müsli

Zutaten: 35 g Müsli (ohne Zuckerzusatz), 75 g Magertopfen, 75 g Naturjoghurt (1% Fett), 100 g Himbeeren (TK)

Zubereitung: Müsli mit Wasser bedecken, Himbeeren daraufgeben, über Nacht quellen lassen. In der Früh Topfen und Joghurt unterheben.

Warmes Müsli

Zutaten: 40 g Haferflocken, 200 ml Halbfett- oder Sojamilch, 100 g Apfel oder Birne, Zimt

Zubereitung: Haferflocken, Milch, Obststücke und Zimt miteinander vermischen, aufkochen und 10 Minuten quellen lassen, bis die Haferflocken weich sind.

Lachs-Omelette

Zutaten: 2 Eier, 30 g Räucherlachs, 1 TL Öl, 30 g Zwiebel, 70 g Lauch, Salz, Pfeffer, 50 g Vollkorntoast, 150 g Gemüse nach Wahl

Zubereitung: Zwiebelwürfel und Lauchringe in Öl anbraten. Eier verquirlen, mit Salz und Pfeffer würzen, Räucherlachsstreifen unterheben. Eiermasse über das Gemüse geben und bei niedriger Hitze stocken lassen. Dazu Brot und Gemüsestücke servieren.

Mozzarella-Frühstück

Zutaten: 50 g Vollkorntoast, 150 g Tomaten, 60 g Mozzarella (10% Fett), 1 TL Pesto

Zubereitung: Toast knusprig toasten, mit Mozzarella und Tomaten belegen, mit Pesto garnieren. Restliche Tomaten dazu essen.

Schinken-Frühstück

Zutaten: 65 g Vollkornbrot, 2 TL Frischkäse (max. 10% Fett), 50 g Schinken (max. 8% Fett), 150 g Gemüse nach Wahl

Schinkenrührei mit Schnittlauch

Zutaten: 2 Eier, 1 TL Öl, 25 g Schinken, Schnittlauch, Salz, Pfeffer, 75 g Vollkornbrot, 3 TL Frischkäse (max. 10% Fett), 200 g Gemüse nach Wahl

Zubereitung: Schinkenstreifen in Öl anbraten. Eier verquirlen, mit Salz, Pfeffer und Schnittlauch würzen. Eier über den Schinken geben und umrühren, bis ein Rührei entsteht. Mit Brot und Gemüsestückchen servieren.

Vollkornbrot mit Schnittlauchtopfen

Zutaten: 75 g Vollkornbrot, 75 g Magertopfen, Schnittlauch, Salz, Pfeffer, 125 g Gemüse nach Wahl

Zubereitung: Topfen mit Schnittlauch, Salz und Pfeffer verrühren. Wenn der Topfen zu dick ist, mit Wasser glatt rühren. Vollkornbrot dick mit Schnittlauchtopfen bestreichen. Gemüse nach Wahl dazu essen.

Weiches-Ei-Frühstück mit Schinken

Zutaten: 75 g Brot, 2 TL Frischkäse (max. 10% Fett), 1 Ei (weich gekocht), 35 g Schinken, 150 g Gemüse nach Wahl

2. Schnelle kalte Gerichte

Couscoussalat mit roten Bohnen

Zutaten (für 1 Portion): 50 g Couscous, 100 g Kidneybohnen (Dose), 250 g Gemüse (z. B. Jungzwiebeln, Cocktailtomaten, Gurke, Paprika), 1 TL Öl, Balsamicoessig, 1 EL Orangensaft, 1 Spritzer Zitronen- oder Limettensaft, Petersilie, Salz, Pfeffer

Zubereitung: Couscous mit 1,5-facher Menge heißem Wasser übergießen, salzen und zugedeckt einige Minuten quellen lassen. In der Zwischenzeit Gemüse in Würfel schneiden. Das Gemüse gemeinsam mit den Bohnen unter den Couscous heben und mit dem Dressing marinieren.

Gemüse-Käse-Weckerl

Zutaten (für 1 Portion): 80 g Weckerl, 40 g Käse (max. 13% Fett), 1 EL Hüttenkäse, 1 TL Sauerrahm, Kräutermischung, 2 EL geriebene Karotte, 1 EL Lauchstreifen, Salz, Pfeffer, dazu: 200 g Gemüse

Zubereitung: Hüttenkäse mit Sauerrahm verrühren, Karotte reiben, Lauch in feine Ringe schneiden. Gemüse unter den Rahmhüttenkäse mischen, mit Kräutern, Salz und Pfeffer würzen. Weckerl mit Gemüseaufstrich bestreichen, mit Käse füllen. Gemüse dazu essen.

Karotten-Raffel-Salat mit Käsebrot

Zutaten (für 1 Portion): 200 g Karotte, 1 EL geröstete Sonnenblumenkerne, 1 TL Öl, 1 TL Sauerrahm, heller Essig, Salz, Pfeffer, dazu: 60 g Brot, 50 g Käse

Zubereitung: Karotten reiben, mit gerösteten Sonnenblumenkernen vermischen, mit dem Dressing marinieren. Dazu Käsebrot essen.

Lachs-Tramezzini

Zutaten (für 1 Portion): 75 g Vollkorntoast, 75 g Räucherlachs, 30 g Frischkäse (max. 10% Fett), Salz, Pfeffer, 200 g Gurke

Zubereitung: Toastscheiben mit Frischkäse bestreichen, mit Lachs und Gurkenscheiben belegen, mit zweiter Toastscheibe bedecken, halbieren. Restliche Gurkenscheiben dazu essen.

Liptauer

Zutaten (für 1 Portion): 100 g Magertopfen, 1 TL Sauerrahm, 1 Essiggurkerl, 1 EL Zwiebelwürfel, ½ TL Senf, ½ TL Tomatenmark, Paprikapulver, Schnittlauch, Salz, Pfeffer, ev. Chili, dazu: 250 g Gemüse, 75 g Vollkornbrot

Zubereitung: Topfen mit Sauerrahm vermischen, gehackte Gurkerl und Zwiebelstücke untermischen, würzen. Liptauer mit Brot und Gemüse servieren.

Makrelen-Weckerl

Zutaten (für 1 Portion): 80 g Weckerl, 70 g Makrele (geräuchert, Dose oder Kühlregal), 2 TL Senf, 2 Essiggurkerl, Salatblätter, dazu: 200 g Gemüse nach Wahl

Zubereitung: Weckerl halbieren, mit Senf bestreichen, mit Makrele, Essiggurke und Salat füllen. Dazu Gemüse essen.

Nudelsalat mit Schinkenstreifen und Kresse

Zutaten (für 1 Portion): 50 g Vollkornnudeln, 75 g Schinken (max. 8% Fett), 200 g Gemüse (z. B. Kirschtomaten, gelbe Paprika), 50 g Erbsen (TK), Kresse, 1 TL Öl, Balsamicoessig, 1 EL Naturjoghurt (1% Fett), 1 TL Senf, Salz, Pfeffer

Zubereitung: Nudeln in Salzwasser bissfest kochen. Erbsen auftauen. Gemüse in Würfel schneiden, Schinken in Streifen schneiden. Nudeln, Schinkenstreifen und Gemüse vermischen, mit dem Dressing marinieren und mit Kresse bestreut servieren.

Putenstreifen-Salat mit Avocado

Zutaten (für 1 Portion): 100 g Putenbrust, 250 g Gemüse und Blattsalat, 50 g Avocado, 1 TL Öl, Pfeffer, Salz; Dressing: 1 TL Öl, Balsamicoessig, Senf, 1 TL Sauerrahm, Salz, Pfeffer, dazu: 50 g Brot

Zubereitung: Putenbrust in Öl anbraten, salzen und pfeffern, in Streifen schneiden. Blattsalat und Gemüsestücke mit dem Dressing marinieren. Putenbrust auf dem Salat anrichten, mit Avocado garnieren. Dazu Brot servieren.

Roter Bohnensalat mit Tomaten und Feta

Zutaten (für 1 Portion): 150 g Kidneybohnen (Dose), 75 g Feta (10% Fett), 150 g Tomaten, 70 g Paprika, 30 g Zwiebel, ½ Knoblauchzehe; Dressing: 1 TL Öl, Essig, Kräuter (z. B. Petersilie, Oregano), Salz, Chili

Zubereitung: Bohnen gut abspülen, Paprika in feine Würfel schneiden, Tomaten in Stücke schneiden, Knoblauch und Petersilie hacken. Alle Zutaten gut vermischen, mit dem Dressing marinieren. Den Feta zerbröseln und am Bohnensalat anrichten.

Saures Rindfleisch

Zutaten (für 1 Portion): 125 g gekochtes Rindfleisch (z. B. Tafelspitz), 250 g Gemüse nach Wahl (z. B. Gurke, Tomate, Paprika, Zwiebel); Dressing: 1 TL Kürbiskernöl, Essig, Salz, Pfeffer, dazu: 50 g Vollkornbrot

Zubereitung: Rindfleisch in Scheiben, Gemüse in Stücke schneiden. Rindfleisch auf einem Teller verteilen, mit dem Gemüse belegen und mit dem Dressing marinieren. Dazu Brot servieren.

Thunfisch-Ajvar-Wrap mit Gemüse

Zutaten (für 1 Portion): 100 g Tortilla-Wraps, 100 g Thunfisch (naturell, Dose), 2 EL Ajvar (Paprikamus im Glas), 2 Handvoll Rucola, dazu: 200 g Cocktailtomaten oder anderes Rohkostgemüse

Zubereitung: Thunfisch abtropfen lassen, mit Ajvar verrühren, im Tortilla-Wrap verteilen, mit Rucola belegen und einrollen. Gemüse dazu essen.

Thunfisch-Aufstrich

Zutaten (für 3 Portionen): 150 g Thunfisch (naturell, Dose), 50 g Magertopfen, 1 EL Sauerrahm, 1 TL Senf, 2 EL Zwiebelwürfel, 2 Essiggurkerl, 1 Spritzer Zitronensaft, Salz, Pfeffer, Kräuter (z. B. Petersilie), dazu: 250 g Gemüse, 75 g Vollkornbrot

Zubereitung: Zwiebel und Essiggurken fein hacken. Thunfisch abtropfen lassen, mit Topfen und Sauerrahm vermischen, abschmecken, Gemüsewürfel unterheben. Aufstrich mit Brot und Gemüse servieren.

Thunfisch-Mais-Salat mit Bohnen

Zutaten (für 1 Portion): 75 g Thunfisch (naturell, Dose), 100 g Gemüsemais (Dose), 100 g Kidneybohnen (Dose), 2 Handvoll Blattsalat (z. B. Rucola), 200 g Gemüse (z. B. Cocktailtomaten, Paprika, Zwiebel), 1 TL Öl, Essig, Kräuter, Salz, Pfeffer

Zubereitung: Mais und Bohnen gut abspülen. Gemüsestücke, Salat, Mais, Bohnen und Thunfisch vermischen, mit dem Dressing marinieren.

Weißer Bohnensalat mit Mozzarella und Tomaten

Zutaten (für 1 Portion): 150 g weiße Bohnen (Dose), 60 g Mozzarella (10% Fett), 2 Handvoll Blattsalat, 150 g Kirschtomaten, 100 g Gurke, Basilikum, 1 TL Öl, Balsamicoessig, Salz, Pfeffer

Zubereitung: Bohnen gut abspülen, Kirschtomaten halbieren oder vierteln, Gurke halbieren, entkernen und in Stücke schneiden. Bohnen und Gemüse mischen, Mozzarellastücke unterheben, mit dem Dressing marinieren. Auf Blattsalat anrichten.

Wurstsalat

Zutaten (für 1 Portion): 75 g Putenknackwurst, 2 EL Zwiebelwürfel, 2 Essiggurken, 100 g Paprika, 100 g Cocktailtomaten, 1 TL Öl, 1 TL Sauerrahm, Senf, Essig, Salz, Pfeffer

Zubereitung: Putenknacker in Stücke schneiden, mit Gemüsestücken, Zwiebelringen und Gurkerlscheiben vermischen, mit dem Dressing marinieren.

3. Schnelle warme Gerichte

Backrohrkartoffeln mit Tsatsiki und Salat

Zutaten (für 1 Portion): 200 g Kartoffeln, 1 TL Öl, Salz, Pfeffer, 200 g Gurke, 125 g Naturjoghurt (1% Fett), 1 Knoblauchzehe, Salz, Pfeffer, Dille, dazu: 2 Handvoll Blattsalat mit 1 TL Öl, Essig, Salz

Zubereitung: Kartoffeln mit Schale je nach Größe vierteln oder sechsteln, an den Schnittflächen mit etwas Öl einpinseln, salzen und pfeffern. Bei 200 °C für 25–30 Minuten backen, bis sie eine schöne Farbe haben. Für das Tsatsiki die Gurke reiben, salzen und das Wasser ausdrücken. Mit Joghurt vermischen, mit gehacktem Knoblauch, Salz, Pfeffer und Dille würzen. Backrohrkartoffeln mit Tsatsiki und Salat anrichten.

Cevapcici auf Paprikagemüse

Zutaten (für 1 Portion): 100 g Rinderfaschiertes, 25 g Zwiebel, 1 Knoblauchzehe, ½ Ei, Salz, Pfeffer, Paprikapulver edelsüß,

1 TL Öl, 50 g Zwiebel, 125 g rote Paprika, 125 g gelbe Paprika, 1 TL Öl, 50 ml Gemüsebrühe, Paprikapulver, Chili, Salz

Zubereitung: Faschiertes mit fein gehackten Zwiebel- und Knoblauchwürfeln vermischen, das Ei unterheben, mit Salz, Cayennepfeffer und Paprikapulver kräftig würzen. Aus dem Fleischteig 6 cm lange Röllchen formen, diese in einer Antihaftpfanne in Öl vorsichtig auf allen Seiten anbraten. Zwiebelringe und Paprikastreifen in Öl anbraten, mit Gemüsebrühe aufgießen und das Gemüse mit geschlossenem Deckel dampfgaren. Mit Salz, Paprikapulver und Chili würzen. Cevapcici mit Paprikagemüse servieren.

Champignonschnitzel mit Reis und Brokkoli

Zutaten (für 1 Portion): 120 g Naturschnitzel, 1 TL Öl, 30 g Zwiebel, 100 g Champignons, 50–75 ml Gemüsebrühe, 1 EL Frischkäse (max. 10% Fett), 1 TL Öl, 50 g Naturreis (parboiled), 200 g Brokkoli, Salz, Pfeffer

Zubereitung: Reis mit doppelter Menge Wasser aufkochen, salzen und zugedeckt dämpfen, bis er weich ist. Fleisch in Öl beidseitig anbraten, beiseite stellen. Zwiebelwürfel in Öl anschwitzen, Champignonscheiben dazugeben und anbraten, bis sie zusammenfallen. Mit Gemüsebrühe aufgießen und 5 Minuten köcheln lassen. Die Sauce mit Frischkäse binden, Schnitzel in die Sauce legen. Bei Bedarf Gemüsebrühe nachgießen. Brokkoli bissfest dämpfen und gemeinsam mit dem gekochten Reis zum Champignonschnitzel anrichten.

Chili mit zweierlei Bohnen

Zutaten (für 1 Portion): 100 g weiße Bohnen (Dose), 100 g rote Kidneybohnen (Dose), 100 g Mais (Dose), 50 g Zwiebel, 1 Knoblauchzehe, ½ Dose Tomaten, 1 TL Öl, Chili, Salz, 1 Lorbeerblatt, Balsamicoessig (dunkel)

Zubereitung: Zwiebel- und Knoblauchwürfel in Öl anbraten. Mit gehackten Dosentomaten aufgießen. Bohnen und Mais unterheben, Lorbeerblatt dazugeben, mit Chili und Salz würzen. Köcheln lassen. Mit Balsamicoessig abschmecken.

Club-Sandwich mit Hühnchen und Currysauce

Zutaten (für 1 Portion): 75 g Vollkorntoast, 100 g Hühnerbrust, 1 TL Öl, 200 g Tomaten, Salatblätter, 75 g Naturjoghurt

(1% Fett), 1 EL Sauerrahm, ein Spritzer Zitronensaft, Curry, Salz, Pfeffer

Zubereitung: Für die Currysauce Joghurt und Sauerrahm verrühren, mit Curry und Zitronensaft würzen, salzen und pfeffern. Hühnerfleisch in Öl beidseitig anbraten, salzen, pfeffern, in Scheiben schneiden. Toastscheiben antoasten, mit Currysauce bestreichen, mit Hühnerbrust belegen, mit Cocktailtomatenscheiben und Salatblättern bedecken, übereinander schichten. In der Mitte halbieren. Restliche Tomaten dazu essen.

Cordon bleu natur mit Gemüsereis

Zutaten (für 1 Portion): 125 g Hühnerfleisch, 10 g Schinken (max. 8% Fett), 20 g Käse (max. 13% Fett), 1 TL Öl, Salz, 50 g Naturreis (parboiled), 250 g Gemüse nach Wahl (z. B. Zwiebel, Karotte, Zucchini)

Zubereitung: Gemüsewürfel in Öl anbraten, Reis unterheben und kurz anbraten, mit doppelter Menge Wasser aufgießen, salzen und zugedeckt dämpfen, bis der Reis weich ist. Fleisch flach klopfen, mit Schinken und Käse belegen und zusammenschlagen. Bei niedriger Hitze auf beiden Seiten in Öl anbraten. Cordon bleu mit Gemüsereis anrichten.

Eiernockerl mit Gemüse

Zutaten (für 1 Portion): 150 g Nockerl (Fertigprodukt, Kühlregal), 1 Ei, 150 g Gemüse nach Wahl (z. B. Zwiebel, Lauch, Karotte, Zucchini), 1 TL Öl, Schnittlauch, dazu: 150 g Blattsalat und Gemüse mit 1 TL Öl, Essig, Salz

Zubereitung: Gemüsewürfel in Öl anbraten. Ei verquirlen. Nockerl zum Gemüse geben und Ei darübergeben, umrühren, bis das Ei stockt. Eiernockerl mit Salat servieren.

Gemüse-Couscous mit Garnelen

Zutaten (für 1 Portion): 50 g Couscous, 75 ml Gemüsebrühe, 100 g Garnelen, 100 g Tomaten, 150 g Paprika, 1 Knoblauchzehe, Currypulver, 2 TL Öl, 1 Spritzer Zitronensaft, Salz

Zubereitung: Knoblauchwürfel in Öl anschwitzen, Tomaten- und Paprikawürfel dazugeben, kurz anbraten. Couscous und Currypulver unterrühren, mit Gemüsebrühe aufgießen, aufkochen und zugedeckt ziehen lassen, bis der Couscous weich ist. Garnelen auftauen, trocken tupfen, in Öl anbraten, salzen, mit Zitrone abschmecken. Garnelen auf Gemüse-Couscous anrichten.

Gemüsereis mit Ei

Zutaten (für 1 Portion): 1 Ei, 50 g Naturreis (parboiled), 1 TL Öl, 200 g Gemüse nach Wahl (z. B. Zwiebel, Knoblauch, Lauch, Kohlrabi, Zucchini), 50 g Erbsen, Kräuter, Salz, Pfeffer, dazu: 2 Handvoll Blattsalat mit 1 TL Öl, Essig, Salz

Zubereitung: Reis mit doppelter Menge Wasser aufkochen, salzen und zugedeckt dämpfen, bis er weich ist. Gemüsewürfel in Öl andünsten. Mit Kräutern, Salz und Pfeffer würzen. Den gekochten Reis unterheben. Ei verquirlen, salzen und pfeffern. Ei über den Gemüsereis geben und umrühren, bis das Ei stockt. Mit Salat servieren.

Gemüserisotto mit Feta

Zutaten (für 1 Portion): 50 g Risotto-Reis, 50 g Zwiebel, 200 g Gemüse (z. B. Zucchini, Karotte, Paprika), 50 g Feta (10% Fett), 30 g Frischkäse (max. 10% Fett), 150–200 ml Gemüsebrühe, Kräuter, Salz, Pfeffer

Zubereitung: Zwiebelwürfel in Öl andünsten, Gemüsewürfel dazugeben und mitbraten. Zum Schluss Reis unterheben, salzen und pfeffern. Mit einem Teil der Gemüsebrühe aufgießen und gut umrühren. Sanft köcheln lassen und immer wieder mit Gemüsebrühe aufgießen und umrühren, bis der Reis weich ist. Zum Schluss Frischkäse unterheben und mit Kräutern abschmecken. Mit zerbröseltem Feta bestreut servieren.

Geschnetzeltespfanne mit Pilzen, Zucchini und Nudeln

Zutaten (für 1 Portion): 50 g Vollkornnudeln, 125 g Putenschnitzel, 50 g Zwiebel, 100 g Champignons, 100 g Zucchini, Paprikapulver edelsüß, Kümmel, 1 TL Öl, 50 ml Gemüsebrühe, 1 TL Speisestärke zum Andicken, 40 g Frischkäse (max. 10% Fett), Salz, Pfeffer, Kräuter

Zubereitung: Nudeln in reichlich Salzwasser bissfest kochen. Zwiebel, Champignons und Zucchini in Stücke schneiden. Gemüse nach und nach in Öl andünsten, Fleischstücke dazugeben und mitbraten. Mit Paprikapulver und Kümmel würzen. Mit etwas Gemüsebrühe ablöschen und bei geschlossenem Deckel einige Minuten weiter dünsten. Mit Salz und

Pfeffer abschmecken. Mit Frischkäse verfeinern, mit in kaltem Wasser angerührter Stärke eindicken. Gekochte Nudeln unterheben und mit Kräutern bestreut servieren.

Käse-Gemüse-Omelette mit Salat

Zutaten (für 1 Portion): 2 Eier, 40 g Feta (10% Fett), 1 TL Öl, 100 g Gemüse (z. B. Zwiebel, Zucchini, Paprika, Karotte), Kräuter, Salz, Pfeffer, Muskatnuss, dazu: 2 Handvoll Blattsalat und 150 g Gemüse mit 1 TL Öl, Essig, Salz

Zubereitung: Gemüsewürfel in Öl anbraten. Eier verquirlen, mit Salz, Pfeffer und Muskatnuss würzen, Käsestücke und Kräuter unterheben. Eimasse über das Gemüse geben und bei niedriger Hitze zugedeckt stocken lassen. Dazu Salat servieren.

Lachs auf Gemüse-Olivenragout mit Kartoffeln

Zutaten (für 1 Portion): 150 g Kartoffeln, 125 g Lachsfilet, 1 TL Öl, 30 g Zwiebel, 50 g Karotte, 100 g Zucchini, 1 Knoblauchzehe, ½ Dose Tomaten, 1 EL Tomatenmark, 1 TL Öl, 5 grüne Oliven ohne Kern, Oregano, Basilikum, Salz, Pfeffer, Zitronensaft

Zubereitung: Kartoffeln schälen, in Stücke schneiden und in Salzwasser kochen. Gemüsewürfel und Olivenringe in Öl andünsten, gehackte Dosentomaten und Tomatenmark dazugeben, mit Oregano, Basilikum und Knoblauch abschmecken, mit Salz und Pfeffer würzen. Köcheln lassen, bis das Gemüse weich ist. Lachs in Öl von beiden Seiten anbraten, salzen, pfeffern und mit Zitronensaft beträufeln. Fisch auf Gemüse-Oliven-Ragout anrichten und mit Kartoffeln servieren.

Lachs mit Brokkoli-Erdäpfelpüree

Zutaten (für 1 Portion): 125 g Lachsfilet, 1 TL Öl, 75 g Zwiebel, 200 g Brokkoli, 100 g Kartoffeln (mehlig), 50–75 ml Halbfettmilch, 1 TL Öl, Salz, Pfeffer, Muskatnuss

Zubereitung: Zwiebelwürfel in Öl andünsten, Brokkoli mit wenig Salzwasser zugedeckt dämpfen. Kartoffelstücke mit etwas Salz weich dämpfen. Brokkoli und gedünstete Zwiebeln mit dem Stabmixer pürieren, würzen. Kartoffeln mit dem Kartoffelstampfer zerdrücken und mit Milch und dem pürierten Brokkoli zu einem cremigen Püree verarbeiten, mit Salz, Pfeffer und Muskatnuss abschmecken. Fisch in Öl beidseitig anbraten. Fisch mit Zitronensaft beträufeln und mit Brokkoli-Erdäpfelpüree servieren.

Lasagne al Forno

Das Gericht geht nicht so schnell, ist aber praktisch zum Aufwärmen!

Zutaten (für 4 Portionen): 8 Lasagneblätter, 100 g Käse (max. 13% Fett); rote Sauce: 200 g Rinderfaschiertes, 100 g Zwiebeln, 100 g Karotte, 100 g Knollensellerie, 2 Knoblauchzehen, 700 ml passierte Tomaten, 1 EL Öl, Salz, Pfeffer, Oregano, 1 Lorbeerblatt; weiße Sauce: 450 ml Halbfettmilch, 2 EL Mehl, Salz, Muskatnuss; pro Portion: 2 Handvoll Blattsalat, 1 TL Öl, Essig, Salz

Zubereitung: Backofen auf 200 °C vorheizen. Für die rote Sauce Zwiebel- und Knoblauchwürfel sowie Karotten- und Sellerieraspel in Öl nach und nach anbraten, Faschiertes dazugeben und mitbraten. Passierte Tomaten unterrühren und mit Salz und Pfeffer sowie Oregano würzen, Lorbeerblatt dazugeben. 15 Minuten köcheln lassen. Für die weiße Sauce die Milch würzen und erwärmen, Mehl mit etwas kaltem Wasser verrühren und in die warme Milch einrühren. Einmal aufkochen lassen, damit die Sauce dick wird. In eine Auflaufform zuerst etwas rote und weiße Sauce geben, dann die erste Nudelschicht und wieder rote und weiße Sauce sowie Nudeln. Nach der letzten Saucenschicht die Lasagne mit Käse bestreuen und bei 200 °C für 30–40 Minuten im Ofen überbacken. Mit grünem Salat servieren.

Letscho mit Spiegelei

Zutaten (für 1 Portion): ½ Dose Tomaten, 200 g Gemüse nach Wahl (z. B. Zwiebel, Zucchini, Paprika), 1 TL Öl, Basilikum, Salz, Pfeffer, 2 Eier, 1 TL Öl

Zubereitung: Zwiebel in Öl anbraten und das restliche Gemüse zugeben. Mit den Dosentomaten aufgießen, würzen und einkochen lassen. Zwei Spiegeleier braten, mit dem Letscho anrichten.

Nudeln mit Garnelen-Brokkoli-Creme

Zutaten (für 1 Portion): 50 g Vollkornnudeln, 100 g Garnelen, 50 g Zwiebel, 200 g Brokkoli, 1 TL Öl, 1 EL Frischkäse (max. 10% Fett), 50 ml Gemüsebrühe, Salz, Pfeffer

Zubereitung: Nudeln in Salzwasser bissfest kochen. Zwiebelwürfel in Öl anbraten. Brokkoli in Röschen teilen und blanchieren. Garnelen zu den Zwiebeln geben und kurz mitbraten, dann Brokkoli untermischen. Frischkäse unterheben, mit Gemüsebrühe aufgießen. Nudeln und Garnelen unterheben und sofort servieren.

Nudeln mit Rucola, Feta und Oliven

Zutaten (für 1 Portion): 50 g Vollkornnudeln, 50 g Feta (10% Fett), 150 g Tomaten, 2 Handvoll Rucola, 5 schwarze Kalamata-Oliven, 1 getrocknete Tomate, Zitronensaft, 1 TL Öl (von den getrockneten Tomaten), Salz, Pfeffer

Zubereitung: Nudeln in Salzwasser bissfest kochen. Tomaten in Würfel schneiden, Rucola grob hacken, Feta in Würfel schneiden, getrocknete Tomate in Streifen schneiden. Die fertig gekochten Nudeln mit den Tomatenwürfeln und dem Rucola vermischen, mit dem Öl der getrockneten Tomaten marinieren, mit Zitronensaft abschmecken, salzen und pfeffern. Mit Oliven, Feta und getrockneten Tomatenstreifen bestreut servieren.

Pasta mit mediterraner Gemüsesauce

Zutaten (für 1 Portion): 50 g Vollkornnudeln, 50 g Feta (10% Fett), 100 g Auberginen oder Zucchini, 50 g gelber Paprika, ½ Dose Tomaten, 1 Knoblauchzehe, 5 Oliven, 1 TL Öl, Oregano, Salz, Pfeffer

Zubereitung: Nudeln in Salzwasser bissfest kochen. Auberginen, Zucchini und Paprika in kleine Würfel schneiden. Das Gemüse mit dem gehackten Knoblauch in Öl anschwitzen. Dosentomaten dazugeben, salzen, pfeffern und mit Oregano würzen. Köcheln lassen, bis die Auberginen weich sind. Eventuell etwas Nudelwasser zugießen. Oliven und gekochte Nudeln unterheben, mit zerbröseltem Feta bestreut servieren.

Pizzatoast mit Salat

Zutaten (für 1 Portion): 50 g Vollkorntoast, 2 TL Tomatenmark, 50 g Käse (max. 13% Fett), einige Gemüsestücke (z. B.

Tomaten, Paprika), dazu: 2 Handvoll Blattsalat und 150 g Gemüse mit 1 TL Öl, Kräuter, Essig, Salz

Zubereitung: Toast mit Tomatenmark bestreichen, mit Käse und einigen Gemüsestücken belegen. Im Ofen bei 200 °C überbacken, bis der Käse geschmolzen ist. Dazu marinierten Blattsalat mit Gemüsestücken servieren.

Pizza-Zucchini

Zutaten (für 1 Portion): 300 g Zucchini, 75 g gelber Paprika, 3 TL Tomatenmark, Pizzagewürz, Oregano, 75 g Käse (max. 13% Fett), Salz, Pfeffer

Zubereitung: Backrohr auf 180 °C Heißluft vorheizen. Zucchini in Scheiben oder längs in 1 cm dicke Streifen schneiden. Mit Tomatenmark bestreichen, mit Paprikastreifen belegen, würzen und mit Käse überbacken.

Reisfleisch mit Huhn und Erbsen

Zutaten (für 1 Portion): 50 g Naturreis (parboiled), 100 g Hühnerbrust, 50 g Zwiebel, 75 g Lauch, 75 g Karotte, 50 g Erbsen, 125 ml Gemüsebrühe, Paprikapulver edelsüß, Kümmel, Majoran, 1 TL Öl, Salz, Pfeffer

Zubereitung: Reis mit doppelter Menge Wasser aufkochen, salzen und zugedeckt bei niedriger Flamme dämpfen, bis er weich ist. Hühnerfleisch würfelig schneiden. Zwiebeln fein hacken und in Öl anschwitzen, Fleisch dazugeben und anbraten. Gemüse dazugeben und unterheben. Mit Paprikapulver bestreuen, mit Gemüsebrühe aufgießen und den restlichen Gewürzen abschmecken. Einige Minuten köcheln lassen, bis das Gemüse bissfest und das Fleisch gar ist. Den gekochten Reis unterheben und kurz durchziehen lassen.

Rosmarin-Fisch mit Gurken-Kartoffel-Salat

Zutaten (für 1 Portion): 100 g Fischfilet, 1 Rosmarinast, 1 EL Mehl, 1 TL Öl, 150 g Kartoffeln, 250 g Gurke, 1 EL Zwiebelwürfel, ½ Knoblauchzehe, 100 g Naturjoghurt (1% Fett), Zitronensaft, Dille, schwarzer Pfeffer, Salz

Zubereitung: Kartoffeln schälen und in Scheiben schneiden. In Salzwasser kochen. Fischfilet in Mehl wenden. Öl mit Rosmarinast in die Pfanne geben und langsam erhitzen. Fischfilet darin braten. Gurke in Scheiben oder Streifen hobeln. Joghurt mit Zwiebelwürfeln, Zitronensaft, Dill, Pfeffer und Salz verrühren und zur Gurke geben. Kartoffeln noch warm zum Gurkensalat geben und mit dem Fisch anrichten.

Schinken-Nudeln

Zutaten (für 1 Portion): 75 g Vollkornnudeln, 75 g Schinken (max. 8% Fett), 250 g Gemüse (z. B. Zwiebel, Karotte, Zucchini, Tomate), 1 TL Öl, 1 TL Pesto, Salz, Pfeffer

Zubereitung: Vollkornnudeln in Salzwasser bissfest kochen. Zwiebel-, Karotten- und Zucchinistreifen nach und nach in Öl anbraten, Schinkenstreifen dazugeben und mitbraten. Pesto unterrühren und mit Salz und Pfeffer würzen. Die gekochten Nudeln unter das Gemüse heben.

Serbische Bohnensuppe

Zutaten (für 1 Portion): 125 g weiße Bohnen (Dose), 30 g Zwiebel, 200 g Suppengemüse (z. B. Karotte, Sellerie, gelbe Rübe), 1 Knoblauchzehe, ½ Dose Tomaten, 150 ml Gemüsebrühe, 1 TL Öl, Salz, Paprikapulver, Majoran, Tabasco

Zubereitung: Zwiebel- und Knoblauchwürfel in Öl anschwitzen, gewürfeltes Suppengemüse dazugeben und mitbraten. Gehackte Dosentomaten dazugeben, mit Gemüsebrühe ablöschen. Mit Salz, Paprikapulver, Majoran und Tabasco würzen. Bohnen gut abspülen, unterheben. Köcheln lassen, bis das Gemüse bissfest ist.

Spaghetti Bolognese

Zutaten (für 1 Portion): 50 g Vollkornnudeln, 75 g Rinderfaschiertes, 50 g Zwiebel, 50 g Karotte, 50 g Knollensellerie, 1 Knoblauchzehe, 150 ml passierte Tomaten, 1 TL Öl, Salz, Pfeffer, Oregano, 1 Lorbeerblatt

Zubereitung: Nudeln in Salzwasser bissfest kochen. Zwiebel- und Knoblauchwürfel sowie Karotten- und Sellerieraspel in Öl nach und nach anbraten, Faschiertes dazugeben und mitbraten. Passierte Tomaten unterrühren und mit Salz und Pfeffer sowie Oregano würzen, Lorbeerblatt dazugeben. 15 Minuten köcheln lassen. Die Nudeln unter die Sauce heben und kurz erwärmen.

Strammer Max – Warmes Schinkenbrot mit Spiegelei

Zutaten (für 1 Portion): 75 g Vollkornbrot, 1 TL Öl, 1 Ei, 1 TL Kräuterfrischkäse (max. 10% Fett), 30 g Schinken (max. 8% Fett), Salz, Pfeffer, Petersilie, dazu: 250 g Gemüse

Zubereitung: Brot in der Pfanne knusprig anbraten. Aus dem Ei ein Spiegelei braten. Brot mit Frischkäse bestreichen, mit Schinken und dem Spiegelei belegen, mit Petersilie garnieren. Dazu Gemüse servieren.

Suppentopf mit Dinkel-Frittaten

Zutaten (für 1 Portion): 300 ml Gemüsebrühe, 250 g Gemüse nach Wahl (Karotten, Zucchini, Sellerie); Palatschinken: 60 ml Milch, 1 Ei und 35 g Dinkelvollkornmehl, Salz, 1 TL Butter

Zubereitung: Aus Milch, Ei, Salz und Vollkornmehl einen Palatschinkenteig herstellen, 15 Minuten ziehen lassen. Mit wenig Butter 2 Palatschinken herausbacken, zusammenrollen und in feine Streifen schneiden. Gemüsebrühe erhitzen, in Streifen geschnittenes oder gehobeltes Gemüse dazugeben und kurz ziehen lassen. Die Frittaten als Einlage in die Suppe geben.

Thunfisch-Bruschetta

Zutaten (für 1 Portion): 75 g Vollkornbrot, 1 TL Öl, 75 g Thunfisch (naturell, Dose), 2 Essiggurkerl, 1 EL Zwiebelwürfel, 1 TL Senf, 1 EL Sauerrahm, Petersilie, Salz, Pfeffer, dazu: 200 g Gemüse

Zubereitung: Thunfisch abtropfen lassen, mit Senf, Sauerrahm, Zwiebel- und Gurkenwürfeln vermischen, salzen und pfeffern, mit Petersilie abschmecken. Öl in einer Pfanne erhitzen, das Brot von beiden Seiten knusprig anbraten. Thunfisch-Aufstrich auf dem warmen Brot verteilen, mit Senf und Essiggurken garnieren. Dazu Gemüse servieren.

Thunfisch-Pasta

Zutaten (für 1 Portion): 75 g Vollkornnudeln, 50 g Zwiebel, 75 g Karotten, 75 g Lauch, 200 ml passierte Tomaten, 75 g Thunfisch (naturell, Dose), 1 TL Öl, Salz, Pfeffer, Oregano

Zubereitung: Nudeln in Salzwasser bissfest kochen. Zwiebel-, Karotten- und Lauchwürfel in Öl nach und nach anbraten, passierte Tomaten unterrühren und mit Salz und Pfeffer sowie Oregano würzen. 15 Minuten köcheln lassen, danach den Thunfisch unterheben und noch einmal 5 Minuten ziehen lassen. Die Nudeln unter die Sauce heben und kurz erwärmen.

Tofu-Paprikaschnitzel mit Kräuterreis

Zutaten (für 1 Portion): 40 g Naturreis, 50 g Zwiebel, Kräutermischung, 1 TL Öl, 75 g Räuchertofu, 1 TL Öl, 50 g Zwiebel, 75 g rote Paprika, 75 g gelbe Paprika, 1 Knoblauchzehe, Paprikapulver, Thymian, 50 ml Gemüsebrühe, 30 g Frischkäse (max. 10% Fett), 1 TL Stärke zum Andicken, Petersilie, Salz

Zubereitung: Zwiebelwürfel in Öl anschwitzen, Kräuter und Reis dazugeben, kurz anbraten, mit doppelter Menge Wasser aufkochen, salzen und zugedeckt dämpfen, bis der Reis weich ist. Paprika in Würfel schneiden, zusammen mit den restlichen Zwiebelwürfeln und dem gehackten Knoblauch in Öl andünsten. Thymian und Paprikapulver dazugeben. Mit Gemüsebrühe ablöschen. Einige Minuten köcheln lassen, bis das Gemüse weich ist. Mit Frischkäse verfeinern. Sauce mit in kaltem Wasser angerührter Stärke andicken. Tofu mit Öl einpinseln und beidseitig anbraten, in die Paprikasauce geben. Mit Kräuterreis servieren.

Überbackene Zucchini-Nudeln

Zutaten (für 1 Portion): 50 g Vollkornnudeln, 30 g Zwiebel, 125 g Zucchini, 200 ml Tomaten passiert, italienische Kräuter, 1 TL Öl, 50 g Käse (max. 13% Fett), Salz, Pfeffer

Zubereitung: Nudeln in Salzwasser bissfest kochen. Zwiebel- und Zucchiniwürfel in Öl andünsten. Mit Salz und Pfeffer sowie italienischen Kräutern würzen, mit Tomatensauce aufgießen, kurz einköcheln lassen. Gekochte Nudeln unterheben. Gemüsenudeln in eine feuerfeste Form geben, mit geriebenem Käse bedecken, bei 200 °C für 15–20 Minuten gratinieren.

Variable Gemüsesuppe

Zutaten (für 1 Portion): 250 g Gemüse (mono oder gemischt, frisch oder tiefgekühlt: z. B. Zwiebel, Brokkoli, Zucchini, Karotten, Sellerie, Kohlrabi, Lauch, Paprika), 80 g Kartoffeln, 1 TL Öl, 200 ml Gemüsebrühe, Salz, Pfeffer, Kräuter, 30 g Frischkäse (max. 10% Fett)

Zubereitung: Gemüse klein schneiden, in Öl andünsten, mit Gemüsebrühe ablöschen. 10–15 Minuten köcheln lassen, bis das Gemüse weich ist. Die Suppe kann mit Gemüsestücken genossen werden oder mit dem Stabmixer cremig püriert werden. Die Suppe mit Frischkäse verfeinern, mit Salz und Pfeffer sowie Kräutern abschmecken.

Würstelgulasch mit Kartoffeln

Zutaten (für 1 Portion): 65 g Putenfrankfurter, 150 g Kartoffeln, 50 g Zwiebel, 100 g Karotte, 50 g Knollensellerie, 1 TL Öl, 100 ml Gemüsebrühe, 1 EL Tomatenmark, Paprikapulver, Majoran, 1 Lorbeerblatt, gehackte Petersilie, Salz, Pfeffer

Zubereitung: Kartoffeln schälen, in große Würfel schneiden und bissfest garen. Zwiebel und Stangensellerie würfelig schneiden, Karotten in grobe Stücke schneiden. Gemüse in Öl andünsten, Tomatenmark und Paprikapulver zugeben, kurz anbraten. Mit 100 ml Gemüsebrühe aufgießen und mit Majoran, Salz und Pfeffer würzen. Lorbeerblatt dazugeben. Köcheln lassen, bis das Gemüse weich ist. Kartoffeln und Putenfrankfurter-Stücke unterheben und durchziehen lassen. Mit gehackter Petersilie bestreut servieren.

4. Süße Rezepte

Vorspeise für süße Hauptmahlzeit

Salat, Zutaten: 200 g Blattsalat und Gemüse, 1 TL Öl, Essig, Kräuter, Salz

Gemüsesuppe, Zutaten: 200 g Gemüse (z. B. Zucchini, Brokkoli, Karotten, Karfiol oder Kürbis), 200 ml Gemüsebrühe, 25 g Frischkäse (max. 10% Fett), Kräuter, Salz, Pfeffer

Zubereitung: Gemüsestücke in Gemüsebrühe weich dünsten, mit dem Stabmixer pürieren, mit Frischkäse verfeinern, mit Kräutern, Salz und Pfeffer abschmecken.

Apfelstrudel

Zutaten (für 6 Portionen): 150 g Semmelbröseln, 100 g Zucker, 35 g Butter, Zimt, 1 kg Äpfel, 50 g Rosinen, Zimt, 120 g fertiger Strudelteig, 1 Ei, Milch zum Bestreichen

Zubereitung: Rohr auf 180 °C vorheizen. Bröseln in Butter anrösten, Zucker unterrühren. Äpfel schälen und würfelig schneiden oder raspeln, mit Rosinen und Zimt vermengen. Strudelteigblätter auseinanderfalten, mit Milch zusammenkleben, Brösel daraufstreuen, Apfelmasse daraufgeben, Seiten einklappen, einrollen. Mit verquirltem Ei bestreichen. Bei 170 °C 30 Minuten backen.

Topfenknöderl mit Zimtbrösel und Beerensauce

Zutaten (für 2 Portionen): Teig: 250 g Magertopfen, 1 Ei, 1 EL Grieß, 1 EL Semmelbrösel, 1 Prise Salz; Zimtbrösel: 3 EL Semmelbrösel, 2 EL Zucker, 1 TL Butter, Zimt; Beerensauce: 300 g Beeren (TK: z. B. Himbeeren, Erdbeeren), 1 EL Zucker oder Süßstoff, 1 TL Stärke

Zubereitung: Alle Zutaten gut durchrühren und 30 Minuten rasten lassen, damit der Grieß anzieht. 10 kleine Knöderl formen und in heißem Wasser 10 Minuten leise köcheln lassen. Butter in einer Pfanne schmelzen, Bröseln darin anrösten, mit Zucker und Zimt verfeinern. Beeren mit wenig Wasser auftauen, mit Zucker oder Süßstoff süßen, mit in kaltem Wasser angerührter Stärke andicken. Fertige Knöderl in Zimtbrösel wälzen und mit Beerensauce servieren.

Topfenpalatschinken

Zutaten (für 1 Portion): 60 ml Halbfettmilch, 1 Ei, 35 g Vollkornmehl, Salz, 1 TL Butter; Füllung: 125 g Magertopfen, 50 g Marmelade

Zubereitung: Aus Milch, Eiern, Salz und Vollkornmehl einen Palatschinkenteig herstellen, 15 Minuten ziehen lassen. Mit wenig Butter 2 Palatschinken herausbacken. Topfen mit Wasser glatt rühren, mit Marmelade süßen. Palatschinken mit Fruchttopfen bestreichen, einrollen und servieren.

Topfenschmarren aus dem Rohr mit Apfelmus

Zutaten (für 2 Portionen): 2 Eier, 125 g Magertopfen, 1 TL Vanillezucker, 1 TL Zitronensaft, 1 MSp. Zitronenschale, 2,5 EL glattes Mehl (40 g), 2 EL Kristallzucker (30 g); Apfelmus: 300 g Apfel, 1 EL Kristallzucker, wer mag: Zimt

Zubereitung: Rohr auf 160 °C vorheizen. Eier trennen. Topfen mit Vanillezucker, Zitronensaft, Zitronenschale und Mehl verrühren. Dotter mit der Hälfte des Kristallzuckers schaumig rühren, unter die Topfenmasse heben. Eiklar mit dem Rest des Zuckers zu Schnee schlagen und vorsichtig unter die Topfenmasse heben. Masse in eine mit Backpapier belegte flache Form streichen (ca. 3 cm hoch) und für 25–30 Minuten backen. Masse aus dem Rohr nehmen und mit einem Löffel gleichmäßige Stücke abstechen. Apfel entkernen und in kleine Stücke schneiden, mit 2 EL Wasser und dem Zucker in einen Topf geben, aufkochen und zugedeckt dämpfen, bis die Äpfel zerfallen sind. Wer mag, kann das Apfelmus pürieren und mit Zimt verfeinern. Topfenschmarren mit Apfelmus anrichten.

Danksagung

Wir gestehen es: Wir haben völlig unterschätzt, was es heißt, ein Buch zu schreiben. Die Gedanken im Kopf zu haben und die Geschichten zu kennen, ist eines. Sie dann auf Papier bannen zu müssen, ist jedoch etwas völlig anderes. Erst die Unterstützung vieler lieber Menschen hat es uns ermöglicht, nicht das Wesentliche aus den Augen zu verlieren.

Unserem Partner und Kollegen Oliver Eisner danken wir für die vielen intensiven Gespräche, die maßgeblich zur Entstehung dieses Buchs beigetragen haben und die hoffentlich nie verstummen mögen. Wir danken ihm für die Inspirationen und die geistige Weiterentwicklung die er – ohne es zu ahnen – in uns ausgelöst hat. Wir schätzen die freundschaftliche Zusammenarbeit mit unserer steirischen Kollegin Silke Birnhuber sehr und danken auch ihr ganz herzlich dafür.

Unseren Eltern sind wir dankbar, dass sie an uns glauben und unseren Bildungs- und Karriereweg seit jeher unterstützt haben. Unserer Mama, Margit Pabst, verdanken wir eine heutzutage nicht mehr ganz selbstverständliche Ernährungserziehung in Kindheitstagen, die uns erst im Erwachsenenalter bewusst wurde. Danke für gemeinsames Vollkornbrot-Backen, danke für Spargel-Ernten im Salzburger Garten und Stachelbeeren-Naschen vom Strauch, für Milchholen bei der Pepi-Tant und Kartoffelkäfer-Klauben im Erdäpfelacker. Danke für die Akzeptanz diverser veganer und vegetarischer Ess-Experimente (die sich zum Teil jahrelang hinzogen). Unserem lieben Papa, Ernst Pabst, sagen wir Danke für das Testen unserer Rezepte, für das Ausprobieren unseres Systems und die stets ehrliche Kritik.

Unserer Steiermark-Oma sind wir dankbar für die alljährlich tollen Weihnachtskekse, die rötesten Tomaten der Weststeiermark und das Pflegen des 7-Apfelsorten-Baums, den unser Opa liebevoll kreiert hat. Unsere Großeltern in Oberösterreich freuen sich, wenn sie uns zumindest in Printmedien und im Fernsehen regelmäßig sehen – und uns freut das ebenso.

Danke an unsere Lebenspartner und Freunde, die unseren gedrängten Terminkalender akzeptieren und sich uns und unserer Lebensweise perfekt angepasst haben. Wir sagen immer: Wer uns sehen will, macht am besten ein Sport-Date mit uns aus!

Danke auch an unsere Klientinnen und Klienten, die uns vertrauen und nachhaltige, aber strenge Richtlinien befolgen. Wir wollen schließlich nur Ihr Bestes! Sie haben uns zu dem gemacht, was wir sind, denn wir bündeln die Erfahrungen vieler und helfen damit den Einzelnen.

Schließlich möchten wir uns natürlich beim Goldegg-Verlag bedanken: besonders bei Verena Minoggio-Weixlbaumer für die hervorragende Beratung bei unserem ersten „narrativen Sachbuch" sowie bei Maria Schlager für das angenehme Lektorat. Wir freuen uns auf eine weitere gute Zusammenarbeit!